Haug

Die Kunst der Fallaufnahme – das homöopathische Gespräch

Brian Kaplan

Aus dem Englischen übersetzt von Dr. med. Thomas Schreier

5 Abbildungen

Karl F. Haug Verlag · Stuttgart

Bibliografische Information der Deutschen Bibliothek

Die Deutsche Bibliothek verzeichnet diese Publikation in der Deutschen Nationalbibliografie; detaillierte bibliografische Daten sind im Internet über http://dnb.ddb.de abrufbar

Anschrift des Autors:

Dr. Brian Kaplan MBBCh MF Hom
140 Harley Street
London W1G 7LB
Großbritannien

Anschrift des Übersetzers:

Dr. med. Thomas Schreier
Ettlinger Str. 16
68239 Mannheim

Originalverlag: Natural Medicine Press, 140 Harley Street, London W1G 7LB
Originaltitel: The Homeopathic Conversation. The Art of Taking the Case

Unsere Homepage: www.haug-verlag.de

Printed in Germany 2004

Redaktionelle Bearbeitung: Sonja McGough
Umschlaggestaltung: Thieme Verlagsgruppe
Umschlaggrafik: Susanne Brenner, Offenbach
Satz: Mitterweger & Partner, Plankstadt
Druck: Druckhaus Köthen GmbH, Köthen

ISBN 3-8304-7172-6 1 2 3 4 5 6

Wo die Liebe zum Menschen ist,
da ist auch die Liebe zu dieser Kunst.
(Hippokrates)

Meinen Lehrern, Schülern
und Patienten gewidmet

Inhalt

Danksagungen IX
Vorwort XIII

1 Arzt werden 1
2 Die Entdeckung der Homöopathie 12
3 Die homöopathische Ausbildung 18
4 Die Fallaufnahme in Akutfällen 28
5 Die Herangehensweise bei chronischen Fällen 37
6 Das Erhalten wichtiger Informationen 53
7 Einflüsse 59
8 Von anderen Fachrichtungen lernen 67
9 Rogers, Counselling und Homöopathie 89
10 Techniken im Sprechzimmer 105
11 Zeit 116
12 Kinder 126
13 Andere Homöopathen 135
14 Ärzte und Wissenschaftler 140
15 Psychotherapeuten und ihre Patienten 143
16 Nonverbale Hinweise, Zeichen und „Symptome“ 147
17 Aufzeichnungen 159
18 Die Kunst der Fallaufnahme lernen und lehren 177
19 Über die Behandlung sprechen 186
20 Supervision bei Postgraduierten 192
21 Die Verabschiedung 204

Anhang
Der Eid des Hippokrates 209
Über den Autor 210
Literatur 211

Danksagungen

Den Patienten, die mich lehrten, worum es bei der klassischen Homöopathie geht.

Den Studenten, die mir halfen zu lernen, wie man Homöopathie lehrt.

Der Homöopathischen Fakultät für die freundliche Aufnahme in die homöopathische Gemeinde und Jo und Mair dafür, dass ich mich zu Hause fühlen konnte, als ich 1982 ankam.

Meinen Lehrern: jedem am Royal London Homoeopathic Hospital, der mich unterrichtete – den Drs. Jenkins, Kennedy, Clover, Davies, English, Lessell und Twentyman – ich lernte von euch allen.

Dr. Marianne Harling, der ehrwürdigsten Dame der Homöopathie.

Meinen Kollegen am HPTG (David Curtin, David Owen, Alice Greene, Charles Forsyth, John Saxton und Peter Gregory) und natürlich Mary und Hillary.

Dr. Eric Ledermann, der mich durch Wort und Beispiel die wahre Anforderung an einen Arzt lehrte – Authentizität.

George Vithoulkas für die wundervollen Seminare und Treffen in Alonissos.

Dr. Andrew Lockie, der mich immer ermutigte zu schreiben.

Tony Pinkus für die guten Ratschläge und manche großartigen Gespräche in deinem Auto, sowie für all die fabelhaften homöopathischen Abendessen.

Dr. Dappinder Rattan Singh für die scheinbar grenzenlose spirituelle Freigebigkeit, nicht zu vergessen jene großartigen Essen!

Dr. Roger Neighbour für das Schreiben eines der besten Bücher über Allgemeinmedizin und für seine Hilfe und Freundlichkeit am Telefon.

John und Nick Churchill für das Lesen des Manuskripts und ihre ständige Verfügbarkeit, wann immer ich einen Rat brauchte.

Dana Ullman für die vielen, äußerst wichtigen Feedbacks in Bezug auf das Manuskript und seine allgemeine Ermutigung zu diesem Projekt.

Dr. Claire Pickin für die wundervolle Geschichte.

Jeremy Sheer für die Erlaubnis, seine weisen Worte über die Fallaufnahme zitieren zu dürfen.

Frances Treuherz, der immer so hilfreich und fröhlich am Telefon war.

Colin, David, John, Marua, Sue und jedem anderen „auf dem Weg“. Besonderen Dank dir, Colin, für die netten Worte und die Ermutigung.

Mr Mark Ornstein, dem freundlichsten Chirurgen der Umgebung, und Harris Sidelsky für seine Großzügigkeit.

Professor Alan Widgerow, Mr Dev Basra und Dar, die da waren, wenn es nötig war.

Arnold Brown für die Freundschaft, das Lachen, die Ironie und besonders diesen einen Witz...

Frank Farrelly für das Lachen, die Liebe und den ersten Hinweis darauf, was homöopathische provokative Therapie ist.

Dr. Hans Zwemke (einem der am meisten unterschätzten klassischen Homöopathen der Welt) dafür, dass er ein wahrer Freund ist und mich ehrte, indem er mich nach Berlin einlud, um eine Fortbildung zu diesem Thema zu halten – und für seine Billigung des Manuskripts, was mir viel bedeutete.

Man Xing, für jene E-Mail zu dem Manuskript. Es bedeutete mir mehr als du dir vorstellen magst.

Robin Shohet, für seinen Ratschlag „im Konversationsstil" zu schreiben. Ich geriet dafür unter Beschuss, aber ich denke immer noch, du hattest recht damit. Dank auch für seine wunderbare Supervision.

Richard Joseph, für die Wahl dieses Buchs als „neuen Weg" und dafür, dass er immer so warmherzig und freundlich war, und Jane Elliot und dem Team, dass sie mit mir im „Dampfkochtopf" lebten.

Russell Caplan von MaCaplan Computer Consultancy dafür, dass er so ein guter Freund für mich war und (immer abrufbereiter) Doktor für meinen Computer.

Enid Segal, dass sie an dem einen Tag, wo es richtig heiß wurde, eine Freundin und Bibliothekarin in der BHA war.

Fred und den Jungs vom Shtiebl.

Ruth, Adrianna (Zsa-Zsa) und Anna Paula dafür, dass sie nach Jonah sahen, als seine Eltern von dem Buch besessen waren.

Bill und Julie Petrie für nützliches Feedback und dass ihr gute Freunde seid.

Tessa Bilder für „einsichtvolles" Feedback und Jem für das Erfinden dieses Begriffes.

Jennifer und Carlos für die Arbeit an Geist und Körper.

Anthony Kingsley für nützliches Feedback und die Tatsache, dass er ein guter Freund und Nachbar ist.

Marc Suttner, dem großen Freund und Anwärter auf den Streberposten, aber trotzdem immer auch Kumpel.

Mike Mandelbaum, dem Freund und Verbündeten, für die durchgängige Unterstützung und das Zünden der zweiten Phase des Projekts.

Meinen Schwiegereltern Anton und June für die allgemeine Unterstützung bei dem Projekt und dass ihr mich in eurer wundervollen Wohnung habt schreiben und Urlaub machen lassen.

Meinem verstorbenen Kollegen und Freund Lee Holland. Ich dachte viel über unsere Gespräche nach, während ich dies schrieb...

Meinen Schwestern Cathy und Meg für die vielfältige Unterstützung des Projekts.

Meinem verstorbenen Vater, der mir die Gabe der Begeisterung für das Leben hinterließ. Kann man sich mehr wünschen?

Meiner Mutter Rick und ihrem Ehemann Nat für die fröhlichen Arbeitsurlaube in eurem Haus. Danke, dass ihr mich gefüttert habt, als ich arbeitete, und für den fröhlichen Geist im Haus. Es hielt mich wirklich bei der Stange...

Meinem Sohn Jonah dafür, dass er mich ertrug, wenn ich auf Betriebsart „durchgedrehter Autor“ stand, und für seine Umarmungen.

Hephzibah, meiner allerliebsten Frau, dafür, dass sie mir die Rolle der Bilder und der Kunsttherapie in der Homöopathie aufzeigte, sowie für die vielen fachlichen Beiträge – mehr noch aber dafür, dass du bist, wer du bist, und für mich da bist.

Vorwort

Ich brauchte fast zwei Jahrzehnte, bis ich bezüglich der klassischen Homöopathie etwas ganz Offensichtliches erkannte: Die Gespräche, die wir mit unseren Patienten führen, sind der wichtigste Teil des ganzen Prozesses.

Warum ist dies so offensichtlich? Stellen Sie sich einen Homöopathen vor, der ein enzyklopädisches Materia-medica-Wissen hat, einen intelligenten und flexiblen Denkansatz zur Fallanalyse unter Verwendung eines Computers und eine umfassende homöopathische Bibliothek. Nur: die Gesellschaft dieses Homöopathen ist einfach nicht angenehm. Die Patienten fühlen sich in seinem Sprechzimmer etwas unbehaglich und seine Freunde und seine Familie hatten schon immer den Eindruck, es sei etwas schwierig „an ihn heranzukommen".

Stellen Sie sich nun einen anderen Homöopathen vor: Dieser gehört zu der Sorte Mensch, bei dem sich jeder einfach öffnen muss. Er ist besonders verständnisvoll und einfühlsam; so ein guter Zuhörer. Sein einziges Problem ist, dass er nicht viel über Homöopathie weiß. Er weiß, welche Art von Informationen man in den Konsultationen herauskriegen muss, aber was Materia medica angeht – nun, es gibt einfach so viele Mittel, wie um alles in der Welt kann man von ihm erwarten, dass er sich an jedes einzelne erinnert. Und was die Bücher über homöopathische Theorie betrifft, die sind einfach zu schwer zu lesen.

Wenn Sie wählen müssten, zu welchem der beiden würden sie gehen? Aus gutem Grund müsste es letzterer sein. Der Homöopath, der in der Lage ist, eine gute Fallaufnahme zu machen, hat zumindest die Chance Ihr Mittel zu finden. Er kann mit Ihren Hauptsymptomen und besonders mit ihren Eigenheiten auf der Gemütsebene aus dem Sprechzimmer gehen. Er kann Repertorien, Computer und die Materia medica zu Hilfe nehmen, um eine Arznei zu finden, die zu dem passt, was er über Sie weiß. Er kann einen in der Materia medica versierteren Kollegen anrufen und um Rat fragen oder Ihren Fall in eine Supervisionsgruppe mitnehmen.

Was den erstgenannten Homöopathen angeht, ich denke, er wird sich wundern, warum er keine große Praxis hat, wo er doch tausende von Stunden damit zugebracht hat, Homöopathie zu lernen. Und warum scheinen seine Mittel einfach nicht zu funktionieren? Er kennt ihre Arzneimittelbilder so gut. Warum kann er keine Patienten finden, auf die sie passen?

Die traurige Wahrheit ist, dass solch ein „Homöopath“ die Homöopathie genauso gut aufgeben und Chirurgie oder Massage erlernen könnte. Womöglich lag sein Talent schon immer in seinen Händen.

Menschen werden aus verschiedenen Gründen Homöopathen. Einige sind so dankbar für das, was ein Mittel für sie getan hat, dass sie sich entschließen, dieses wunderbare Gebiet zu studieren. Andere sind fasziniert von der homöopathischen Theorie. Es gibt welche, die sind von der Idee fasziniert, dass jedes Mineral, Metall, Pflanze, Gift oder tierische Absonderung spezifische Qualitäten zur Heilung besitzen, die potenziell der Ganzheit eines Patienten, körperlich und seelisch, zugeordnet werden können. Es gibt sogar einige, die sich, wie Hering, mit der Homöopathie beschäftigt haben, um sie zu widerlegen, und sich schließlich in sie verliebten. Einige wenige Schüler der Homöopathie wählen das Fach, weil sie gute Zuhörer sind und es lieben, sich mit Patienten zu unterhalten.

Die Fähigkeit, gut zuzuhören und im richtigen Moment das Richtige zu sagen, ist das Zentrum des homöopathischen Prozesses. Es ist erstaunlich, dass so wenig über die Fallaufnahme und die Homöopath-Patienten-Beziehung geschrieben worden ist.

Dieses Buch versucht die Aufmerksamkeit auf das zu lenken, was in der homöopathischen Praxis wirklich geschieht. Dazu müssen wir untersuchen, was in der Seele des Patienten, des Homöopathen und im Raum zwischen diesen beiden vor sich geht. Obwohl die Homöopathen bis vor kurzer Zeit ihre Aufmerksamkeit nicht auf die Arzt-Patienten-Beziehung gerichtet haben, wurde von den Methoden der Psychotherapie und psychologischen Beratung diese Beziehung schon immer als wesentlicher Faktor für die Prognose des Patienten angesehen. Es ist eine These dieses Buchs, dass diese Beziehung in der Homöopathie noch wesentlicher ist, nicht nur, weil uns im Vergleich zu den Beratern und Psychotherapeuten weniger Zeit zur Verfügung steht, die wir mit unseren Patienten verbringen, sondern auch, weil der Lohn für eine gelungene Kommunikation zwischen Homöopath und Patient die Verschreibung des richtigen Mittels ist.

Der Wert der korrekten Verschreibung ist unschätzbar und doch ist sie nicht der einzige Grund für das Erlernen authentischerer Konversationen mit dem Patienten. Das „Burn-out“-Syndrom ist recht häufig unter Homöopathen. Viele von uns fühlen sich irgendwann durch die Patienten ausgelaugt. Homöopath sein kann heißen eine schwere Last zu tragen. Wir kennen das Potenzial unserer Arzneien, aber wir müssen mit dem Schatten leben, uns am Leiden eines Patienten schuldig zu fühlen, weil wir nicht in der Lage sind, das richtige Mittel zu finden. Wenn wir es lernen, sinnvollere Gespräche mit unseren Patienten zu führen, verringert sich diese Schuld zunehmend und die Verantwortung für das Auffinden des passenden Mittels wird mehr und mehr von Homöopath und Patient geteilt.

Ich habe dieses Buch sowohl für meine homöopathischen Kollegen als auch für Studierende der Homöopathie geschrieben. Wir sind alle Studierende in der Homöopathie und ich habe noch immer niemanden getroffen, der behaupten könnte, er habe die Materia medica oder die Fallaufnahme endgültig gemeistert. Es erfordert Jahrzehnte des Lernens und der klinischen Erfahrung, um ernsthaft in die Materia medica einzudringen, und es gibt keine Abkürzungen. Das Studium von Büchern zur homöopathischen Theorie, besonders des *Organons*, kann begeistern, aber sie werden erst nach vielen Jahren der Praxis richtig gewürdigt.

Ich habe den Eindruck, dass man in Bezug auf die Fallaufnahme glücklicherweise recht schnell Fortschritte machen kann, falls die Lehrer und Schüler der Homöopathie in jedem Kurs von Anfang an ein Augenmerk auf diesen Aspekt der Homöopathie legen. Auf jeden Fall kann das viel mehr Spaß machen als der Versuch, die Materia medica auswendig zu lernen. Die Fallaufnahme sollte für uns alle von gleichwertigem Interesse sein. Erfahrung in der Sprechstunde ist der größte Lehrer, wenn es jedoch um die Kommunikation mit dem Patienten geht, ist es möglich, dass der „Meister" etwas vom „absoluten Anfänger" lernen kann. Dies rührt daher, dass es bei einer authentischen Konversation mehr um das Leben als solches geht als um die homöopathische Konsultation.

Dieses Buch ist das Ergebnis einer langen persönlichen Entdeckungsreise in alle Gebiete, von denen ich dachte, sie könnten mir helfen, besser mit meinen Patienten zu kommunizieren. Diese Reise beinhaltete Beutezüge in die Psychotherapie und psychoanalytische Theorie, ins „Counselling", in die Philosophie und natürlich zu dem, was Homöopathen und orthodoxe Ärzte über die Arzt-Patienten-Beziehung zu sagen haben. Ich habe versucht, hier nur das zusammenzustellen, was ich von unmittelbarer Bedeutung für das homöopathische Paradigma halte. Dies heißt nicht, dass der Rest der Reise Zeitverschwendung war. Die psychoanalytische Theorie beispielsweise erschien mir faszinierend, verblüffend und elitär – letztendlich aber amüsant.

Ich habe meinen eigenen Lernprozess bewusst offen dargelegt, in der Hoffnung, dass andere dasselbe tun. Ich habe an so vielen homöopathischen Seminaren und Meisterkursen teilgenommen, in denen ich darauf brannte, dem Lehrer die Frage zu stellen, was im Behandlungszimmer vor sich geht. Es wirkte fast immer deplaziert, weil sich die Themenbereiche dieser Kurse ständig um Theorie, Fallanalyse und Materia medica zu drehen schienen. Das muss sich ändern, da das Geschick zur Fallaufnahme wenigstens genauso wichtig ist wie diese anderen Aspekte der Homöopathie.

Da wir in politisch korrekten Zeiten leben, denke ich, ich sollte die übliche Erklärung für die Verwendung der männlichen Form des Personalpronomens in der dritten Person Einzahl für den Homöopathen geben. Beim Beschreiben der hypothetischen Konsultationen dachte ich lange und intensiv über die Alternativen nach, fand aber, „sie/er" sähe schwerfällig und konstruiert aus, „sie" gönnerhaft und der Wechsel zwischen „er" und „sie" ziemlich durcheinander.

Zum Schluss möchte ich noch etwas zu dem Stil sagen, in dem dieses Buch geschrieben wurde. Falls er dem Leser manchmal plauderhaft oder respektlos erscheint, sei gesagt, dass dies mit Absicht geschah. Ich wollte, dass sich das Buch ein bisschen wie ein Gespräch zwischen Autor und Leser anfühlt und entschuldige mich dafür, dass es in Form eines Monologs stattfinden musste, aber ich hatte keine Wahl. Doch die Welt der Homöopathie ist klein und vielleicht treffen wir uns eines Tages von Angesicht zu Angesicht und haben das Vergnügen eines wirklichen homöopathischen Gesprächs.

1 Arzt werden

Wollen Sie kranken Menschen helfen? Arzt sein, Heiler oder Betreuer? Wollen Sie ein guter Homöopath werden? Sie wollen? Warum?

Warum sollten Sie von allen Jobs der Welt einen Beruf wählen, der Menschen in Ihr Leben treten lässt, die körperliche Beschwerden, Schmerzen, qualvolle Angst haben oder gar am Sterben sind?

Arzt zu sein ist bestimmt nicht der leichteste Weg sein Geld zu verdienen, und sich auf Homöopathie zu spezialisieren macht es kein bisschen leichter. Als Homöopath erlauben Sie Menschen, in Ihr Leben zu treten und die schmerzhaftesten Anteile ihres Lebens in allen Einzelheiten geradewegs auf Ihnen und in dem Raum, den Sie ihnen zur Verfügung gestellt haben, abzuladen. Dieses Buch handelt von Ihnen, Ihren Patienten und was zwischen Ihnen beiden passiert. Da Sie schon länger Sie selbst sind, als Sie sich für Homöopathie interessieren, scheint es nur logisch, mit Ihnen anzufangen. Also: warum wollen Sie ein guter Homöopath sein?

Nun denn, ich werde die Frage selbst beantworten und zu zeigen versuchen, warum dieser Verstehensprozess notwendig ist.

Im Alter von 15 Jahren entschied ich, dass ich Arzt werden wollte. Ich war mehr oder weniger Klassenbester und selbstsicher oder arrogant genug, zu denken, ich könnte jeden Beruf wählen, den ich mir vorstellte. Ich erinnere mich gut an den Denkprozess, der diese folgenschwere Entscheidung begleitete. „Wenn ich Arzt werde, werde ich anderen Menschen helfen können. Damit kann ich nützlich sein, wo auch immer ich mich in der Welt aufhalte. Man wird mich brauchen. Selbst wenn ich mich als Person verändere, wird diese schlichte Tatsache bestehen. Deshalb will ich in der Schule fest lernen, um in die medizinische Ausbildung zu kommen." Und genau das passierte. Aber natürlich hatte ich versäumt, die wichtigste Frage von allen zu stellen: Warum wollte ich gebraucht werden? Zumal in diesem Alter? Wenn ich heute zurückblicke, verstehe ich eine ganze Menge mehr. Ich war vor allem einsam. Meine Schule, eine schreckliche Einrichtung „nur für Jungen", in welcher akademische Leistung zugunsten von dem, was wirklich zählte (Rugby und Cricket), verachtet wurde, war kein glücklicher Ort für mich. Keine Freundin, keine Mädchen in der Schule. Natürlich, ich brauchte es, gebraucht zu werden. Aber war dies eine gute Basis um eine der wichtigsten Entscheidungen meines Lebens zu treffen? Zu jener Zeit kam mir nicht einmal dieser Gedanke. Ich hatte beschlossen Arzt zu werden und das war's. Es dauerte wenigstens zwei Jahrzehnte, bevor ich einen genauen Blick auf dieses Kind warf, das eine Entscheidung traf, die mein Leben in die medizinische Ausbildung und später in die Homöopathie führte.

Meine medizinische Ausbildung dauerte sechs Jahre. Das erste Jahr fand auf einem wunderschönen Campus statt, mit all den anderen Studenten, die Fächer wie Drama, Psychologie, Sprachen, Politik etc. studierten. Dieses erste Ausbildungsjahr war den Grundlagenwissenschaften gewidmet: Physik, Chemie, Biologie, sowie ein bisschen Mathematik und Soziologie. Es machte Spaß, dort zu sein, und die Fächer, die wir hörten, besonders Physik, hatten jene einfache Klarheit und Schönheit, die für das erste Jahr des Studiums einer Grundlagenwissenschaft so charakteristisch sind. Meine Noten waren gut und ich genoss das Leben auf dem Campus durchaus. Ich sehnte mich nach der nächsten Stufe des langen Abenteuers. Ein schrecklicher Schock wartete auf mich.

Das zweite Jahr Medizin hieß Versetzung von jenem herrlichen Campus mit dem grünen Rasen in ein hässliches Gebäude in der Nähe des Lehrkrankenhauses. Das erste Jahr war nur eine einfache Basis (die in den meisten europäischen Lehranstalten abgeschafft wurde) für die wirkliche Ausbildung zum Arzt. Lassen Sie sich von der Tatsache, dass der neue Ort in der Nähe des Krankenhauses war, nicht in die Irre führen. Es sollte zwei weitere Jahre dauern, bis ich einen Patienten überhaupt zu Gesicht bekam. Aber ich war dabei, Arzt zu werden. Was ich nicht wusste war, dass das Verfahren, das in meiner Ausbildungsstätte anwendet wurde, um dieses Ziel zu erreichen, sich nicht viel vom Dressieren eines Pferdes unterschied. Mein Wunsch, ein Helfer, Betreuer oder Arzt zu werden, stand vor seiner unerbittlichsten Herausforderung. Am ersten Tag des zweiten Jahres der Medizinerausbildung wurde ich dem einzigen Lehrer vorgestellt, den ich ein ganzes Jahr lang sechs Tage pro Woche sehen sollte: einem toten Menschen, ausgestreckt auf einem Seziertisch. An der Uni nannten wir solche Menschen Kadaver.

Eine der bleibendsten Erinnerungen an die Medizinausbildung war die Feier, die am Anfang unserer Arbeit in den Sektionssälen abgehalten wurde. Desmond Tutu, damals anglikanischer Bischof, war eingeladen worden, um uns eine kurze Ansprache zukommen zu lassen. Er bediente sich einer einfachen Sprache und bat uns demütig, den 50 oder mehr toten Menschen gegenüber, die mit Leinentüchern bedeckt auf den Tischen vor uns lagen, unseren Dank auszudrücken. Einige mögen ihre Körper der Wissenschaft geschenkt haben, aber ich befürchte, dass im Südafrika der 70er Jahre die meisten unbekannte Tote waren. Eine Leiche war vier Studenten zugeteilt und wir würden den größten Teil von sechs Tagen in der Woche damit zubringen, sie zu sezieren.

Zweck der Sektion eines Kadavers ist das Studium der Anatomie. Es gibt überhaupt keinen Zweifel daran, dass dies der beste Weg ist, um Anatom zu werden. Ob sich einige Stunden am Tag in einen toten Körper zu vertiefen die beste Methode ist, um eine Ausbildung zum Arzt zu beginnen, ist zweifelhaft. Vielleicht ist es auch wichtig, mit ein paar lebendigen Patienten zu sprechen und sie zu fragen, wie sie es erlebt haben, krank zu sein. Es wäre kein Problem, dafür Freiwillige zu finden. Es wäre für die Patienten selbst therapeutisch, zu einem einfühlsamen Ohr zu sprechen, auch wenn es nicht am Kopf einer Person mit einem medizinischen Grad angebracht wäre. Um gerecht zu sein muss ich sagen, dass einige medizinische Ausbildungsstätten dies mittlerweile erkennen und die Medizinstudenten in einem frühen Stadium ihrer Ausbildung dazu ermutigen, mit Patienten auf den Krankenstationen zu sprechen.

Es gibt Menschen, die glauben, dass Jungen oder Mädchen, die einen Frosch oder Vogel auseinanderschneiden, künftige Ärzte seien. Im ersten Jahr Biologie hatte ich die einzige tote Ratte, die man mir jemals gab, weggeworfen. Es wollte mir einfach nicht gelingen, ihre Rolle als Lehrer in meiner Ausbildung zum Arzt zu verstehen. Und der Geruch! Nun aber gab es kein Entrinnen. Ich musste beim Aufschneiden eines jeglichen Teiles dabei sein, und ich meine wirklich jeglichen Teiles dieses toten Mannes, der mich jeden Tag anstarrte; zumindest solange er noch als Mensch erkennbar war. Mitunter denke ich an ihn – und immer mit Dankbarkeit. Er lehrte mich viel. Es war nicht sein Fehler, dass meine Uni einen Anatomielehrplan hatte, der die Studenten mit seinen Anforderungen und seinen Prüfungen unseres Wissens von absurden Einzelheiten verunmenschlichte. Für Chirurgen ist das wichtig, aber für fast jedes andere Gebiet der Medizin ist es unnötig und grausam. Und wenn man dem Druck nicht standhält, dann gibt es immer noch andere Dinge, die man mit seinem Leben anfangen kann. Nicht jedes Pferd wird ein Rennpferd.

Ich sah, wie einige liebenswerte Menschen, die hervorragende Hausärzte, Psychiater oder Homöopathen hätten werden können, ausschieden oder herausgeworfen wurden, weil sie kläglich durchgefallen waren. Manche mussten sogar, was noch schlimmer war, dieses schreckliche Jahr wiederholen. Ich kam durch, aber nicht ohne persönlichen Schaden. Das große Ideal, das mich zur Medizinerausbildung geführt hatte, der Wunsch zu helfen, war in den Hintergrund getreten und wurde von dem schlichten Wunsch abgelöst, zu überleben. Selbsterhaltung – um jeden Preis. Und am Ende dieses fragwürdigen Jahres, in welchem wir bis in die gleichen, allgemein nutzlosen, aber quälenden Einzelheiten auch Physiologie studierten, folgten zwei weitere ähnliche Jahre zum Studium von Fächern wie Pathologie, Mikrobiologie und

Pharmakologie, bevor ich einen Patienten sehen würde. Sechs Jahre sind eine lange Zeit, wenn man 18 Jahre alt ist.

Bevor ich das zweite Jahr der Medizinerausbildung verlasse, muss ich jemanden erwähnen, denn er war der einzige Mensch in all den sechs Jahren Medizinstudium, den ich – außer unserem Kadaver – wirklich als Lehrer ansah. Sein Name ist Prof. Philip Tobias, ein hervorragender Anatom und weltberühmter Anthropologe. Als Autor des Sektionsmanuals war er für die detaillierte Anatomie, die wir uns merken sollten, mehr oder weniger verantwortlich. Er war jedoch mehr als nur ein brillanter Anatom und bahnbrechender Anthropologe. Es war die Art und Weise, wie er das Leben und die Welt sah. Seine Vorlesungen waren durch den Kontext, innerhalb dessen er seinen Stoff präsentierte, immer wieder inspirierend. Ich werde seine Vorlesung, die er uns am Ende der sechsjährigen Ausbildung hielt, nie vergessen. Er sprach darüber, wie wichtig es für Ärzte sei, lächeln zu können. Gerade den Patienten, die selbst nicht lächelten, könnte ein Lächeln des Arztes am ehesten gut tun. Ich erinnere mich, wie diese Bemerkung mir Tränen in die Augen trieb. (Und sie kommen wieder, während ich dies schreibe.) Die Interaktion zwischen menschlichen Wesen war zur Sprache gekommen.

Im dritten Jahr wurde es nicht besser. Die Fächer, die es zu studieren galt, waren Pathologie, Mikrobiologie und forensische Pathologie. Wir sahen Patienten – aber nur solche, die vor kurzem verstorben waren, und gewöhnlich nur diejenigen Teile von ihnen, die an ihrem Ableben Schuld hatten. So studiert man makroskopische Pathologie. Frische Teile eines toten Menschen werden vor Ihnen auf dem Tisch seziert, so dass Sie die Krankheit sehen können. Für manche interessant. Und vielleicht in der Basisprüfung für alle notwendig, aber nicht wirklich belebend für einen jungen Mann, der Arzt werden wollte um Menschen helfen zu können. Nur noch drei Jahre nach diesem!

Im vierten Jahr wurden wir in die Krankenstationen eingeführt und man brachte uns bei, eine Anamnese zu erheben und Patienten zu untersuchen. Der Unterricht war unschätzbar und ich bin sehr dankbar, dass ich die Gelegenheit hatte ihn zu erhalten. Einen Patienten zu befragen und richtig untersuchen zu können ist eine Kunst, die zu erlernen ein Privileg ist. Und doch habe ich einige Vorbehalte zu der Art, wie sie gelehrt wurde. Die Techniken der Untersuchung wurden fehlerfrei unterrichtet. Das Problem war, dass niemand erwähnte, dass es höflich sein könnte, um die Erlaubnis des Patienten zu bitten, bevor Sie Ihre Hände auf seinen Körper legen (noch mehr, wenn es eine Frau ist). Nein, der Schwerpunkt lag auf dem Herausbekommen nützlicher Informationen um zu einer Diagnose zu kommen. Es können dazu weitere Untersuchungen angeordnet werden und das ganze Vorgehen ist vom Wesen her mechanistisch zu nennen. Obwohl man uns lehrte, nicht über das diastolische Herzgeräusch in Bett Nummer neun, sondern von der Patientin als Frau Robinson zu sprechen, drehte sich das alltägliche Gespräch sehr viel um Herzgeräusche und -töne, vergrößerte Lebern und Milzen, interessante Geschwulste und Beulen, ungewöhnliche Ausschläge und so weiter. Uns wurde die Medizin auf eine Weise gelehrt, wie man einem Mechaniker etwas über Autos beibringen muss: studiere zuerst die normale Struktur und Funktion und lerne dann jegliche Art von Fehlfunktion zu diagnostizieren. Ja, natürlich, es ist viel anstrengender Arzt zu werden als Mechaniker, aber das mag so sein, weil der menschliche Körper viel komplexer ist als ein Automobil. Da wir die Menschen nicht herstellen, haben wir kein genaues Handbuch. Das ist ein Problem.

Und doch lernte ich in diesem Jahr etwas von unschätzbarem Wert. Man brachte mir bei, dass, obwohl die klinische Untersuchung wichtig war und technische Untersuchungen wie Blutuntersuchungen und Röntgenbilder sehr nützlich sind, 75% der Diagnosen alleine aus der Anamnese gestellt werden. Mit anderen Worten, mit Ihrem Patienten zu sprechen ist der wichtigste Teil der klinischen Medizin. Dies gilt noch mehr für den Homöopathen, aber „Homöopathie" war in diesen Tagen ein unanständiges Wort für mich.

Man lehrte uns, welche Fragen zu stellen waren, aber nicht, wie wir das tun sollten. Schade, denn wie man Fragen stellt, wann man sie stellt und besonders, wann man sie nicht stellt, ist die wahre Essenz von dem, was wir die Kunst der Medizin nennen können.

Die medizinische Wissenschaft ist in der Tat eine Wissenschaft. Eine noble Wissenschaft. Aber Wissenschaft reicht nicht aus um einen Arzt hervorzubringen. Medizin ist auch eine Kunst, eine Kunst, die viele Jahrzehnte an Erfahrung benötigt um gut erlernt zu werden. Die medizinische Ausbildung lehrte mich zu viel Wissenschaft und wenig, falls überhaupt irgendetwas, über die Kunst der Medizin. Da ich sechs volle Jahre lang in ihren Fängen war, denke ich, dass ich dies zurecht bedauern darf. Fünf der sechs Jahre waren besonders schmerzlich für mich, denn dann musste ich wirklich anfangen die Kunst der Medizin zu erlernen: wie man mit Patienten spricht, sich für ihr Leben interessiert, und wie man anfängt zu verstehen, was das Wort „Beziehung" bedeutet. Es gab nur Fakten, lange Listen von Fakten, viele von diesen irrelevant für einen Allgemeinmediziner. Es dauerte lange, langweilige Stunden, diese Listen zu lernen und für einen jungen Mann, der Arzt sein wollte, weil er sich danach sehnte „Menschen zu helfen", war dies eine große Herausforderung. Warum war ich nur so unglücklich, so gelangweilt? Ich wurde Arzt, mein Lebensziel. Warum? Es dauerte viele Jahre, ehe ich diese wichtige Frage wirklich beantworten konnte. Am Ende erkannte ich, dass man mir noch nicht einmal einen Vorgeschmack davon gegeben hatte, wie es sein würde, Arzt, Helfer oder Betreuer zu sein. Hätte es einen Nachmittag in der Woche gegeben, der kommunikativen Fertigkeiten gewidmet gewesen wäre, der Gruppenarbeit, der Ermutigung Gefühle auszudrücken, hätte es anders ausgesehen. Trotzdem hielt ich durch, in der Hoffnung, dass irgendwo über dem Regenbogen ein Platz für mich als Arzt sein könnte.

In den letzten drei Jahren sahen wir Patienten auf den Stationen, das Hauptaugenmerk lag jedoch darauf, eine mechanistische Diagnose zu stellen und die Standardbehandlung für Patienten mit dieser Diagnose in Anwendung zu bringen. Dies ist, so meine heutige Empfindung, mehr die Wissenschaft als die Kunst der Medizin. Verwirrt und sogar ein bisschen ängstlich betrachtete ich einige der Ärzte, die den Gipfel der medizinischen Wissenschaft erreicht hatten. Die Oberärzte, die in der Gesamtverantwortung über ganze Stationen von Patienten standen. Akademiker, deren Hauptverantwortung darin lag, Medizinstudenten zu unterrichten. Die meisten waren Meister der medizinischen Wissenschaft und dies schien das Hauptkriterium zu sein, um in der medizinischen Welt Status und Autorität zu erlangen. Hin und wieder gab es Lippenbekenntnisse, wie man mit einem Patienten sprechen sollte, aber der Schwerpunkt lag klar darauf, eine wissenschaftliche Diagnose zu stellen. Einige dieser medizinischen Autoritäten waren auf natürliche Weise menschlich und dies zeigte sich in der Art, wie sie mit Patienten und Kollegen sprachen. Andere, ich sehe das mittlerweile ziemlich klar, litten, obwohl sie gute Kliniker waren, an unterschiedlichsten Persönlichkeitsstörungen. Dies ist an und für sich nicht ungewöhnlich unter Ärzten und das Konzept des „verwundeten Heilers“ ist heute recht gut bekannt. Das Schreckliche an dieser Situation ist, dass ein Arzt, der eine eindeutige Persönlichkeitsstörung hat und sie entweder nicht bemerkt oder nichts dagegen tut, ganz leicht in die Spitzen der medizinischen Hierarchie aufsteigen kann. Menschliche Qualitäten sind einfach kein Thema. Medizin, meine Damen und Herren, ist eine Wissenschaft.

Keine Wunder, dass es mir keinen Spaß machte. Einmal, als ich auf der Kinderstation war, wurden von der sozialwissenschaftlichen Fakultät Videos aufgenommen, während wir zur Mutter eines sehr kranken Kindes sprachen, die sich freiwillig gemeldet hatte. Mich auf dem Video zu sehen war eine Offenbarung, ein gewaltiger Schock und eine großartige Lektion. Wie der Dichter Robert Burns schrieb:

> Ach, wär uns doch die Gabe gegeben,
> Uns so zu sehn, wie andre uns sehen!
> Um manchen Schnitzer wär es geschehen
>   Und Angeberei.
> Der Dünkel würde uns vergehen,
> Auch Frömmelei. (Burns, 1988)

Leider geschah dies erst am Ende meiner sechsjährigen Ausbildung und ich bekam in der medizinischen Lehranstalt niemals wieder eine zweite Chance, mich auf einem Video zu sehen. Dies hätte in meinen ersten paar Monaten in dieser Anstalt geschehen können und sollen und die ganzen sechs Jahre fortgeführt werden müssen. Wäre dies passiert, hätte mir die medizinische Ausbildung gefallen. Ich hätte gesehen, dass man mich beides, die Wissenschaft und die Kunst der Medizin, lehrte, und die Inspiration durch den Lernprozess in der Kunst hätte viel von dem Leid kompensiert, das durch das notwendige Auswendiglernen von Tabellen mit wissenschaftlichen Fakten entstand.

In diesem letzten Jahr studierte ich sehr hart. Mein Ziel war, mein Bestes zu geben um das meiste aus dem Angebotenen herauszuholen und darüber hinaus sicherzustellen, dass ich graduiert wurde. Professor Tobias hielt seine begeisternde Vorlesung über das Auftreten als Arzt und die Wichtigkeit des Lächelns. Der Albtraum der Schlussexamen fand schließlich ein Ende. Ich hatte bestanden. Ich war Arzt! Aber hatte ich irgendetwas darüber gelernt, wie man Menschen hilft? Hatte ich auch nur ein Prozent des Beratungsgeschicks eines Durchschnittsmenschen, der bei einer Hotline am Telefon sitzt? Wusste ich überhaupt irgendetwas über Psychotherapie, Homöopathie oder ganzheitliche Medizin? Hatte ich je darüber nachgedacht, was der Spruch „Ärzte heilen sich selbst" in Wahrheit bedeutet?

Nach sechs anstrengenden Studienjahren war die Zeit gekommen, Arzt zu werden. Es kam das berühmte Praktikumsjahr, über welches in Büchern wie *House of God* von Samuel Shem (Shem 1998) viel geschrieben wurde. Es kamen die 110-Stunden-Wochen, die 48-Stunden-Schichten, die Schindereien, die Chefärzte und entrückten Oberärzte. Ja, es ist alles wahr, wie jeder Arzt bestätigen wird.

Trotzdem freue ich mich sagen zu können, dass ich mich als ein viel besserer Arzt herausstellte als ich es als Student war. Es war hart, die Stunden waren lang und die Zuchtmeister konnten unerbittlich sein. Zuweilen hatte ich das Gefühl, ich würde erneut einer Prüfung unterzogen. Mehr als an alles andere erinnere ich mich daran, wie es war, für lange Zeitabschnitte unter Schlafentzug zu leiden. Ich erfüllte meine Pflichten wie ein emotional zerrütteter Zombie. Alles konnte mich zum Lachen bringen, mir genauso leicht aber auch Tränen in die Augen treiben. Möchten Sie, dass ein Arzt in einem solchen Zustand Ihr schwer krankes Kind behandelt?

Es gab auch gute Zeiten. Ich war für meine eigenen Patienten verantwortlich (unter Supervision) und insgesamt gesehen kam ich mit diesem Jahr gut zurecht. Ich sah, wie durch Medikamente und chirurgische Eingriffe Leben gerettet wurden und war in der Behandlung ernster Erkrankungen mit der ganzen Kraft der mechanistischen Medizin konfrontiert. Ich war wirklich beeindruckt, wenn ich sah, wie gut Erkrankungen wie Meningitis und Pneumonie auf die biologische Kriegsführung ansprachen. Ich sah, wie zerschmetterte Knochen zusammengeschraubt wurden, damit deren Besitzer den Rest ihres Lebens gehen konnten und nicht hinken mussten. Ich sah, wie ausgeklügelte Diagnosen von großen Ärzten gestellt wurden. 1981 war die medizinische Wissenschaft auf dem Gipfel ihrer Macht (von Alternativmedizin war im Grunde nichts zu hören) und viele vorher unbehandelbare Zustände (einschließlich einiger Krebsarten) wurden nun ohne größere Schwierigkeiten behandelt. Andererseits gefiel es mir nicht im Krankenhaus zu arbeiten und während ich viel von dem, was ich sah, bewunderte, konnte ich für mich selbst in dieser Struktur nirgendwo einen Platz finden. Ich fühlte mich zu nichts hingezogen, außer zu ein paar Wochen Ruhe. Es war Dezember und wir würden unser Praxisjahr Ende des Monats beenden. Ich war auf der Krebsstation. Jeden Tag starben Patienten. Alle meine Kollegen planten ihre nächsten Stellen, die natürlich am ersten Januar anfingen. Ich machte keine solchen Pläne. Stattdessen kam ich an Neujahr in die Krebsstation zurück um die armen neuen Praktikanten in die Station einzuführen. Es dauerte den ganzen Morgen, doch dann fühlte ich mich schließlich frei zu gehen. Es war ein herrlicher Sommertag und ich beschloss einen Spaziergang um den See zu machen. Ich hatte keine Arbeit und fiel im Rennen der Versuchsratten zurück, während die Uhr tickte. Ich hatte keinen Plan für die Zukunft und überhaupt kein Geld. Alles um mich herum sah wundervoll aus, die Bäume, der See und all die Menschen, mit denen ich Augenkontakt aufnahm. Weit davon entfernt, mir in Bezug auf meine Zukunft unsicher zu sein, fühlte ich mich seltsam optimistisch. Sogar glücklich.

So nahm ich mir einige Zeit frei. Es dauerte zweieinhalb Wochen, bevor ich dachte, dass ich wieder arbeiten sollte. Nichts zu tun machte mir irgendwie Schuldgefühle, besonders, da alle meine Kollegen jetzt ihre neuen Stellen in ihren gewählten Fächern antraten. Ich hatte keine besonderen Ambitionen und keine Begeisterung für irgendeinen Zweig in der Medizin, die ich bislang kennen gelernt hatte. Ich mochte Geburtshilfe. Meine erste Geburt zu sehen war ein gewaltiges Ereignis und ich hatte zudem das Glück, dass ein Freund mich gedrängt hatte, Frederik Leboyers Meisterwerk von damals zu lesen, *Geburt ohne Gewalt* (Leboyer, 1998). Es machte einen tiefen Eindruck auf mich. Sein Mitgefühl und sein Respekt für die ersten paar Minuten des Neugeborenen auf der Erde erschienen so klar und einleuchtend und dem, was ich in dieser Zeit in der Praxis sah, so entgegengesetzt. Aber Gynäkologie und Geburtshilfe waren nichts für mich. Zum einen bin ich nicht der geborene Chirurg. Zum anderen war mir klar, dass am Wunder der Geburt eher die

Hebammen wirklich beteiligt sind als die Ärzte. Die Kunst der Geburtshilfe ist, wie und wann man nicht dabei sein muss, aber es gibt wunderbare Bücher von Leboyer, Odent und anderen über die Eleganz der natürlichen Geburt. Ein Geburtshelfer hilft bei schwierigen Geburten, macht Kaiserschnitte und natürlich alle gynäkologischen Operationen. Somit gab es auch hier keine wirkliche Heimat für mich. Die Psychiatrie hatte mich immer interessiert, für Ärzte gab es jedoch keine Spezialisierung in Psychotherapie und fünf weitere Jahre konventioneller mechanistischer Medizin waren mir unsympathisch. Zudem fand ich es erstaunlich, dass eine Spezialisierung auf Psychiatrie nicht einmal psychotherapeutische Fertigkeiten beinhaltete. Es gab noch nicht einmal die Verpflichtung selbst in Psychotherapie zu sein. Ich hatte sogar das Gerücht gehört, dass dies mit leichtem Stirnrunzeln betrachtet wurde! Auch kein Platz für mich.

Ich hatte mich schon immer für Yoga interessiert, besonders für Hatha Yoga, welches sich mit den körperlichen Positionen beschäftigt, die als Asanas bekannt sind. Sie erschienen mir anspruchsvoller als die konventionellen Übungen des Aerobic und der Gymnastik und nach manchen Seminaren, an denen ich teilgenommen hatte, fühlte ich mich sehr wohl. Eines Tages verirrte ich mich in eine New-Age-Buchhandlung mitten in Johannesburg und stöberte herum. Es war Ausverkauf und ein Buch fiel mir ins Auge. Es hatte den Titel *Homoeopathy: An Introductory Guide* von Dr. Gordon-Ross (Gordon-Ross, 1976), aber das ist nicht der Grund, warum es meine Aufmerksamkeit erregte. Ich hatte die Buchstaben MBBS nach dem Namen des Autors gesehen. Das war meine Qualifikation: Bachelor of Medicine und Bachelor of Surgery. Ein Arzt. Ein Arzt der homöopathische Medizin betreibt? Es war ein Riesenschock und ich schäme mich zu sagen, dass ich das Buch fast voller Verachtung zurückgeschleudert hätte. Aber es war richtig billig; sie warfen es raus. Ich kaufte es und las es. Das Buch ist in einem halb-autobiographischen Stil gehalten und es waren die persönlichen Bemerkungen, die mich ansprachen. Natürlich schrieb der Autor auch etwas über Theorie und Praxis der Homöopathie und über einige Arzneien, aber das war nicht das, was meine Aufmerksamkeit auf sich zog. Mich fesselte, wie unverkennbar es war, fast von der ersten Seite an, dass dieser Arzt sein Leben als homöopathischer Arzt genoss. Er schwärmte von der Kraft homöopathischer Mittel und wie sie ihm geholfen hatten, ein erfolgreicherer und glücklicher Allgemeinarzt zu werden. Ich staunte damals über alles in diesem Buch und war begeistert von der faszinierenden Geschichte der Homöopathie, der Theorie und der Praxis, und von der Herstellung und der Kraft der Mittel selbst.

Als ich dieses kleine Taschenbuch las, machte ich eine recht wundersame Erfahrung. Der Idealismus, welcher mich zu der Entscheidung geführt hatte

Arzt zu werden, wurde wieder munter. Ich empfand die alte Begeisterung darüber, Betreuer oder Helfer zu sein, wie eine deutliche körperliche Empfindung. Ich weiß nun, dass das wenig mit der homöopathischen Theorie und den homöopathischen Mitteln zu tun hatte und alles mit der Qualität der Beziehung, die zwischen Homöopath und Patient bestehen konnte. Im Alter von 16 Jahren hatte ich naiverweise etwas Ähnliches erhofft, wie das, was in diesem Buch beschrieben war. Ich hatte in meiner Medizinerausbildung nichts Vergleichbares kennen gelernt. Natürlich hatte man mich die Bedeutung einer guten Anamneseerhebung gelehrt. Man hatte mir sogar gesagt, dass die meisten medizinischen Diagnosen wahrscheinlich alleine aus der Anamnese gestellt werden konnten. Aber mit der medizinischen Anamnese beginnt der diagnostische Prozess. Das meiste, was der Patient sagt, wird unter diesem Aspekt für weniger wichtig gehalten. Der Arzt wartet auf die wichtigen Hinweise, die Symptome einer spezifischen Erkrankung sind. Er mag einiges Interesse an anderen Informationen über das Leben des Patienten zum Ausdruck bringen, aber das ist von viel geringerer Bedeutung. Die Tatsache, dass ein Patient mit Asthma eine spezifische Angst an hoch gelegenen Orten oder bei Reisen im Flugzeug hat, kann von einigem Interesse sein, wird aber in Bezug auf die Diagnose oder Behandlung keinen Unterschied machen. Obwohl die orthodoxen Lehrbücher empfehlen, dass wir den Patienten seine oder ihre Geschichte mit eigenen Worten schildern lassen sollen, werden in der Praxis bei einer standardisierten Anamneseerhebung viele direkte Fragen gestellt, um herauszubekommen, ob ein Patient ein spezifisches Symptom hat oder nicht. Zum Beispiel wird ein Arzt einen Patienten direkt fragen, ob er jemals nachts aufwacht, weil er zum Fenster gehen muss um frische Luft zu bekommen. Dies ist als paroxysmale nächtliche Dyspnoe bekannt und ein Symptom der Herzinsuffizienz. In der Psychiatrie verhalten sich die Dinge etwas anders, aber die Diagnose einer Erkrankung bleibt dennoch das wichtigste Ziel. Die richtige Diagnose führt zur passenden Medikation.

Ich sprach schon immer gerne mit Patienten über ihr Leben im Allgemeinen, ihre Familien, ihre Arbeit und vergaß dabei für einige Augenblicke die Welt der medizinischen Diagnosen. Und nun erzählte mir ein Arzt, dass diese allgemeinen Informationen über den körperlichen und geistigen Zustand des Patienten die wahre Essenz der homöopathischen Medizin darstellten! Man müsse so viel wie möglich über das Leben seines Patienten wissen. Sorgfältiges Zuhören sei erforderlich. Alles, was der Patient sagte, könnte für die Wahl des passenden Mittels von höchster Wichtigkeit sein. Die Emotion, mit der ein Patient etwas sagte, müsste sehr ernst genommen und entsprechend gewichtet werden, wenn man ein Mittel wählte. Ich wusste schon immer, dass das Verhalten am Krankenbett wichtig war und dass Patienten lieber wie menschliche Wesen behandelt werden wollten als wie Organmaschinen. Was ich hier aber las, war etwas anderes. Je mehr ich meinen Patienten als Person verstand, um so besser waren meine Chancen, ihm mit Homöopathie zu helfen, sowohl körperlich als auch seelisch. Dies war eine Riesenoffenbarung für mich. Und funktionierte das wirklich? Dann müsste ich eine ziemlich andersartige Art von Gespräch mit meinen Patienten führen. Ein homöopathisches Gespräch. Allmählich begriff ich, dass ich da weiter nachforschen musste. Falls die Homöopathie funktionierte, und das war ein großes „falls", da ich viele Male gehört hatte, wie sie verunglimpft wurde, dann war sie der einzige jemals beschriebene Beruf, der meiner ursprünglichen Idee, wie es sein würde, Arzt zu sein, am nächsten kam.

Am Ende des Buchs schlug der Autor vor, dass jeder junge Arzt, der mehr über Homöopathie wissen wollte, für weitere Informationen an die homöopathische Fakultät in London schreiben solle. Nichts konnte mich aufhalten sofort dorthin zu schreiben und irgendwie spürte ich, dass mein Leben nie wieder dasselbe sein sollte.

Die eine Hälfte von mir war einfach neugierig, die andere aufgeregt, weil sie spürte, dass ein Abenteuer beginnen würde. Recht schnell erhielt ich einen Brief, in welchem mir die Teilnahme an einem sechsmonatigen Kurs im Royal London Homoeopathic Hospital angeboten wurde. Ich schrieb zurück, dass ich interessiert sei und herüberkommen wollte um mehr zu erfahren.

Einige Monate später war ich in England. Es war das erste Mal, dass ich Afrika jemals verlassen hatte. Es war Sommer 1982 und der Queen's Square stand in voller Blüte. Ich schaute an dem Gebäude mit Namen „Royal London Homoeopathic Hospital" hinauf. Was um alles in der Welt tat ich hier?

2 Die Entdeckung der Homöopathie

> Kein Geschäft ist nach dem Geständnisse aller Zeitalter einmüthiger für eine Vermuthungskunst (ars conjecturalis) erklärt worden, als die Arzneikunst; keine kann sich daher einer prüfenden Untersuchung, ob sie Grund habe, weniger entziehen, als sie, auf welcher das theuerste Gut im Erdenleben, Menschengesundheit sich stützt.
>
> *(Hahnemann, erster Abschnitt des Vorwortes zur ersten Ausgabe des Organon, 1810; in: Luft/Wischmann, 2001)*

Wenn ich an meine Einführung in die Homöopathie zurückdenke, erkenne ich, wie viel Glück ich in vielerlei Beziehung hatte. Wir waren acht Ärzte, die alle ein neues Kapitel ihres Lebens aufschlugen, jeder von uns in der Hoffnung etwas in der Homöopathie zu finden, von dem wir wussten, dass wir es brauchten, es aber in unserem Medizinerleben nicht hatten finden können. Einzelgänger vielleicht, aber ich fühlte mich in dieser Gruppe mehr zu Hause als ich mich jemals in all den Jahren Kindergarten, Schule und Universität zu Hause gefühlt hatte.

Ich liebte unser Tutoriumszimmer. Es war die Bücherei der homöopathischen Fakultät, die genau neben dem Royal London Homoeopathic Hospital liegt. Ich hätte mir keinen besseren Platz wünschen können um die Homöopathie zu erlernen. Es war ein kleiner Raum mit einem wunderschönen großen Tisch, um welchen wir in den Tutorien oder zum Lernen zu acht herum saßen. Die Wände dieses Zimmers standen voll mit exquisiten hölzernen Bücherschränken, die von homöopathischen Büchern und Zeitschriften barsten, die bis ins 19. Jahrhundert zurückgingen. Viele von ihnen waren selten oder vergriffen. Obwohl ich es damals nicht richtig schätzte, war dies eine bemerkenswerte und einzigartige Umgebung um die Homöopathie zu erlernen. Ich konnte mich in meinen Stuhl zurücklehnen, ein Arzneimittel in Hahnemanns *Reine Arzneimittellehre* (Hahnemann, 1991) oder Herings *Guiding Symptoms* (Hering, 1993) oder bei Allen, Hughes oder so vielen anderen nachschlagen. Die Sammlung umfasste nahezu die gesamte homöopathische Literatur, die je geschrieben wurde. Wir und unsere Tutoren hatten nicht nur täglich Zugang zu einer der besten homöopathischen Bibliotheken in der Welt, sondern trafen uns auch jeden Tag dort. Dies war wirklich eine Ehre und eine Freude.

Die Fakultät trat nicht für eine bestimmte „Methode" in der Homöopathie ein. Unterschiedliche Lehrer hatten unterschiedliche Ideen, wie man die Homöopathie ausüben sollte und in gewisser Weise war das gut für mich. Es war an der Zeit für mich, eigene Gedanken zu haben und nicht Tabellen zum Auswendiglernen zu bekommen. Ich bekam eine glänzende Einführung in die Geschichte der Homöopathie, dazu Vorlesungen über das Organon, Materia medica und wie man repertorisiert. Obwohl einige Dozenten klassische Homöopathen waren, waren andere von der Anthroposophie und anderen Denkschulen beeinflusst. Es war mehr oder weniger Sache der Studenten zu entscheiden, von wem sie sich beeinflussen lassen wollten. Es machte Spaß, nur unter meinen eigenen Bedingungen zu lernen. Dies fühlte sich eher nach Universität an, als nach einem technischen Kolleg. Es war eine besondere Zeit in meinem Leben und ich könnte viel mehr darüber schreiben. Das ist aber nicht Gegenstand dieses Buches, doch ich bin allen meinen Lehren höchst dankbar. Während ich in diesen sechs Monaten eine Menge an homöopathischer Theorie und Materia medica lernte, erfuhr ich praktisch nichts darüber, wie man einen homöopathischen Fall aufnimmt. Natürlich wurde ich darin unterwiesen, dem Patienten keine Worte in den Mund zu legen, und dass spontane Angaben viel wertvoller waren als Antworten auf direkte Fragen. Die Grundlagen lehrte man mich bestimmt gut. Ich lernte, welche Informationen vom Patienten die nützlichsten waren, wie man sie in die homöopathische Sprache übersetzte und wie man das Repertorium und die Materia medica verwendete um ein Mittel zu finden, das auf den Patienten passte. Mit anderen Worten, ich lernte exakt, welche Informationen ich vom Patienten brauchte um eine wirksame Verschreibung machen zu können. Unglücklicherweise brachte man mir nichts über die Kunst bei, diese Informationen dem Patienten zu entlocken.

Ich kann dafür niemandem die Schuld geben, weil auch keines der Bücher, welche die Wände um mich herum auskleideten, viel zu diesem Thema zu sagen hatte. Nur ein guter Rat wurde durchweg gegeben und der war, den Patienten seine Geschichte mit seinen eigenen Worten erzählen zu lassen. Sagen Sie selbst nicht viel anderes als unverbindliche Worte wie: „Gibt es noch etwas?" Ein nützlicher allgemeiner Rat, aber es steckt, wie ich später entdeckte, viel mehr als das in der Kunst der homöopathischen Fallaufnahme.

Ich vertiefte mich sechs Monate lang völlig in die Homöopathie und studierte die Materia medica und die Theorie der Homöopathie die ganze Zeit wirklich sehr eifrig. Ich bestand das Examen für die Mitgliedschaft in der Fakultät für Homöopathie, eine der wenigen anerkannten Qualifikationen in der Homöopathie für Ärzte. Nun war ich wirklich in der Lage Patienten zu behandeln. Zumindest dachte ich das!

Das Anfängerglück ist in der Homöopathie weit bekannt. Es ist fast so, als gäbe die Homöopathie ihrem jungen Schüler ein paar gute Ergebnisse um ihn interessiert und begeistert zu erhalten. Einmal hörte ich eine homöopathische Anekdote, die etwa so ging: „Anfangs kriegst du ein paar ermutigende Ergebnisse und dann kommst du in eine weite Wüste, keine Oase in Sicht, aus der herauszukommen es Jahre dauert." Wie ein Kollege einst traurig zugab: „Es braucht nur drei Patienten hintereinander, die dir sagen, dass es keine Besserung gegeben hat, um dich das, was du tust, in Frage stellen zu lassen."

So besuchte ich kurze homöopathische Seminare in der ganzen Welt um mehr auszuprobieren und zu lernen. Und ich lernte noch mehr von denselben Dingen. Mehr Fallanalyse und detailliertere Materia medica. Ich traf George Vithoulkas und wurde von seinem enzyklopädischen Materia-medica-Wissen und seiner logischen Herangehensweise bei der Fallanalyse stark beeinflusst. Auch war ich beeindruckt und ergriffen durch die Art seiner Fallaufnahme. Wenn er zu einem Patienten sprach, schien sich sein Bewusstseinszustand zu ändern. Es war ein Annehmen der ganzen Existenz des Patienten und ein absolutes Fokussieren auf das, was er in diesem Moment sagte, tat und war. Es schien mir, dass während der Konsultationen viel von dem verschwand, was er als Person war, und nur der Empfänger, Zuhörer und Homöopath übrig blieb.

In seiner Schule in Alonissos in Griechenland kam ich mit vielen jungen und enthusiastischen klassischen Homöopathen zusammen, von denen viele weithin bekannte Lehrer der Gegenwart sind. Es war anregend in solcher Gesellschaft zu sein und meine Verschreibungen wurden definitiv besser. Ich ließ mich viele Jahre lang bei diesen Konferenzen sehen.

Ich versuchte auch bei vielen Homöopathen zu hospitieren und die verschiedenen Stile der Fallaufnahme, Fallanalyse und Verschreibung zu beobachten. Ich sah einige sehr geschickte Fallaufnehmer, aber auch sehr mechanische Befragungen.

Ich lernte eine Menge von Dr. Eric Ledermann, den ich während meiner Zeit am homöopathischen Krankenhaus kennen gelernt hatte. Er ist kein klassischer Homöopath, weiß aber eine Menge über Materia medica. Manche mögen ihn einen „keynote-Verschreiber" nennen. Viel wichtiger war jedoch, dass er als Psychiater und begnadeter Psychotherapeut arbeitete. Wenigstens ein Jahr lang war ich jeden Donnerstag in seiner Sprechstunde und nahm jeden Dienstagabend als Beobachter/Mitglied an seinen Gruppentherapiestunden teil. Er stellte mir Fragen wie: „Was hälst du von dem, was ich dem Patienten sagte, als ... ?" Und ich durfte mich nicht mit unverbindlichen Antworten davonstehlen. Ich las sein Buch über seine eigene Methode der existenziellen Psychotherapie und medizinischen Philosophie und konnte ihm jede Woche Fragen zu seinen Ideen zu stellen. Wir diskutierten auch psychologische Pioniere wie Freud, Jung und Adler, ebenso Philosophen wie Kant, Husserl, Jaspers und Buber und viele andere. Das war eine wundervolle Ausbildung, weil sie mich anregte darüber nachzudenken, was ich als Homöopath und Arzt zu tun gedachte. Sie umfasste vieles, was in meiner Ausbildung an der medizinischen Hochschule gefehlt hatte.

Dr. Ledermann verschrieb homöopathische Mittel in jeder Sprechstunde, zuweilen mit großem Erfolg, aber Psychiatrie und besonders medizinische Philosophie und Ethik waren seine große Leidenschaft. Sie wurden auch für mich wichtig und meine Diskussionen mit ihm waren die Art von Ausbildung, nach der ich mich gesehnt hatte. Das Lernen war schließlich zu einem Vergnügen geworden.

In diesem Stadium konnte ich nur drei wirklich inspirierende Lehrer in meiner ganzen Ausbildung zum Arzt nennen. Philip Tobias an der Universität für die reine Inspiration als großartiger Lehrer und intellektueller Riese; George Vithoulkas wegen seines Enthusiasmus und wunderbar logischen Zugangs zur klassischen Homöopathie; und Eric Ledermann, weil er mich in die Welt der medizinischen Philosophie, Ethik und Psychotherapie geführt hatte. Ich hatte von fast allen meinen Lehrern gelernt, aber die mit diesen dreien verbrachten Stunden waren wichtige Meilensteine in meinem Leben.

Nachdem ich viele Jahre lang viele Seminare bei berühmten Lehrern besucht hatte, begann mir eine wichtige Tatsache langsam zu dämmern. Ich konnte mein ganzes Leben lang immer mehr über homöopathische Mittel und Fallanalyse lernen, aber: was analysierte ich? Wenn ich die essentiellen Informationen von meinem Patienten nicht erhalten hatte, konnte ich den Fall wochenlang studieren und alle homöopathischen Bücher in der Bibliothek zu Rate ziehen und meine geschätztesten Kollegen um Rat bitten und doch hätte ich nur eine geringe Chance das richtige Mittel zu finden.

Andererseits, wenn ich in der Lage wäre, die wichtigsten Informationen aus meinem Patienten herauszuholen und kaum *etwas* Materia medica und homöopathische Theorie wüsste, hätte ich eine berechtigte Chance das passende homöopathische Mittel zu finden. Ich konnte Bücher zu Rate ziehen, Computerprogramme benutzen und Kollegen um Rat fragen. Mit andern Worten, falls ich eine schlechte Anamnese erhoben hatte, konnte mir keine noch so große Menge an homöopathischem Wissen helfen. Wenn ich den Fall aber gut aufgenommen hatte, hatte ich immer noch eine berechtigte Aussicht auf Erfolg. Also warum studierte ich immer noch homöopathische Theorie und besuchte Seminare über neue Mittel oder neue Erkenntnisse zu alten Mitteln? Was sich mit Sicherheit wirklich auszahlen würde, wäre, die

Art und Weise zu verbessern, wie ich bei meinen Patienten die Fallaufnahme machte. Aber wie?

Ich begann noch sorgfältiger wahrzunehmen, wie die unterschiedlichen Homöopathen, die ich beobachtet hatte, mit ihren Patienten sprachen. Ich ignorierte, was mir nicht gefiel und nahm mir zum Vorbild, was ich nützlich fand. Wie oben erwähnt, gibt es fast keine nützliche Literatur zu diesem Thema. Also wie konnte ich mehr lernen?

Ich erkannte, dass das Herz der homöopathischen Konversation die Arzt-Patienten- oder Homöopath-Patienten-Beziehung war. Eine gute Beziehung war alles. Sechs Jahre in der Universität hatten mich nichts darüber gelehrt. Die unterschiedlichen homöopathischen Lehrer, von Dr. Ledermann abgesehen, hatten nicht viel dazu gesagt, somit musste ich anderswo suchen um das zu verbessern, was ich zunehmend als die reine Essenz des homöopathischen Prozesses zu verstehen begann.

Ich schrieb mich in einen Kursus in psychologischer Beratung ein, der in Kapitel 9 ausführlicher beschrieben ist. Dies war einer der nützlichsten Kurse, die ich je besucht habe. Die Patient-Therapeuten-Beziehung und das Vertrauen standen im Mittelpunkt von allem und die Übungen, die wir in diesem Kurs machten, hatten einen unschätzbar günstigen Effekt auf meine Fertigkeiten in der homöopathischen Beratung. Im Nachhinein ist es erstaunlich, dass ich der einzige Arzt im Kurs war, zumal diese Fertigkeiten in keinem medizinischen Kurrikulum vorkommen, von dem ich gehört habe. Nach diesem Kurs wusste ich, dass sich das Zentrum meiner zukünftigen homöopathischen Weiterbildung darum drehen würde, zu erlernen mit meinen Patienten Gespräche von besserer Qualität zu führen. Zur Inspiration wandte ich mich nun der Welt der Psychotherapie zu, aber ich erkannte recht schnell, dass ich in dem, was ich lernte, selektiv vorgehen müsste. Homöopathen haben nicht den Luxus, vor einer Verschreibung einen Patienten einige Jahre lang ein bis fünf Mal pro Woche sehen zu können! Jedoch sind Psychotherapeuten mit Sicherheit an der Beziehung zwischen sich selbst und ihren Patienten interessiert. Tatsächlich wird das Verhalten des Therapeuten im Gespräch mit seinem Klienten für höchst wichtig erachtet.

Ich kam mit Hunderten von Fragen zu Dr. Ledermann zurück, über alle „Psychogelaber"-Wörter im Wörterbuch, wie Projektion, Übertragung, Gegenübertragung, Libido, Ödipuskomplex und so weiter. Er war meist geduldig und nett, bei Ideen, die er nicht schätzte, gelegentlich aber abweisend. Ich erkannte, dass ich mich erst am Rande einer riesigen Wissensmenge befand und nur ein kleiner Prozentsatz davon hatte für den homöopathischen Prozess Bedeutung. Aber das Wissen, das homöopathisch von Bedeutung war,

war mir von großem Nutzen. Es verbesserte nicht nur meine Ergebnisse in der Sprechstunde, sondern machte mich noch begeisterter darüber, Homöopath zu sein. Vor allem ließ es mich schließlich die reine Eleganz des homöopathischen Gesprächs selbst schätzen.

3 Die homöopathische Ausbildung

Wie erwähnt gibt es sehr wenig Literatur über die homöopathische Fallaufnahme, oder das, was in der europäischen Homöopathie die homöopathische Anamnese genannt wird. Die vorhandene Literatur umfasst drei Haupttypen von Büchern:

- Arzneimittellehren,
- Repertorien: Bücher und Computerprogramme,
- Bücher über homöopathische Theorie.

Wir müssen diese Literatur untersuchen, da sie den Hauptkorpus des Wissens beinhaltet, aus dem man die Homöopathie lehrt.

Materiae medicae

Es gibt Hunderte von Büchern, die eine enorme Menge extrem wichtiger Informationen über die homöopathischen Mittel selbst enthalten. Darüber hinaus stehen in letzter Zeit umfassende Computerprogramme zur Verfügung. Wirklich, es gibt so viel an Information, dass der homöopathische Anfänger durch den bloßen Umfang von all dem abgeschreckt wird. Außergewöhnliche Menschen waren in der Lage religiöse Texte wie die Bibel und den Koran auswendig zu lernen, aber kein Homöopath kann sich Allens *Encyclopedia* (T.F. Allen, 1997) oder Herings *Guiding Symptoms* (Hering, 1993) merken. Trotzdem sind dies Nachschlagewerke, ohne die kein ernsthafter Homöopath auskommt.

Es gibt verkürzte Arzneimittellehren, wie Allens *Leitsymptome* (H.C. Allen, 1990), die kürzer sind, aber immer noch sehr schwer zu behalten. Dann gibt es „benutzerfreundlichere" Bücher, die kurze Beschreibungen homöopathischer Mittel geben, die für die Allgemeinheit von einigem Nutzen für die Selbstverschreibung in akuten Zuständen sind, aber für den ernsthaften Studenten der Homöopathie von geringem Interesse. Somit besteht kein Mangel an Informationen über die homöopathischen Mittel selbst. Und falls dies nicht abschreckend genug ist, werden die ganze Zeit neue Mittel hinzugefügt. Darüber hinaus müssen die Mittel, die wir seit dem 19. Jahrhundert haben, von jeder Generation Homöopathen neu interpretiert werden. Die besten modernen Bücher über Arzneien sind diejenigen, in welchen der Autor seine Beschreibung eines bestimmten Mittels darauf gründet, was er in seiner eigenen Erfahrung am verlässlichsten gefunden hat. George Vithoulkas' *Materia Medica Viva* (Vithoulkas, 1995), ein Mammutwerk, welches noch in Arbeit ist, ist hierfür ein gutes Beispiel. Unglücklicherweise haben viele Autoren Bücher geschrieben, in welchen sie ohne klinische Bestätigung aus ihrer eigenen Praxis einfach wiederholen, was andere Homöopathen geschrieben haben. Das ist gefährlich, weil Symptome und Keynotes von Mitteln dazu neigen, durch Wiederholung in der Literatur zu Unrecht hervorgehoben zu werden.

Original-Materia-medica sind natürlich die Prüfungen selbst. In diesen frühen klinischen Prüfungen natürlicher Substanzen wendeten Hahnemann und andere Homöopathen pharmakologisch aktive Dosen vieler unterschiedlicher Stoffe bei sich selbst an und notierten die resultierenden Symptome sorgfältig, was zu einer Materia medica führte. Sie sind gut beschrieben in Hahnemanns *Reine Arzneimittellehre* (Hahnemann, 1991) und Hughes' *A Cyclopaedia of Drug Pathogenesy* (Hughes, 1886); keine von beiden werden von den modernen Studenten der Homöopathie jemals gelesen. Kürzlich nahm ich einen der vier Bände des letzteren zur Hand und las die Prüfung des Mittels Platinum. Ich bezweifle, dass viele erfahrene Homöopathen das Mittel nur nach dem Lesen seiner Prüfung hätten erkennen können. Das moderne Arzneimittelbild von Platinum ist einfach zu verschieden von seiner Prüfung. Was passierte, ist, dass über die Jahre Homöopathen der Beschreibung der Materia medica klinische Symptome angefügt haben. Ein klinisches Symptom ist eines, das in den Prüfungen nicht auftaucht, sondern von Homöopathen, die seine Verlässlichkeit aus ihrer eigenen klinischen Erfahrung bestätigen können, hinzugefügt wurde.

Die Aufnahme dieser klinischen Symptome in die Materia medica war vielleicht der Grund für die große Spaltung zwischen der britischen und der amerikanischen Homöopathie im späten 19. Jahrhundert. Britischen Homöopathen wie Hughes und Dudgeon widerstrebte es, sie in die Materia medica aufzunehmen, weil sie erkannten, dass das Hinzufügen dieser klinischen Symptome kaum ein wissenschaftliches Vorgehen war. Allens *Encyclopedia* (T.F. Allen, 1997) hätte ursprünglich eine transatlantische Kooperation zwischen Hughes und Allen sein sollen, aber Hughes zog sich zurück, weil ihm Allen mit dem, was er an Informationen aufnehmen wollte, zu salopp umging.

Kent und andere von Swedenborg beeinflusste amerikanische Homöopathen gingen sogar noch weiter. Kent begann, die Arzneien in Form von Arzneimittelbildern zu beschreiben, die sowohl leichter zu verdauen waren als auch eine große Menge an Wissen enthielten, welches seiner eigenen oder der klinischen Praxis seiner Kollegen entsprang. Weitere amerikanische Homöopathen wie Nash, Farrington und viele andere taten dasselbe. Es ist für die Homöopathie eine kleine Tragödie, dass es heute schwer ist, zwischen den klinischen Symptomen und solchen, die in den Prüfungen erscheinen, zu unterscheiden. Es wäre möglich gewesen, die klinischen Symptome mit einem Sternchen zu markieren, aber diese Gelegenheit ist nun verpasst.

Man muss wissen, dass die Amerikaner die Kontroverse recht mühelos gewannen. Die Werke der britischen Autoren wie Hughes und Dudgeon, die darauf beharrten, sich nur an die Symptome zu halten, die in den Prüfungen auftraten, werden heutzutage kaum noch gelesen, während Bücher wie Kents *Homöopathische Arzneimittelbilder* (Kent, 1998-2001) zu Klassikern wurden. Ich glaube, dies geschah einfach aus dem Grund, dass die amerikanischen Homöopathen viel bessere Ergebnisse erzielten, besonders bei chronischen Krankheiten.

Vielleicht gibt es eine einfache Erklärung dafür. Die Originalprüfungen waren eines der edelsten und aufregendsten medizinischen Experimente, die jemals durchgeführt wurden. Dies wird noch deutlicher, wenn man die schreckliche Medizin betrachtet, welche zu jener Zeit betrieben wurde. (Sie umfasste Aderlässe, Blutegel, Brechmittel, Abführmittel und Stoffe, die Speichelfluss, Schweiß und Harn hervorriefen.) Trotzdem wurden die Prüfungen von einer sehr kleinen Zahl an Prüfern durchgeführt, von denen viele recht unempfindlich auf das Mittel waren. Daher war es unvermeidlich, dass die Informationen aus diesen Prüfungen unvollständig blieben. Sie waren als Skelett für ein Arzneimittelbild unverzichtbar, aber durch klinische Erfahrung musste noch Fleisch dazukommen. Meiner Meinung nach siegten Kent und seine Kollegen, weil sie scharfsinnig beobachteten, welche Art von Patienten auf die Mittel reagierten, die sie anwendeten. Dann begannen sie bestimmte Eigenschaften dieser Patienten direkt in die Materia medica einzuarbeiten. Daher lernen wir, dass weiblich zu sein und blonde Haare und blaue Augen zu haben die Chance erhöht, gut auf Pulsatilla zu reagieren, während schön, fett und schlaff zu sein mit der Kandidatur für Calcarea carbonica gleichzusetzen ist. Es ist aber ziemlich einsichtig, dass sich eine Brünette mit braunen Augen, die Sie wer weiß wie lange mit Pulsatilla in jeglichen Potenzen füttern würden, nicht in eine blauäugige Blondine verwandeln würde! Trotzdem ist es recht wahrscheinlich, dass Menschen mit blasser Haut und rotem Haar eine bessere Aussicht als der Durchschnitt haben, mit Phosphorus erfolgreich behandelt zu werden. Die homöopathische Literatur ist in der Tat voll von Informationen, die wohl nicht aus den Prüfungen stammen. Der Begriff „klassische Homöopathie" wäre vielleicht gar nicht aufgekommen, wäre er nicht wegen dieser Einbeziehung der klinischen Symptome geprägt worden. Tatsache ist, dass nahezu die gesamte Materia medica, welche die modernen Schüler der Homöopathie lernen, diese klinischen Symptome enthält und ohne sie hätten wir niemals die Arzneimittelbilder, wie sie von Kent, Tyler und vielen anderen so lebendig beschrieben wurden.

Die moderne klassische Homöopathie verlässt sich sehr auf diese Arzneimittelbilder, die Beschreibungen von Patiententypen, aber auch Symptomenlisten sind. Die Beschreibung dieser Menschentypen kann recht subtil sein und deshalb ist es wichtig, bei unseren Patienten gute Anamnesen zu erheben. Als erfolgreicher klassischer Homöopath müssen Sie detaillierte Beschreibungen von Arznei-„Typen" mit den subtilen Informationen über ihre Patienten vergleichen. Falls Sie nicht in der Lage sind diese Informationen herauszuarbeiten, können Sie zwar durch Keynote-Verschreibungen noch gute Ergebnisse erzielen, aber Sie werden oft das Mittel nicht finden, weil Sie Ihren Patienten nie wirklich verstanden haben.

Falls Homöopathie nur aus dem schlichten, aber schwierigen Prozess bestünde, die Symptome des Patienten mit den Symptomen, die in der Prüfung auftraten, zu vergleichen, müssten wir uns nicht so sehr mit einer guten Fallaufnahme beschäftigen. Aber der klassische Homöopath unserer Tage arbeitet nicht so. Sein Ziel ist es, alle körperlichen und geistigen Symptome seines Patienten zu erheben und gemäß den Anweisungen Hahnemanns die Gemütssymptome höher einzustufen als die körperlichen. In der heutigen Homöopathie heißt das oft, dass psychische Patientenprofile mit den psychischen Profilen der Arzneien verglichen werden müssen. Obwohl dies ein geradliniges Vorgehen zu sein scheint, ist es wirklich nicht einfach, damit in der Praxis verlässliche Ergebnisse zu erzielen. In der Homöopathie ist es wie überall sonst, das Probieren des Puddings geschieht durch das Essen. Dieser Prozess wird durch die Tatsache noch erschwert, dass die Arzneimittelbilder keine statischen „Fotografien" von Patienten sind. Sie sind eher wie Filme vom Leben eines Menschen. Deshalb ist es viel schwieriger mit Homöopathie chronische Krankheiten zu behandeln als akute Probleme.

Das Akutbild von Arsenicum album ist ganz klar. Es umfasst Erbrechen, Durchfall, Furchtsamkeit, Ruhelosigkeit und Kollaps. Mit anderen Worten, es ähnelt den Symptomen eines Menschen, der mit einer großen Gabe Arsen vergiftet wurde. Dies ist von Flaubert beim Tod von Madame Bovary gut beschrieben. Wenn wir einen akut erkrankten Patienten mit einigen von diesen Symptomen sehen, können wir vertrauensvoll Arsenicum album verschreiben. Das chronische Bild von Arsenicum album ähnelt aber wahrscheinlich dem, was einem Menschen passieren würde, wenn seinem Abendessen einige Jahre lang eine sehr kleine (aber spürbare) Dosis Arsen beigemischt würde. Wir würden eine allmähliche Entstehung von Symptomen über eine lange Zeit beobachten, die letztlich den Tod brächten. Das psychische Profil dieses Patienten würde über die Jahre vielen Veränderungen unterworfen sein. Somit erhalten wir, wenn wir dieses sich verändernde Bild als Film betrachten, viele verschiedene Fotografien des Mittels Arsenicum album. Damit kann Arsenicum album einem Patienten verschrieben werden, der übermäßig anspruchsvoll und etwas ruhelos ist (ähnlich einem frühen Stadium der Vergiftung), oder einem Sterbenden mit großer Angst und Qual (dem späten Vergiftungsstadium).

Wenn wir unsere Patienten mit den komplexen, wechselnden, physischen und psychischen Eigenheiten, die in der gegenwärtig verwendeten Materia Medica auftauchen, zur Deckung bringen wollen, müssen wir sehr differenzierte Informationen über das ganze Leben unseres Patienten erheben, in Vergangenheit und Gegenwart.

Die moderne Technologie kann die Materia Medica revolutionieren. Seit einigen Jahren haben viele Homöopathen in der ganzen Welt ihre Konsultationen zu Lehrzwecken auf Video aufgezeichnet. Bald werden alle Aufnahmen digitalisiert sein. Damit kann man eine digitalisierte Live-Materia-medica schaffen. Erfahrene Homöopathen auf der ganzen Welt könnten ermuntert werden, Fälle auf Video zu sammeln, bei denen das konstitutionelle Mittel eindeutig gewirkt hat. Ein kleiner Ausschnitt der Konsultation würde, natürlich mit Erlaubnis des Patienten, ausgewählt. Das kann ein sehr wichtiger Moment im Gespräch sein oder einfach drei bis vier Minuten Aufnahme, in denen der Patient über irgendetwas spricht, seine Arbeit, das Wetter oder die Nachrichten des Tages. Es hinge völlig davon ab, was der Patient der homöopathischen Gemeinschaft zu sehen erlaubte. Die meisten Patienten, denen durch eine passende homöopathische Verschreibung signifikant geholfen werden konnte, würden mitarbeiten.

Der Homöopath könnte diesen kleinen Ausschnitt aus der Konsultation per E-Mail an denjenigen schicken, der diese Live-Materia-medica zusammenstellt. Dieser Ausschnitt von beispielsweise Ignatia würde dann mit anderen erfolgreich behandelten Ignatia-Fällen auf eine DVD gebrannt und langsam aber sicher würde eine bemerkenswerte Materia Medica entstehen. Der Homöopathieschüler könnte, nachdem er die Beschreibung des Mittels in einer herkömmlichen Materia medica gelesen hätte, die DVD in seinen Computer stecken, das Mittel anklicken und eine Folge kleiner Videoclips von Patienten ansehen, die mit diesem Mittel erfolgreich behandelt wurden. Er würde dabei nicht auf bestimmte Fakten achten. Das Ziel wäre, bewusst und unterbewusst in sich aufzunehmen, wie sich die unterschiedlichen Darbietungen des Mittels anfühlen. Deshalb wäre die Sprache des Patienten nicht so wichtig. Nach vielen Jahren homöopathischer Erfahrung lernen wir, das Mittel bei einigen Patienten zu sehen, wenn sie das Sprechzimmer betreten. Dies ist eine Intuition, die auf der Erfahrung basiert, viele andere Patienten gesehen zu haben, die auf das Mittel positiv reagierten, das der Patient braucht, der jetzt vor uns steht. Einige Homöopathen nenne diese Mittel „Lieblingsmittel“, aber es sind einfach Mittel, die sie gut kennen und bei den Patienten erkennen. Die Live-Materia-medica wäre ein großer Schritt dahin, diese Art von Erkenntnis miteinander zu teilen. Science Fiction? Ich denke nicht. Das einzige Hindernis beim Aufbau einer solchen Materia medica ist die Rechtsposition des Patienten. Diese könnte recht einfach geklärt werden, indem man ihn ein Formular unterschreiben lässt, in welchem er dem Autor die Erlaubnis erteilt, eine bestimmte Videosequenz zu veröffentlichen. Entweder sein Homöopath oder der Herausgeber dieser digitalen Materia medica könnten ihn ein rechtsgültiges Formblatt mit der Zustimmung dazu via E-Mail unterschreiben lassen. Ich glaube, dies ist eine Idee, deren Zeit gekommen ist und die eine exponentielle Verbesserung der Verschreibungspraxis der Homöopathen überall in der Welt mit sich bringen würde. Dies wäre ein Weg, unsere homöopathischen „Lieblingsmittel“ mit der ganzen internationalen Gemeinschaft der Homöopathen zu teilen, zum Wohl all unserer Patienten. Das Studium dieser Videoclips würde die Homöopathen auch ermutigen ihre Beobachtungsgabe zu schulen, während sie ihren Patienten zuhören.

Repertorien

Die Geschichte der Verwendung von Repertorien in der Homöopathie ist ein faszinierendes Thema. Es möge genügen darauf hinzuweisen, dass Hahnemann offensichtlich ein eigenes hatte, welches er nicht veröffentlichte, Boenninghausen das erste umfassende und Kent das nützlichste herausgab. Ich halte Kents Repertorium für eines der bemerkenswertesten Bücher, die je geschrieben wurden. Die Arbeit, die für die Erstellung jeder einzelnen Seite davon aufgewendet werden musste, ist fast unvorstellbar. Seine *Theorie der Homöopathie* (Kent, 2001) hat viele klassische Homöopathen beeinflusst, die Veröffentlichung seiner *Homöopathischen Arzneibilder* (Kent, 1998-2001) war wahrscheinlich die Geburt dessen, was wir heute klassische Homöopathie nennen, aber Kents *Repertorium der homöopathischen Arzneimittel* (Kent, 1986) war ein Beitrag zur Homöopathie von unvergleichlicher Bedeutung.

Dieses großartige Buch ermöglichte zahllosen Homöopathen den Luxus, in einem einzigen Band die Symptome ihrer Patienten nachzuschlagen, die ihnen wichtig erschienen. Es enthält einfach eine umfassende Materia medica, wie die zwölf Bände von Herings *The Guiding Symptoms of Our Materia medica* (Hering, 1993), auf eine andere, aber unglaublich nützliche Art und Weise zusammengestellt. Anstelle die Symptome unter der Überschrift eines Mittels aufzulisten, können wir nun ein Symptom nachsehen und schauen, welche Mittel mit ihm verknüpft sind. Und nicht nur das. Wir können auch die relative Wichtigkeit eines unter diesem Symptom aufgelisteten Mittels einschätzen. Es erlaubt uns auch ein kreuzweises Nachschlagen einer Anzahl von Symptomen, was man gemeinhin als Repertorisation bezeichnet. Alleine für dieses Werk verdient James Tyler Kent homöopathische Unsterblichkeit und er hat jede Möglichkeit sie zu erlangen. Sein Repertorium hat zahllosen Homöopathen das Leben unendlich erleichtert. Ohne Repertorien müssten wir riesige Abhandlungen Materia medica im Kopf haben und hoffen, uns in Bezug auf jeglichen Patienten daran zu erinnern! Noch wichtiger ist der Nutzen für die homöopathischen Patienten. Wir klassischen Homöopathen müssen zugeben, dass wir gegenüber Kent in einer tiefen Schuld stehen, weil wir alle wissen, wie oft sein Repertorium uns dabei geholfen hat, das passende Mittel zu finden. In jüngster Zeit wurde Kents Repertorium mit Nachträgen versehen und verändert, besonders, nachdem es als Computersoftware zur Verfügung stand. Es besteht die Gefahr wahllos Informationen einzuarbeiten, solange jedoch die Nachträge und Änderungen sorgfältig gekennzeichnet und ihren Autoren zugeordnet werden, sollte der Nutzen des Buches durch die Nachträge eher zu- als abnehmen.

Wenn wir Homöopathen keine Repertorien hätten, müssten wir viele Jahrzehnte mit intensivem Materia-medica-Studium verbringen. Wir müssen immer noch Materia medica lernen um unsere Geschwindigkeit in der Mittelwahl vor oder nach der Repertorisation zu erhöhen, aber die Repertorisation bringt oft Mittel hervor, an die wir nie gedacht hätten oder von denen wir noch nicht einmal etwas gehört haben. Dann können wir einfach das Arzneimittelbild diese Mittels mit den Informationen vergleichen, die wir über unseren Patienten haben. Das Repertorium, gedruckt oder im Computer, ist in der homöopathischen Fallanalyse unverzichtbar. Es ist eine wertvolle Verbindung zwischen der Information, die wir aus der Anamnese erhalten haben, und der Materia medica.

Dennoch, es liegt immer noch in der Verantwortung des Homöopathen, auszuwählen, welche Symptome repertorisiert werden sollen. Wenn die falschen Informationen ausgewählt wurden, wird das Repertorium sehr effizient das falsche Mittel oder eine falsche Mittelgruppe auswählen. Für Repertorien auf der Festplatte passt das bekannte Kürzel GIGO (englisch: „Garbage In Garbage Out“: wer Müll eingibt, bekommt auch Müll heraus). Was für ein wunderbares Werkzeug es auch ist, das Repertorium kann eine schlechte Fallaufnahme nicht kompensieren. Wenn der Fall gut aufgenommen wurde, kann das Repertorium selbst dem homöopathischen Anfänger helfen, eine Liste von Mitteln aufzustellen, welche das Similimum enthält oder ein Mittel, das klinisch wirksam ist. Wenn die Fallaufnahme nicht die essentiellen Informationen aus dem Patienten herausgeholt hat, werden sich Repertorien, Computer und Materia medica als nutzlos erweisen. Die Gespräche, die wir mit unseren Patienten führen, sind eindeutig der wichtigste Teil der homöopathischen Medizin.

Bücher zur homöopathischen Theorie

Die dritte Kategorie homöopathischer Bücher besteht aus Büchern zu Theorie und Praxis der homöopathischen Medizin. Das bei weitem wichtigste Buch in dieser Abteilung ist sicherlich Hahnemanns *Organon* (Hahnemann, 1987[2]), eines der wichtigsten medizinischen Bücher, die jemals geschrieben wurden und *das* Buch über homöopathische Theorie. Es ist ein Buch, das jeder Homöopath in seiner Laufbahn in regelmäßigen Abständen lesen muss. Jedes Lesen bringt dem Leser neue Einsichten und erneuert sein Interesse an der Homöopathie. Es gibt einige schön aussehende Übersetzungen des *Organon*, aber für mich ist Robert Dudgeons durchgesehene Übersetzung (1893) der fünften Auflage (Hahnemann, 1987[1]) ein Klassiker. Es steht in einer günstigen Taschenbuchausgabe zur Verfügung, welche William Boerickes Übersetzung der sechsten Auflage als Fußnoten enthält, wann immer die sechste von der fünften Auflage abweicht. Dies ermöglicht es, die fünfte und sechste Auflage parallel zu lesen und aus guten Gründen sollte das *Organon* genau so gelesen werden.

Man muss wissen, welche Änderungen Hahnemann an der fünften Auflage vornahm und die Homöopathieschüler müssen sich im Klaren sein, dass die Homöopathen des 19. Jahrhunderts zu beiden Seiten des Atlantiks keinen Zugang zur sechsten Auflage hatten. Die Werke von Kent (die *Theorie der Homöopathie* ist unter diesem Aspekt besonders wichtig) und anderen basieren auf der fünften Auflage. Daher werden Sie nichts darüber lesen, dass Kent und seine Kollegen Q-Potenzen verschrieben haben. Diese tauchten erst in der sechsten Auflage auf (§ 270), die 78 Jahre nach Hahnemanns Tod veröffentlicht wurde. Sie war 1844 von Hahnemann beendet worden, wurde jedoch von verschiedenen Familienmitgliedern unter Verschluss gehalten, bis sie schließlich 1920 von Richard Haehl, Hahnemanns Biograph, gekauft wurde. William Boericke, der Haehl half, den Text von Hahnemanns Nachfahren zurückzubekommen, veröffentlichte 1922 eine englische Übersetzung der sechsten Auflage des *Organon*.

Wir müssen uns fragen, warum Hahnemann seinen zentralen Text fünf Mal überarbeitete. Man kann zu Recht annehmen, dass er Änderungen vornahm, je mehr er aus der klinischen Erfahrung lernte. Wenn er noch länger als 88 Jahre gelebt hätte, hätte er es wohl noch viele Male überarbeitet. Deshalb fühle ich mich manchmal unbehaglich, wenn Homöopathen Hahnemann nach Kapitel und Vers zitieren um einen Streit mit einem Kollegen beizulegen. Das *Organon* ist kein religiöses Buch. Es ist ein wundervoller medizinischer Text, zu seiner Zeit bahnbrechend und, anders als andere medizinischen Bücher dieser Zeit, 200 Jahre später noch immer von größter Bedeutung. Aber es war ein Werk, das in seiner Zeit im Entstehen war und ich bin sicher, wenn Hahnemann im Zeitalter der Mikrobiologie und des Genoms gelebt hätte, wäre das *Organon* entsprechend überarbeitet worden. Daher ist es sinnvoll, dass die Homöopathen auf der ganzen Welt ihre Sichtweisen über die moderne Theorie und Praxis der Homöopathie austauschen.

Nach seinen eigenen Worten sagt Hahnemann nicht viel über den Prozess der Fallaufnahme.

> Diese individualisirende Untersuchung eines Krankheits-Falles, wozu ich hier nur eine allgemeine Anleitung gebe ...
>
> (*Organon § 83*)

Trotzdem widmet er die Paragraphen 83 bis 99 dem homöopathischen Interview und gibt eine Menge nützlicher Tipps, auf die später verwiesen werden soll.

Es gibt viele andere Bücher zur homöopathischen Theorie, von denen Hahnemanns *Chronische Krankheiten* (Hahnemann, 1991) und *Gesammelte Kleine Schriften* (Hahnemann, 2001) und Kents *Theorie der Homöopathie* (Kent, 2001) einen großen Einfluss auf die Art und Weise hatten, wie die Homöopathie über mehr als 150 Jahre ausgeübt wurde. Von Hahnemanns Zeit bis zum heutigen Tag wurden Bücher über die Praxis der Homöopathie geschrieben. Die meisten dieser Bücher diskutieren, wie man den Fall analysieren solle, wie man das erste Mittel verschreiben und welche Potenzen man nehmen soll, wie man die Wirkung eines Mittels beurteilt, die zweite Verschreibung, homöopathische Verschlimmerungen und so weiter. Einige dieser Bücher enthalten ein paar Abschnitte zur homöopathischen Konsultation selbst, aber die meisten befassen sich mit der Arbeit, die nach dem Gespräch mit dem Patienten zu tun ist. Über die Homöopath-Patienten-Beziehung wurde nicht viel geschrieben und das ist bedauerlich. Es wäre erhellend gewesen, wenigstens etwas über die Unterschiede im Stil der Fallaufnahme beispielsweise zwischen dem Amerikaner Kent und dem Engländer Clarke zu erfahren. Ich würde gerne mehr darüber wissen, wie all die berühmten klassischen Homöopathen der Vergangenheit mit ihren Patienten gesprochen haben.

Bücher über die homöopathische Theorie werden noch viele Jahre lang weiter geschrieben. Sie würden viel besser, wenn jeder Autor offen über seine Gespräche mit den Patienten sprechen würde, über bedeutsame Momente in der Konsultation und über seine eigenen passenden, aber auch unpassenden Interventionen im Prozess. Die Qualität unserer Konsultationen unterscheidet sich von Tag zu Tag und von Patient zu Patient. Wir können eine Menge daraus lernen, was wir im Sprechzimmer gut machen, aber auch aus unseren Fehlern. Wenn wir bereit sind, dieses Wissen zu teilen, kann es für andere Homöopathen oder Homöopathieschüler von großem Wert sein.

4 Die Fallaufnahme in Akutfällen

Diese Buch handelt hauptsächlich von der Fallaufnahme bei chronisch kranken Patienten, unter besonderer Beachtung des Prozesses bei der Erhebung der Gemütssymptome, welche für eine richtige homöopathische Verschreibung so wesentlich sind. Die detaillierten körperlichen Symptome, die der Homöopath in akuten und chronischen Fällen braucht, werden von vielen anderen Autoren gut beschrieben. Wahrscheinlich steht die beste Beschreibung bei Hahnemann in den Paragraphen 86 bis 89 des *Organon* und in den wichtigen begleitenden Fußnoten. Auch Kent ist in seiner Monographie *What the Doctor Needs to Know in Order to Make a Successful Prescription* (Kent, 1980) höchst penibel und legt sehr detailliert dar, welche Art von körperlichen Zeichen und Symptomen der Homöopath notieren muss. Trotzdem möchte ich die Aufnahme eines Akutfalles kurz diskutieren, unter Betonung der höchst wichtigen psychischen Symptome.

Akutfälle

Akute Erkrankungen werden, wenn man sie nicht behandelt, entweder durch die natürlichen Abwehrkräfte des Körpers geheilt oder führen zum Tod oder zu schwerer Zerstörung, wie zum Beispiel bei der Polio. Das Ziel einer homöopathischen Verschreibung bei akuten Krankheiten ist:

- die erstgenannte Möglichkeit, also die Heilung, zum wahrscheinlichsten Ergebnis zu machen
- die Heilung zu beschleunigen (bei selbstlimitierenden Krankheiten wie der banalen Erkältung).

Aus praktischen Gründen kann man zwei Kategorien von Akutfällen unterteilen:

- Patienten, die Sie das erste Mal aufsuchen
- Patienten, die Sie zuvor schon behandelt haben

Patienten, die Sie das erste Mal aufsuchen

Hierbei wird dem Homöopathen eine Momentaufnahme davon präsentiert, wie der Patient ist, wenn er krank ist. Es sollte dem Patienten in der üblichen homöopathischen Art ermöglicht werden, mit eigenen Worten zu beschreiben, wie er sich fühlt, bevor der Homöopath Fragen stellt. Danach wird der Homöopath viele Fragen zu den Modalitäten der Symptome zu stellen haben. Der Grund dafür ist, dass diese Patienten in der Vergangenheit gewöhnlich nur herkömmliche Ärzte aufgesucht haben und zu dem Denken „erzogen" wurden, dass diese Einzelheiten für den Arzt unwichtig sind und sogar seine Zeit verschwenden.

Nach der Niederschrift aller körperlichen Symptome und deren Modalitäten folgt die wichtige Aufgabe, die Symptome des Gemütszustandes des Patienten zu erheben. Alle klassischen Homöopathen wissen, dass die Gemütssymptome in akuten wie auch in chronischen Fällen von höchster Wichtigkeit sind. In akuten Fällen interessiert uns besonders, wie sich das Verhalten oder die Emotionen des Patienten *verändert* haben, seit er erkrankt ist.

Unglücklicherweise wissen wir in Fällen, die wir das erste Mal sehen, nicht, wie sich unser Patient verhält, wenn es ihm gut geht. Wir können ihn einfach fragen, wie er es empfindet, dass er krank ist, aber es hilft immer, Verwandte zu fragen, wie sich sein Verhalten und seine Stimmung seit der Erkrankung verändert haben. Ich habe die Erfahrung gemacht, dass Verwandte gewöhnlich sehr mitteilsam sind, wenn ihnen diese Frage gestellt wird, und unaufgefordert wertvolle Hinweise geben, derer sich der Patient möglicherweise gar nicht bewusst ist, über die zu sprechen ihm peinlich ist oder die er für unwichtig hält. Bei der Fallaufnahme bei einem Säugling oder Kleinkind ist es natürlich wichtig mit den Eltern zu sprechen, ich habe umgekehrt aber auch die Erfahrung gemacht, dass mir selbst sehr kleine Kinder wichtige psychische Details über ihre kranken Eltern liefern konnten. Und sie lieben es, wenn sie gebeten werden, bei diesem Fall zu helfen!

Wenn Sie nur ein einziges wichtiges psychisches Symptom finden, das der Patient erst seit Beginn der Erkrankung hat, kann Sie dies oft, wenn sie es mit den wichtigen körperlichen Symptomen und Modalitäten vergleichen, zum richtigen Mittel führen. Deshalb stimmen Homöopathen darin überein, dass die Akutverschreibung viel einfacher als die Behandlung chronischer Erkrankungen ist.

Sie müssen herausfinden, ob Ihre Patienten früher schon einmal homöopathische Mittel genommen haben und welche davon ihnen in ähnlichen Situationen augenscheinlich geholfen haben. Sie können es sich selbst verschrieben oder von einem anderen Homöopathen bekommen haben. Ein Telefonat mit diesem Homöopathen kann Ihnen oft eine Menge Zeit sparen, falls sich die Patienten nicht erinnern oder nicht gesagt bekamen, welches Mittel gegeben wurde.

In der Informationshierarchie stehen in der Homöopathie eigenartige, seltene und auffallende Symptome an erster Stelle, gefolgt von den Geistes- und Gemütssymptomen. Mein Eindruck ist jedoch, dass das Wissen, dass dem Patienten ein bestimmtes Mittel in der Vergangenheit gut geholfen hat, in der Praxis die beste Indikation für die Verschreibung eines homöopathischen Mittels ist.

Als homöopathischer Anfänger in den frühen 80er Jahren sah ich eine ältere Frau, die an chronischer Heiserkeit litt. In der Hals-Nasen-Ohren-Heilkunde hatte ich an der Universität gelernt chronische Heiserkeit ernst zu nehmen und sie als „Krebs, bis etwas anderes bewiesen ist" zu betrachten. Glücklicherweise war sie durchuntersucht und man hatte ihr gesagt, dass ihr „nichts fehlt". Ich bin immer etwas belustigt, wenn Ärzte ihren Patienten sagen, dass ihnen nichts fehlt. Warum sollte ein vernünftiger oder auch ein verrückter Mensch einen Arzt aufsuchen, wenn ihm „nichts fehlt"? Was Ärzte meinen, wenn sie das sagen, ist: „Wir können mit unseren klinischen Fertigkeiten und Untersuchungsmethoden zu diesem Zeitpunkt in der Geschichte der konventionellen Medizin bei diesem Patienten nichts von der Norm Abweichendes entdecken." Wie dem auch sei, keine Untersuchung hatte etwas Pathologisches an ihrem Kehlkopf gefunden und ihr wurde keine Behandlung angeboten, so beschloss sie, einen Homöopathen aufzusuchen. (Homöopathen nennen solche Menschen „TEETH"-Patienten: „Tried Everything Else, Try Homoeopathy" – Alles andere probiert, probier' Homöopathie!).

Ich nahm ihren Fall auf, verschrieb ein Mittel und die Heiserkeit war in weniger als einem Monat verschwunden. Ich habe sie damals tatsächlich nur zweimal gesehen. Etwa acht Jahre später arbeitete ich nicht mehr in der Praxis in Buckinghamshire, aber die Patientin suchte mich in London auf. Ihre Heiserkeit war wieder zurückgekehrt. Unglücklicherweise hatte ich ihre Akte nicht mehr. Ich hatte sie in der Praxis in Buckinghamshire in der Obhut eines anderen Arztes gelassen und aus komplizierten Gründen war sie dort verloren gegangen. Um alles in der Welt konnte ich mich nicht mehr erinnern, welches Mittel ich ihr gegeben hatte! Somit hatte ich betrüblicherweise keine andere Wahl als den Fall neu aufzunehmen. Ich verschrieb schließlich Causticum, aber einen Monat später war nicht die geringste Besserung eingetreten. Dann schickte ich sie in eine Fachambulanz, wo sie von einem Hals-Nasen-Ohren-Arzt, einem Osteopathen und einem Psychotherapeuten angesehen wurde. Es wurde wieder nichts gefunden und man sagte mir schließlich, es sei ein „psychisches" Problem mit schlechter Prognose.

Ich war entschlossen herauszufinden, was meine vorherige Verschreibung gewesen war. Mir fiel ein, dass ich, als ich damals in dieser Praxis arbeitete, gewöhnlich eine bestimmte homöopathische Apotheke bat meinen Patienten die Mittel zu schicken, da es in dieser Gegend keine homöopathische Arzneiausgabestelle gab. „Vor acht Jahren, Sie machen wohl Witze?“, meinte der Apotheker als ich ihn anrief, aber er versprach mir, in seinen Büchern nachzuschauen und zu sehen, was er machen konnte. Eine Woche später rief er mich an. Ich hatte Phosphorus M verschrieben. Ich bat ihn, ihr eine erneute Gabe zu schicken, die sofort wirkte. Bis auf den heutigen Tag hat sie über einen Zeitraum von mehr als 15 Jahren nur vier Gaben Phosphorus M gebraucht und es hat jedes Mal hervorragend gewirkt. Wirklich eine schlechte Prognose!

Die Lektion ist hierbei, dass es sich lohnt Himmel und Erde in Bewegung zu setzen um herauszufinden, welche Mittel in der Vergangenheit gut gewirkt haben. Manchmal halten andere Homöopathen ihre Patienten und ihre Aufzeichnung unter Verschluss und geben Ihnen diese Information, die in akuten und chronischen Fällen gleich nützlich sein kann, nicht so gerne. Falls dies geschieht, bitten Sie Ihren Patienten, es für Sie herauszufinden und ihren früheren Homöopathen höflich daran zu erinnern, dass es das Recht eines Patienten ist zu wissen, welche Mittel ihm gegeben wurden. Wenn andere Homöopathen Sie um dasselbe bitten, helfen Sie Ihnen so gut wie möglich. Es mag schmerzen, einen Patienten zu verlieren, wenn es ein hervorragendes Ergebnis gab, aber wir müssen immer daran denken, dass in der Homöopathie, wie in jeder anderen Medizin, der Patient an erster Stelle steht.

Patienten, die Sie zuvor schon behandelt haben

Hier können Sie einschätzen, wie sich der psychische Zustand des Patienten seit dieser neu aufgetretenen Erkrankung verändert hat. Sie werden mit einem Schnappschuss des gegenwärtigen psychischen Zustandes konfrontiert und haben bereits einen kleinen Film des Lebens des Patienten in Ihrem Kopf oder in Ihren Aufzeichnungen. Die unterscheidenden Charakteristika der Momentaufnahme in Bezug auf den Lebensfilm des Patienten sind die psychischen (und körperlichen) Symptome, die Sie zu einer nützlichen homöopathischen Verschreibung führen.

Wenn Sie einen Patienten sehen, bei dem Sie zuvor eine vollständige homöopathische Fallaufnahme gemacht haben, wissen Sie möglicherweise, welches oder welche Mittel ihm bei ähnlichen akuten Erkrankungen in der Vergangenheit geholfen haben. Ich rate Ihnen sehr, diese Mittel in Bezug auf diesen Fall sorgfältig zu studieren, auch wenn sie durch die Symptome der derzeitigen Erkrankung nicht deutlich indiziert sind.

Es kann auch sein, dass Sie dem Patienten in der Vergangenheit ein konstitutionelles Mittel erfolgreich verschrieben haben. Das kann Ihnen auf zwei möglichen Arten helfen den Fall zu lösen.

Die erste Möglichkeit liegt darin, ein Mittel zu wählen, welches in der Materia medica als komplementär zum Konstitutionsmittel des Patienten aufgeführt ist. Wenn zwei Mittel als komplementär zueinander angesehen werden, heißt das, dass Homöopathen über Jahre durch klinische Erfahrung herausgefunden haben, dass, falls eines der beiden bei einem Patienten gewirkt hat, das andere an einem bestimmten Punkt in seinem Leben auch nützlich sein kann. Wenn zum Beispiel als Konstitutionsmittel eines Patienten eindeutig Calcarea carbonica erkannt wurde, sollte der Homöopath für diesen Patienten, wenn er hohes Fieber hat, die Verschreibung von Belladonna zumindest in Erwägung ziehen, und zwar deshalb, weil die Erfahrung uns gelehrt hat, dass Belladonna und Calcarea Komplementärmittel sind. Ein häufiger Fehler von Homöopathieschülern ist es, ein komplementäres Mittel mit einem verwandten Mittel zu verwechseln. Miteinander verwandte Mittel sind nur solche, die ähnliche Arzneimittelbilder haben. Causticum und Phosphorus sind verwandte Mittel, weil ihre Arzneimittelbilder viel gemeinsam haben. Sie sind jedoch mit Sicherheit nicht komplementär zueinander und werden praktisch niemals beide beim selben Patienten gebraucht, nicht einmal über das ganze Leben betrachtet.

Der zweite Vorteil, den Sie haben, wenn Sie für einen Patienten verschreiben, den Sie zuvor schon behandelt haben, liegt darin, bei einer akuten Erkrankung einfach das Konstitutionsmittel zu verschreiben. Das geschieht unter der Voraussetzung, dass Sie wissen, dass ein bestimmtes Mittel in der Lage ist, bei diesem Patienten zur Steigerung des Gesundheitszustandes als „holistischer Stimulus“ zu wirken (diesen Begriff habe ich durch Dr. Eric Ledermann kennen gelernt). Wenn das Mittel dem Patienten schon im Allgemeinen geholfen hat, kann es ihm bei jeglichem akuten Problem auch helfen. Homöopathen, die bei einer akuten Erkrankung diese Behandlungsweise bevorzugen, lösen oft ein paar Kügelchen des Konstitutionsmittels in einem Glas Wasser auf und bitten den Patienten, jede Stunde oder so einen Schluck davon zu nehmen. Nach meiner Erfahrung ist dies oft eine gute Methode um eine akute Erkrankung zu behandeln, besonders, wenn das Akutmittel nicht klar ist, man aber weiß, welches Mittel auf die allgemeine Konstitution des Patienten passt.

Andererseits ist dies keine Entschuldigung dafür, bei der Aufnahme eines Akutfalles nachlässig zu sein, wie das folgende Beispiel zeigt. Eine Frau mittleren Alters, deren Konstitutionsmittel Veratrum album war, kam mit Fieber und Halsschmerzen zu mir. Unter ihren Symptomen waren auch ein schlechter Atem und vermehrter Speichelfluss. Ich untersuchte Sie und fand eine rechtsseitige, eitrige, follikuläre Tonsillitis. Ich nahm einen Abstrich von der Tonsille und schickte ihn in ein Labor zur mikrobiologischen Untersuchung. An ein paar Dinge, die ich in meiner medizinischen Ausbildung gelernt habe, erinnere ich mich noch! Dann verschrieb ich recht zuversichtlich das Mittel Mercurius iodatus flavus, welches perfekt auf die akuten Symptome und Zeichen passte. Am nächsten Tag war das Fieber weg und die Patientin fühlte sich insgesamt sehr viel besser. Einen Tag später sah die Tonsille nicht mehr entzündet aus, nur noch leicht vergrößert. Ich glaube nicht, dass die Verschreibung des Konstitutionsmittels, Veratrum album, so eine dramatische Reaktion bewirkt hätte. Wenn das Akutmittel, wie in diesem Fall, klar ist, verschreibe ich zuerst das und nicht das Konstitutionsmittel.

Denken Sie daran, dass es Ihnen helfen kann, das Konstitutionsmittel zu finden, wenn Sie Ihren Patienten in der Akuterkrankung sehen. Eine akute Erkrankung ist eine Herausforderung für den ganzen Organismus und sein Immunsystem. Wie der Mensch psychisch auf akute Schmerzen und Beeinträchtigungen reagiert ist eine wertvolle Information über seine Konstitution. Patienten, die an chronischen Störungen leiden, gewöhnen sich zu einem gewissen Grad an ihre Beschwerden und passen ihr Verhalten unbewusst an sie an. Wenn jemand akut erkrankt ist, können Sie mit größerer Wahrscheinlichkeit die „wahre Person“ sehen. Es ist wichtig zu wissen, ob ein Patient das Mitgefühl anderer annimmt, wenn er sich krank fühlt oder ein Ungemach erlitten hat. Wenn Sie den chronischen Fall aufnehmen, müssen Sie dem Patienten diese Frage direkt stellen oder besser noch den Menschen, mit denen er lebt. In einem akuten Fall wird es dem Patienten, seiner Familie und dem Homöopathen im Allgemeinen ins Auge springen, ob er möchte, dass man sich um ihn kümmert, oder ob „Trost verschlimmert“.

Patienten suchen ihre Homöopathen sorgfältig aus, oft auf persönliche Empfehlung. Dies steht in deutlichem Widerspruch dazu, wie sie ihre orthodoxen Ärzte aussuchen, die hauptsächlich aufgrund der geographischen Lage ausgewählt werden. Das heißt, dass die Patienten oft weit weg von ihren Homöopathen wohnen. Es ist nicht ungewöhnlich für Homöopathen, Patienten zu haben, die in anderen Städten oder gar Ländern wohnen.

Akute Probleme tauchen gewöhnlich außerhalb der Sprechstunden auf und Ihr erster Kontakt mit Ihrem akut erkrankten Patienten geschieht oft über das Telefon. Das ist ein großes Problem, da Patienten im Allgemeinen erwarten, dass Sie sie auf der Stelle homöopathisch beraten. Bei Fällen, in denen der Patient bei genau demselben Zustand in der Vergangenheit erfolgreich behandelt wurde und wenn der Zustand nicht potentiell gefährlich ist, können Sie Ihm empfehlen, das Mittel zu nehmen, das bei der vorherigen Episode gewirkt hat, obwohl ich Ihnen rate in diesen Fällen vorsichtig zu sein und dem Patienten oder einem Familienmitglied nahezulegen mit Ihnen Kontakt aufzunehmen, falls sich der Zustand nicht schnell bessert.

Wenn ein Kind Fieber oder ein Erwachsener Bauchschmerzen hat oder wenn ein Patient in einem akuten Zustand ist, den ich zuvor noch nicht behandelt habe, bestehe ich immer auf einer körperlichen Untersuchung. Im Idealfall mache ich das selbst, aber aus geographischen Gründen ist das nicht immer möglich. Dieser Patient muss aber zumindest von einem Arzt untersucht werden, auch wenn er kein Homöopath ist. Das ist aus zwei Gründen wichtig. Der erste ist, dass es unmöglich sein kann, am Telefon das passende homöopathische Mittel zu finden. Im oben erwähnten Fall der mit Mercurius jodatus flavus behandelten Tonsillitis wäre es sehr schwierig gewesen, das Mittel ohne körperliche Untersuchung zu finden. Der zweite Grund ist viel ernster. Durch die telefonische Verschreibung für eine Akuterkrankung können Sie den Patienten von der Notwendigkeit einer körperlichen Untersuchung abbringen. Dies kann dazu führen, dass wichtige medizinische Diagnosen versäumt werden. Nackensteifigkeit und ein flüchtiger Hautausschlag sind am Telefon nicht sichtbar und Sie müssen nur eine Meningitis übersehen, um Ihre Karriere zu beenden oder sich ein Leben lang schuldig und beschämt zu fühlen.

Es bleiben die Probleme bei der Behandlung akut erkrankter Patienten, die Sie aus folgenden Gründen nicht untersuchen können:

- der Patient kann nicht in Ihre Praxis kommen,
- der Patient möchte die Kosten eines Hausbesuchs vermeiden,
- dem Patienten widerstrebt es von einem Arzt untersucht zu werden, der kein Homöopath ist.

Dieses Problem stellt sich fast jede Woche in meiner Praxis und ich bin sicher, dass es in den Praxen vieler anderer Homöopathen alltäglich ist. Also, wie gehen Sie damit um?

Bei mir führt es meist dazu, dass ich mit meinen Patienten in diesen Situationen interessante Telefonate führe:

Es tut mir wirklich leid, dass ich dieses Mal kein homöopathisches Mittel empfehlen kann, Mrs Brown. Obwohl es höchst unwahrscheinlich ist, dass Ihr Kind eine ernste Erkrankung wie Hirnhautentzündung oder Lungenentzündung hat, kann ich diese Möglichkeit übers Telefon nicht ausschließen und ich kann bei dem kleinen Jonathan kein Risiko eingehen, auch wenn die Wahrscheinlichkeit eins zu tausend ist.

Falls sie das nicht überzeugt, kann ich ihr auch (mit einem beruhigenden Lachen) sagen:

Ich sehe schon den Richter sagen: „Dr. Kaplan, dieses fünfjährige Kind hatte eine Temperatur von 40 Grad Celsius und Sie haben am Telefon ein homöopathischen Mittel verschrieben ohne es zu untersuchen!"

Wenn Sie solche Telefonate führen, denken Sie daran, dass Ihr Patient sich nicht wohl fühlt und kaum in bester Stimmung ist. Er kann auch ein sehr ängstlicher und unter Schlafentzug leidender Elternteil sein. Daher müssen Sie in diesen Situationen so warmherzig, mitfühlend und beruhigend wie möglich sein. Der Patient muss merken, dass Sie im Interesse seiner Gesundheit oder der Gesundheit seines Kindes handeln. Wenn Sie den richtigen Ton treffen, werden Sie oft merken, dass der Patient das versteht und würdigt. Sie können sogar ein bisschen zusammen lachen, wenn Sie Ihre eigene Angst übertreiben, eine Diagnose zu übersehen und im Gerichtsaal zu landen!

Wenn ein Patient am Telefon mit Ihnen spricht, ist er gewöhnlich zu Hause oder am Arbeitsplatz. Dies sind Umgebungen, in denen er sich behaglicher fühlt, als wenn er in Ihrem Sprechzimmer ist. Er kann sich sogar anders ausdrücken und gibt Ihnen damit nützliche Informationen über sich.

Wann immer Sie keinen direkten Zugang zu den Akten Ihres Patienten haben, lohnt es sich einen Block zur Hand zu haben um Notizen zu machen, die dann in die Akte eingetragen werden können. Zu Hause habe ich Klebezettel neben dem Telefon. Die können einfach auf die letzte Seite der Patientenunterlagen geklebt werden und sind oft hilfreich, wenn der Patient beim nächsten Mal zu mir in die Sprechstunde kommt. Palmtops sind für diesen Zweck auch ideal und unverzichtbar, wenn Sie Ihre Aufzeichnungen direkt in einen Computer eingeben (eine zunehmende Tendenz unter Homöopathen, über die ich in Kapitel 17 mehr zu sagen habe). Sie können dann die Informationen aus Ihrem Telefongespräch via Palmtop in die Akte Ihres Patienten auf ihren Computer herunterladen.

Ich finde den Palmtop und das Mobiltelefon zunehmend hilfreich bei meiner Arbeit. Natürlich bin ich während der Sprechstunde telefonisch nicht erreichbar, es sei denn, es ist eine Angelegenheit auf Leben und Tod, aber die meiste andere Zeit macht es mir nichts aus, kurze Telefonate von Patienten anzunehmen. Patienten können ängstlich oder deprimiert sein, wenn sie akut erkrankt sind und ein paar ermutigende Worte können viel für sie verändern. Wichtig ist, dass Sie nicht zu lange sprechen, sonst führen Sie zum Schluss Ihre ganze Praxis am Telefon. Der Palmtop kann alle Telefonnummern Ihrer Patienten, die Adressen und sogar die Mittel, die verschrieben wurden, leicht speichern. Bald wird er in der Lage sein, auch alle Notizen über die Patienten zu speichern. Er ist auch der Terminkalender der Zukunft, der Ihnen jeden Termin zeigt, den Sie für den Rest Ihres Lebens noch vor sich haben. Bei denjenigen, die Papier und Kugelschreiber bevorzugen, möchte ich mich entschuldigen, dass ich dieses Kapitel über die Akutverschreibung mit „Technik-Gerede" beende, aber wir leben im 21sten Jahrhundert.

5 Die Herangehensweise bei chronischen Fällen

Bei weitem die meisten Konsultationen in meiner Praxis sind Menschen, die an chronischen Erkrankungen leiden. Ich weiß, dass dies nicht notwendigerweise bei allen Homöopathen der Fall ist, aber es gibt nur sehr wenige von uns, welche die Herausforderung durch einen chronischen Fall werden vermeiden können.

Hahnemann hatte außerordentliche Erfolge in der Behandlung akuter Erkrankungen, nicht zuletzt bei einer Choleraepidemie (Gaier, 1991). Es war der Erfolg der Homöopathie in der Behandlung akuter Krankheiten, der zu ihrer raschen Akzeptanz bei so vielen Ärzten in Europa führte. Erst viel später begann Hahnemann, das Problem der Behandlung chronischer Krankheiten anzusprechen. Dies führte zur Einführung der Miasmentheorie in das *Organon* und zur Veröffentlichung der *Chronischen Krankheiten* im Jahre 1828 (Hahnemann, 1991).

Ich habe nicht die Absicht, die Theorie und die Debatten über die Behandlung chronischer Krankheiten zu diskutieren. Der Zweck dieses Buches besteht darin, den Blick auf die Gespräche, welche die Homöopathen mit ihren Patienten haben, zu richten, in der Hoffnung die Kunst der Fallaufnahme zu verbessern. Trotzdem müssen wir uns fragen, was genau wir in einem Gespräch mit einem chronisch erkrankten Patienten zu erreichen hoffen.

Ich halte mich für einen klassischen Homöopathen und bei jedem chronischen Fall ist es mein Ziel, das Konstitutionsmittel des Patienten zu finden. Doch selbst das bedarf einer Klärung. Was ist ein „klassischer Homöopath" und was ist das „Konstitutionsmittel"? Ich habe genügend internationale homöopathische Seminare und Konferenzen besucht um zu wissen, dass diese Begriffe für verschiedene Homöopathen verschiedene Bedeutungen haben. Sie sind weit davon entfernt, leicht in ordentliche Definitionen gefasst zu werden, daher will ich beschreiben, was sie für mich heißen. Ein paar Charakteristika meines Verständnisses dessen, was durch diese Begriffe gemeint ist, sind folgende:

Die klassische Homöopathie:

- hat zum Ziel, bei einem Fall zu jeder Zeit ein einziges Mittel zu finden, das für den Organismus als holistischer Stimulus wirkt und ihn Richtung Gesundheit bringt,

- beinhaltet die Einbeziehung einer Hahnemann'schen oder moderneren Betrachtungsweise der Miasmentheorie,
- beachtet das Hering'sche Gesetz,
- verschreibt stets nur ein Mittel,
- bewertet die psychischen und emotionalen Symptome des Patienten sehr hoch.

Das Konstitutionsmittel kann definiert werden als:

- eine Arznei, die bei einem Patienten deutlich als positiver holistischer Stimulus gewirkt hat, indem sie seinen Gesundheitszustand im Allgemeinen gehoben und wenigstens etwas Linderung seiner Symptome gebracht hat,
- oft (aber keineswegs immer) aufgrund der Totalität der Symptome des Patienten ausgewählt wird, sowohl der körperlichen als auch der seelischen, jedoch mit größerer Betonung der seelischen.

Ich habe Fälle gesehen, in denen das Konstitutionsmittel über ein einziges, seltenes und auffallendes Symptom gefunden wurde. In diesen Fällen passte das Mittel auf die Totalität des Rests der Symptome nicht besonders gut, war aber auch nicht stark kontraindiziert. Ein Beispiel aus meiner Praxis war ein fünfzehnjähriger Junge, der mit seiner Mutter wegen eines sehr heftigen Ausschlages an beiden Fußsohlen zu mir kam. Er war bei einigen Dermatologen gewesen und benutzte Antimykotika und cortisonhaltige Salben. Bei der Fallaufnahme sprach er wenig und reagierte auf einige homöopathische Fragen mit Verachtung. Bei der Untersuchung seiner Füße fand sich ein ausgedehnter, entzündeter und schuppiger Hautausschlag, der beide Sohlen bedeckte. Ich hatte zum Vorgehen keine anderen Symptome und so schlug ich einfach in Kents Repertorium nach und fand die folgende Rubrik im Kapitel Extremitäten: „Hautausschläge, Fuß, Sohle, abschilfernd“: Es gab nur ein Mittel in Kursivschrift und das war Mancinella. Ich versuchte dann einige andere Mancinella-Symptome „herauszuholen“, wie „Furcht vor Geisteskrankheit“ und „Furcht, vom Teufel geholt zu werden“. Sollte er anfangs noch geglaubt haben, ich sei exzentrisch, schaute er mich jetzt an, als wäre ich völlig verrückt. Ohne weitere Informationen zu erhalten verschrieb ich Mancinella C12, mit hervorragendem Ergebnis. Ein sehr guter Fall für die Leute, die denken, dass homöopathische Mittel Placebos seien oder dass es eher der homöopathische Behandler als das Mittel sei, welcher das Ergebnis hervorbringe.

Andere Charakteristika des Konstitutionsmittels können sein:

- Es handelt sich um eine Arznei, die dem Patienten bei mehr als einer Gelegenheit in seinem Leben hilft (um sie von den Nosoden zu unterscheiden, die in einem „Nie-mehr-gesund-seit-einer-akuten-Erkrankung“-Zustand

auch als kraftvoller holistischer Stimulus wirken können, aber selten häufiger als einmal beim selben Patienten).
- Es tritt eine Besserung des Gesundheitszustandes des Patienten durch Beseitigung der Symptome in der Reihenfolge der Hering'schen Heilungsregel ein.
- Es kommt zu einer Besserung des psychischen Wohlbefindens des Patienten und zu einer Linderung der körperlichen Symptome. Dies wird bestätigt, wenn der Patient sagt, er fühle sich „insgesamt besser".

Ich erwarte nicht, dass Sie mit den obigen Gedanken völlig einverstanden sind, aber ich hoffe, getrost annehmen zu können, dass wir im folgenden übereinstimmen:
- dass es höchst wichtig ist, ein volles Bild so vieler Symptome des Patienten wie möglich aufzunehmen: vergangener, gegenwärtiger, körperlicher und seelischer,
- dass eine genaue Einschätzung des psychischen Zustandes des Patienten von höchster Wichtigkeit ist um das konstitutionelle Mittel zu finden.

Also, wie erhalten wir diese höchst wichtige Information?

Mir wurde beigebracht, die homöopathische Anamnese auf eine bestimmte Art und in einer bestimmten Reihenfolge zu erheben. Ich weiß mittlerweile, dass der Zweck dieses recht formalen Vorgehens darin liegt, sicherzustellen, dass der Homöopath es nicht versäumt, zu bestimmten Bereichen der Gesundheit seines Patienten Fragen zu stellen. Die folgende Zusammenfassung illustriert dieses Vorgehen:

Anamnese der Hauptbeschwerden: Der Patient wird anfangs ermutigt seine Symptome mit seinen eigenen Worten zu beschreiben, ohne dass er unterbrochen wird. Wenn er geendet hat, kann man ihm Fragen bezüglich der Modalitäten der Symptome und der Reihenfolge ihres Auftretens stellen.

Andere Beschwerden: Der Patient wird gefragt, ob er andere Probleme oder Symptome hat und deren Modalitäten werden erfragt.

Anamnese der Vorerkrankungen: Informationen über Krankheiten sowie Zeichen und Symptome in der Vergangenheit. Das ist von besonderer Bedeutung, falls der Patient an „miasmatischen" Krankheiten wie Gonorrhoe oder Tuberkulose gelitten hat oder an anderen Erkrankungen, die sein derzeitiges Problem ausgelöst zu haben scheinen.

Das Thema der sexuell übertragbaren Erkrankungen anzusprechen ist nicht leicht für ein Gespräch mit jemandem, den Sie seit weniger als einer Stunde kennen. Ein Patient, der Sie wegen Asthma, Kopfschmerzen oder Reizdarmsyndrom aufsucht, könnte durch eine direkte Frage zu venerischen Erkrankungen ziemlich geschockt sein. Was soll schließlich eine Gonorrhoe, die vor 30 Jahren mit einer einzigen Injektion Penizillin erfolgreich behandelt wurde, mit seiner Verstopfung zu tun haben? Die miasmatische Theorie ist kein Allgemeinwissen und der Patient möchte diese Tatsachen lieber für sich behalten, wodurch er Ihnen wichtige homöopathische Hinweise vorenthält. Ich komme um diesen heiklen Punkt herum, indem ich folgende Frage stelle:

Haben Sie jemals an ansteckenden Erkrankungen gelitten, wie Röteln, Typhus, Cholera, Milzbrand, Gelbfieber, Tripper, Syphilis, unspezifischer Harnröhrenentzündung, Zeckenbissfieber, Tuberkulose?

Dies umgeht die Notwendigkeit einer direkten Frage nach sexuell übertragbaren Krankheiten und gibt dem Patienten Gelegenheit, die ganze Liste zu verneinen. Er kann aber auch eine Infektionserkrankung herauspicken, an der er in der Vergangenheit gelitten hat. Auf diese Weise haben Sie ihm die Botschaft gegeben, dass es für Sie wichtig ist, über solche Erkrankungen Bescheid zu wissen. Er kann sich entscheiden hier und da ehrlich zu sein, doch wenn es ihm im ersten Gespräch peinlich ist über solche Dinge zu sprechen, kann er sich bei einem späteren Termin dazu entschließen auf diesen Bereich zurückzukommen.

Operationsanamnese: Warum und wann Operationen durchgeführt wurden.

Medikamentenanamnese: Frühere und derzeitige, schulmedizinische, homöopathische und andere „Alternativ"-Medikamente.

Impfungen: Besonders, ob es eine Reaktion auf die Impfung gegeben hat oder ob die gegenwärtige Erkrankung auf eine Impfung zurückzuführen ist.

Systematische Anamnese: Es werden über jegliche Symptome an allen Organsystemen offene Fragen gestellt (Herz-Kreislauf-System, Atemwege, Magen-Darm-Trakt, endokrines System, Nervensystem, Urogenitalsystem, Haut etc., um die Funktion eines jeden Organs im Körper abzudecken).

Allgemeines:
Reaktionen und allgemeine Vorlieben in Bezug auf:

1. *Temperatur*
2. *Klima*
3. *Geographische Lage*
4. *Tageszeit*

Der Bezug des Patienten zu Nahrungsmitteln:

1. *starkes Verlangen*
2. *heftige Abneigung*

3. *Tageszeit/en mit dem meisten Hunger*
4. *durch bestimmte Speisen hervorgerufene Störungen*

Schlaf:

1. *Schlaflage*
2. *Schnarchen*
3. *störendes Aufwachen (z.B. um zwei oder drei Uhr morgens oder regelmäßig unterbrochener Schlaf)*
4. *Tiefe des Schlafs*
5. *Träume, besonders wiederkehrende Träume*

Gemütssymptome: Man bittet den Patienten, mit allgemeinen Begriffen seine Persönlichkeit zu beschreiben. Wenn er aufgehört hat zu reden, können offene Fragen gestellt werden über Angst, Furcht und Phobien, seinen emotionalen Zustand, Eifersucht und Neid, Reaktionen auf Mitgefühl, Sexualität, über seine Fähigkeit Emotionen wie Kummer und Zorn auszudrücken sowie über jeglichen Aspekt seiner Psyche und Persönlichkeit in Vergangenheit und Gegenwart.

Mir wurde beigebracht, dass unaufgefordert genannte Symptome von größerem Wert sind als Antworten auf direkte Fragen und man riet mir den Patienten nicht zu unterbrechen.

> Jede Unterbrechung stört die Gedankenreihe der Erzählenden, und es fällt ihnen hinterdrein nicht alles genau so wieder ein, wie sie es Anfangs sagen wollten.
>
> *(Organon: Fußnote zu § 84)*

Das ist, wenn der Patient seine Symptome oder Persönlichkeit beschreibt, heute so wahr wie zu Hahnemanns Zeiten. Wenn Sie einen Patienten unterbrechen, während er über sich spricht, kann er sich bei diesem einen Thema unbewusst zurückgewiesen fühlen und wird nie mehr so offen darüber sprechen wie vor der Unterbrechung. Interessanterweise entspricht das der Ansicht Freuds über die Kommunikation mit Patienten, aber das Organon erschien natürlich ein Jahrhundert vor der Zeit Freuds.

Jedoch, wie Hahnemann anmerkt: „Wo möglich lässt er sie stillschweigend ausreden, und wenn sie nicht auf Nebendinge abschweifen, ohne Unterbrechung." (§ 84). Wenn schon zu Hahnemanns Zeit eine gelegentliche Unterbrechung notwendig war, so ist sie heutzutage noch notwendiger. Das kommt daher, dass die meisten Patienten, die wir heute sehen, von anderen Ärzten gesehen, untersucht und „diagnostiziert" wurden. Auch haben sie gewöhnlich in Zeitungen und Magazinen Artikel über ihre Krankheit gelesen. Eine zunehmende Zahl meiner Patienten hat ihre Krankheit mit Hilfe einer Suchmaschine im Internet studiert. Es gibt viele Seiten im Netz, die genau solche Patienten zur Zielgruppe haben. Die Fähigkeit, Informationen über Krankheiten aus dem Internet holen zu können, wird sich wahrscheinlich ausbreiten, da das Internet in diesem Jahrhundert immer mehr zu einem integrierten Teil unseres Lebens wird. Patienten können durch diesen Informationszugang das Gefühl bekommen, mehr Macht zu haben, und in die bisher „geschlossene Gesellschaft" der medizinischen Welt eindringen, aber den Homöopathen, die ihre Fälle aufnehmen, nützt das überhaupt nichts.

Die Informationen, welche die Patienten über ihre Krankheit gesammelt haben, helfen Ihnen nicht, ihr Mittel zu finden, aber sie sind auch nicht völlig umsonst. Ich danke den Patienten immer für jegliche Informationen, die sie nach ihren „Forschungsarbeiten" im Internet ausgedruckt haben. Ärzte und Homöopathen müssen heutzutage mit der Tatsache leben, dass viele Patienten über ihre spezielle Erkrankung mehr wissen als jeder Professionelle, der kein Fachmann für diese bestimmte Krankheit ist. Es ist am besten, sich dadurch nicht bedroht zu fühlen. Die Fakten über die schulmedizinische Diagnose des Patienten sind insofern nützlich, als sie uns über den natürlichen Verlauf und die Prognose dieser speziellen Erkrankung informieren. Jedes medizinische Lehrbuch in Ihrem Bücherregal ist wahrscheinlich weniger aktuell als die Informationen, die Ihnen Ihre Patienten besorgen.

Einige Patienten sind mit ganzen Büchern über ihre Krankheit bei mir vorstellig geworden. Diese Bücher können bezüglich einer besonderen alternativen Behandlung einer speziellen Erkrankung nützlich, uninteressant oder dogmatisch sein. Ich nehme grundsätzlich alle diese Bücher dankend an und verspreche, später reinzuschauen. Jede scheinbare Zurückweisung eines Buches könnte dem Aufbau einer guten Beziehung schaden. Wie lange ich diese Bücher in meiner Freizeit lese, ist meine Sache und hängt natürlich auch von meiner Einschätzung des Buches ab.

Wenn Patienten sich auf diese Art über ihre Erkrankung schlau machen, hat das einen wichtigen Einfluss auf die klassisch-homöopathische Fallaufnahme. Anstatt sein subjektives Erleben der Krankheit unschuldig zu beschreiben, was heißt, seine Symptome zu berichten, benutzt der Patient den Jargon der modernen, konventionellen Medizin. Wenn das geschieht, ist es mitunter ratsam, rechtzeitig und höflich zu unterbrechen. Das zeigt das folgende Beispiel, welches hypothetisch ist, aber sehr typisch dafür, wie viele Patienten reden, wenn sie anfangen zu erzählen, warum sie zu mir gekommen sind.

Homöopath: *(nach einer freundlichen Einleitung). Nun, erzählen Sie mir, was Sie zu mir geführt hat ...*

Patient: *Hmh, mein Hausarzt hat mich ins Krankenhaus geschickt, wo eine Magenspiegelung gemacht wurde, aber sie haben kein Geschwür gefunden. Der Magen-Darm-Spezialist hat gesagt, da wäre eine kleine Entzündung und ich hätte einen kleinen Zwerchfellbruch. Die Blutergebnisse ...*

Homöopath: *(höflich unterbrechend) Entschuldigen Sie, dass ich Sie unterbreche, aber darf ich Sie fragen, wie Sie sich gefühlt haben, als Sie krank wurden, das ist mir lieber, als was die Ärzte zu Ihnen gesagt haben. Vielleicht können Sie mit der Zeit beginnen, als es Ihnen das letzte Mal gut ging und dann beschreiben, was mit Ihnen geschehen ist.*

Patient: *(oft erleichtert aussehend) Nun, vor etwa drei Jahren wachte ich mitten in der Nacht mit diesen schrecklich brennenden Schmerzen im Magen auf.*

Homöopath: *(sagt nichts, lehnt sich entspannt in seinen Sessel zurück und teilt damit nonverbal mit, dass er Anteil nimmt und viel Zeit hat, um die ganze Geschichte zu hören.)*

Der Schlüssel zu einer hilfreichen Unterbrechung dieser Art liegt im Ton Ihrer Stimme. Wenn Sie ungeduldig, aggressiv oder gereizt wirken, haben Sie Ihre ganze Fallaufnahme kaputt gemacht, manchmal irreparabel. Wenn Sie aber mit einer sanften, beruhigenden, warmen Stimme sprechen, kommen Sie mit dieser Art Unterbrechung ungestraft davon und sparen eine Menge wertvoller Zeit. Natürlich reicht es nicht, nur beruhigend, warmherzig und mitfühlend zu klingen, Sie müssen wirklich beruhigend, warmherzig und mitfühlend sein!

Ihr Patient spürt ein großes Gefühl der Erleichterung, nachdem er die Botschaft erhalten hat, dass Sie mehr an seinem Erleben seiner Krankheit interessiert sind, als daran, was ihm die Ärzte gesagt haben oder was er gelesen hat. Letzten Endes ist er in der Welt seiner eigenen Symptome und Gefühle viel mehr zu Hause als in der Welt der medizinischen Fachsprache.

Die Methode der klassisch-homöopathischen Fallaufnahme hat vor den Gefühlen des Patienten viel Achtung und der Patient spürt das. Wir wollen die homöopathische Fallaufnahme so Patienten-gesteuert wie möglich machen. Dies ist der größte Unterschied zwischen dem homöopathischen Vorgehen und dem, was mir als medizinische Standard-Anamnese beigebracht wurde. Ich wurde ermutigt, dem Patienten gegenüber verbindlich aufzutreten und ein gutes Verhalten am Krankenbett zu zeigen und zu entwickeln, sogar dem Patienten zuzugestehen seine Geschichte mit seinen eigenen Worten zu erzählen. Das medizinische Vorgehen besteht jedoch darin, auf wichtige Hinweise zu achten, die uns zu einer konventionellen Diagnose führen. Sie können höflich zuhören, wenn der Patient über seine Gefühle, Befürchtungen und Beziehungen spricht. Da dieses Wissen für die Diagnosestellung ziemlich unwichtig ist, unterscheidet sich die Qualität dieses Zuhörens aber sehr von der des Homöopathen, der nicht nur auf jedes Wort hören muss, sondern auch auf den Ton in der Stimme, mit dem es ausgesprochen wird. Dies ist das Schöne an der Homöopathie. Der Inhalt dessen, was der Patient sagt, ist wichtig, aber die Art, wie er es sagt, hat für uns zumindest den gleichem Wert.

Eine gute homöopathische Fallaufnahme legt auf alles Wert, was der Patient sagt, und wie sich das Gespräch zwischen Homöopath und Patient entwickelt, wird vom Patienten bestimmt, im Gegensatz zur konventionellen Anamnese, die sehr stark vom Arzt bestimmt wird. Die homöopathische Fallaufnahme beinhaltet eine kompetente, orthodoxe, schulmedizinische Anamnese, deckt aber noch große Teile anderer Gebiete ab. Der klassische Homöopath muss sorgfältig auf jedes Wort lauschen, das der Patient von sich gibt. Genau das macht unseren Beruf so besonders. Die ungeteilte Aufmerksamkeit des Homöopathen für seinen Patienten schafft eine Atmosphäre im Raum, in der sich der Patient geachtet, verstanden und sogar geliebt fühlt. Das ist die Eleganz des homöopathischen Gesprächs.

Dieses besondere Gefühl bezüglich der Atmosphäre des homöopathischen Gesprächs, welches mir in jenem ersten Buch über Homöopathie, das ich vor vielen Jahren in Johannesburg gelesen hatte, vermittelt wurde, war zum größten Teil für meinen Entschluss verantwortlich, mich in diesem Fach weiterzubilden. Als Anfänger erlebte ich sehr wenig von dieser Atmosphäre, da ich recht rigide am „Fragebogenstil" der Fallaufnahme klebte. Später, nachdem ich viele homöopathische Fachleute in Aktion gesehen und die Atmosphäre „gefühlt" hatte, die sie in ihren Sprechzimmern kreierten, begann ich mir ein lockereres und entspannteres Vorgehen zu eigen zu machen. Ich begann, sehr kurze Augenblicke mit einer besonderen Qualität zu erfahren, die ich nicht benennen konnte. Ich kenne das nun einfach als Gefühl des „Sich-Selbst-Vergessens". In diesen Momenten fühlt sich Ihr Patient völlig angenommen und ermutigt Ihnen zu trauen und Ihnen genau zu erzählen, was sein wirkliches „Un-wohl"-Sein ist. 18 Jahre später sind diese Augenblicke viel häufiger aber keineswegs regelmäßig. Man braucht sicherlich den größeren Teil seines Lebens, um in der Kunst des homöopathischen Gesprächs Meisterschaft zu erlangen. Aber es gibt Dinge im Leben, auf die es sich zu warten lohnt.

Als orthodoxer Arzt könnte ich mich auf die Pensionierung mit 65 freuen. Als homöopathischer Arzt hoffe ich nunmehr, bis dahin eine Stetigkeit in kompetenter Fallaufnahme zu erreichen! In der orthodoxen Medizin hält man Sie in diesem Alter für jenseits des Höhepunkts. Der Berufstand denkt, es ist Zeit für neues Blut. In der Homöopathie erreichen wir unsere beste Zeit in den

Sechzigern. Es ist gut etwas zu haben, auf das man sich freuen kann, wenn man älter wird, und homöopathische Weisheit gefällt mir besser als Rosenzüchten. Es überrascht nicht, dass Homöopathen selten vor dem 80. Lebensjahr in Rente gehen und viele jenseits davon noch weiter machen.

Vieles vom Rest des Buches dreht sich um das Schaffen dieser besonderen psychischen Atmosphäre in Ihrem Sprechzimmer, in welcher sich Ihr Patient ermutigt fühlt Ihnen diejenigen intimen Informationen über sich zu geben, welche die Essenz seines Problems oder genau das ist, worin sein „Un-wohl"-Sein besteht. Sie können Ihren Patienten nur einladen, Ihnen ausreichend Vertrauen entgegenzubringen um dies zu tun. Er mag bewusste oder unbewusste Gründe dafür haben es nicht zu tun und wir müssen auch das respektieren und monatelang geduldig warten, in der Hoffnung, dass er eines Tages spürt, dass für ihn die Zeit reif ist uns zu sagen, was wirklich mit ihm los ist.

Eines der wichtigsten und einfachsten Dinge, die ich über das Patientengespräch gelernt habe, ist es, bezüglich der Reihenfolge, in der während der homöopathischen Konsultation Dinge getan und Fragen gestellt werden, viel flexibler zu sein. Als ich ganz am Anfang begann homöopathische Fälle aufzunehmen, hielt ich mich sorgsam an die Reihenfolge der oben genannten Liste. Ich tat das, weil ich sicher sein wollte, keine wichtigen homöopathischen Fragen zu vergessen. Das hat den geringen Vorteil umfassend zu sein, wird jedoch durch den großen Nachteil aufgewogen, dass man im Patienten das Gefühl hervorruft, gemäß eines rigiden Fragenbogens abgefragt zu werden. Ich weiß heute, dass die Herstellung einer guten Beziehung zwischen Patient und Arzt im ersten Gespräch bei weitem wichtiger ist, als sicherzustellen, dass ich jedes Detail der Krankheitsgeschichte des Patienten aufgeschrieben habe.

Hier ist eine kurze Beschreibung der Art und Weise, wie ich heute homöopathische Informationen von meinen Patienten bekomme. Das ist nur ein Stil, der mir derzeit zusagt. Er kann für Sie passend sein oder nicht, deshalb schlage ich vor, dass Sie nur das davon übernehmen, womit Sie sich wohl fühlen.

Vor der Konsultation

Wenn Sie Ihre Termine am Telefon selbst vergeben, bekommen Sie hin und wieder nützliche Informationen vom Patienten. Das ist wertvolles Material, da sich Ihr potentieller Patient in seinem eigenen Haus auf bekanntem Boden befindet und nicht im Traum daran denkt, dass die homöopathische Konsultation schon begonnen hat! Der Ton der Stimme, die Hintergrundgeräusche oder Stimmen der Familienmitglieder können Ihnen wertvolle Hinweise geben.

Wenn Sie eine Sprechstundenhilfe haben, die Ihre Termine vergibt, bitten Sie sie, bei Patienten, die sich besonders anhören oder in irgendeiner Weise auffallend sind, Notizen zu machen. Ich habe die Erfahrung gemacht, dass alle Sprechstundenhilfen froh waren auf diese Weise eingebunden zu werden und sich dadurch in ihrer Arbeit viel kreativer fühlten. Es erstaunt mich immer wieder, wie sich bestimmte Menschen im Sprechzimmer gut benehmen, während mir die Sprechstundenhilfe andauernd sagt, dass sie zu ihnen am Telefon und sogar im Wartezimmer beleidigend und grob sind. Mit anderen Worten, diese Patienten spielen Theater oder tragen eine Maske, wenn sie mit mir sprechen, zeigen aber einen Teil ihrer wirklichen Persönlichkeit bei der Sprechstundenhilfe. Ein kurzer, täglicher Plausch mit der Kraft, die ihre Termine vergibt, kann überraschend nützliche homöopathische Informationen liefern.

Die Begleitung des Patienten in das Sprechzimmer

Einige Ärzte und Homöopathen bitten ihre Sprechstundenhilfe über Telefon oder Gegensprechanlage den nächsten Patienten ins Sprechzimmer schicken. Ich halte das für keine gute Idee und begleite meine Patienten ins Sprechzimmer, zumindest beim ersten Besuch. Ich fange an, indem ich mich mit einem unverstellten Lächeln vorstelle und reiche dem Patienten immer die Hand, es sei denn, es handelt sich um eine Frau, welche die Kleidung einer Religion trägt, die jeglichen unnötigen körperlichen Kontakt zwischen einem Mann und einer Frau verbietet, die nicht miteinander verheiratet sind. Eine orthodoxe Jüdin beispielsweise kann man an einer Kopfbedeckung (Kopftuch, Hut oder Perücke) und verhüllender Kleidung erkennen. Es hilft auch zu wissen, dass es einer orthodoxen Jüdin verboten ist, von ihrem Ehemann oder einem anderen Mann berührt zu werden oder nahe bei ihnen zu sitzen, wenn sie ihre Periode hat.

Wenn ich sehe, dass der Patient einen Begleiter hat, mache ich sofort deutlich, dass ich keine Einwände dagegen habe, dass dieser bei der Konsultation dabei ist. Es ist ihre Entscheidung. Selbst während wir in mein Zimmer gehen, finde ich noch etwas zu schwatzen, zum Beispiel, wie sie von mir gehört haben. Wenn sie ein Buch dabei haben, befrage ich sie gewöhnlich dazu. Das kann zu einem anderen Gesprächsthema führen und manchmal habe ich mit einem Patienten zwei oder drei Minuten lang geplaudert, bevor ich ihn frage, was ihn zu mir geführt hat. Das dient einfach dazu, eine gute Beziehung herzustellen, ist aber keinesfalls immer angebracht. Ich mache nur, was ich in diesem Moment als passend empfinde. Wenn wir im Sprechzimmer sind, biete ich ihnen an, ihre Mäntel aufzuhängen und benutze hierzu eine aus Holz gefertigte Garderobe der besten Qualität. Ich bitte sie dann, es sich bequem zu machen.

Ein jüngstes Beispiel aus meiner Praxis zeigte mir, wie wichtig dieser Zeitabschnitt vor der Konsultation ist. Ein neuer Patient war um 15 Uhr bestellt. Aus irgendwelchen Gründen konnte ich ihn erst um 15 Uhr 12 drannehmen. Ich wusste, dass ich genau zwölf Minuten Verspätung hatte und hatte daher ein leichtes Schuldgefühl, weil ich gelernt habe, dass Zeitgrenzen sehr wichtig sind. Als ich die Hand des Patienten schüttelte, bemerkte ich, dass er ein entschlossen aussehender Mann mittleren Alters war, der ein elegantes Lederjacket trug und offensichtlich über irgendetwas sehr wütend war. Ich vermutete, dass das so war, weil er hatte warten müssen, traf aber eine augenblickliche und bewusste Entscheidung, mich nicht zu entschuldigen.

Als ich begann Namen, Adresse und Beruf (Großindustrieller) zu notieren, konnte er sich nicht länger zurückhalten und sagte mir, wie sehr er es hasste warten zu müssen. Er hatte eine lange Fahrt zu mir und hatte es geschafft pünktlich zu sein und das Geringste, was ich tun konnte, war, selbst pünktlich da zu sein. Als er sprach, konnte ich fühlen, dass sich die Atmosphäre im Zimmer heftig auflud. Trotzdem schaffte ich es, obwohl ich bemerkte, dass ich provoziert wurde, in dieser Situation ruhig zu bleiben und mich zu entschuldigen, indem ich erläuterte, dass Ärzte manchmal Notfälle haben. Er schien unbeeindruckt und sagte: „Gut, aber ich musste das jetzt loswerden!" Er hätte genauso gut die Worte „Nux vomica" auf seiner Stirn tätowiert haben können. Ich nahm den Fall in der üblichen Weise auf und war nicht erstaunt, dass die Hauptbeschwerde Verdauungsstörungen waren, dass er ein ehemaliger Alkoholiker war und nun als leistungsstarker Geschäftsmann viel beschäftigt. Viele andere Symptome bestätigten die Diagnose und als ich ihn einen Monat später sah, war deutlich, dass das Mittel definitiv gewirkt hatte. Ein klarer Fall von Nux vomica, noch bevor ich den Fall aufnahm! Manchmal ist die Homöopathie erfrischend einfach. Aber nicht oft.

Der Beginn der Fallaufnahme

Wenn der Patient sich gesetzt hat, frage ich ihn nach seinem Namen, seiner Adresse, den Telefonnummern, unter denen er zu erreichen ist, Geburtsdatum, Familienstand (einschließlich Alter und Namen der Kinder) und Beruf.

Ich liebe es, ein wenig über die Arbeit des Patienten zu plaudern. Dies ist ein Thema, über das er zu sprechen gewohnt ist, deshalb ist es ein guter Weg um das Eis zu brechen. In normalen Gesprächen mit Menschen, die wir gerade erst kennen gelernt haben, ist die Arbeit oft das erste Thema, über das wir sprechen. Wenn wir wollen, dass die homöopathische Konversation so natürlich wie möglich ist, ist es nur vernünftig, eine oder zwei Minuten damit zu verbringen, was der Patient jeden Arbeitstag tut.

Anamnese der Hauptbeschwerde

Schließlich stelle ich die Frage: „Was bringt Sie heute hierher?" oder manchmal „Wie kann ich Ihnen helfen?" Dies ist der Schlüsselmoment in der Konsultation. Der Patient entscheidet unbewusst, ob Sie ein Mensch sind, dem er genug vertrauen kann um mit ihm ein authentisches Gespräch zu führen. Sie haben wenig Macht über seine Entscheidung. Ich versuche mich einfach zu entspannen und „ich selbst zu sein", in der Hoffnung, dass er, wenn er spürt, dass ich keine Maske trage, entscheidet, selbst auch keine aufzusetzen.

Nun kommt die Zeit des Zuhörens. Dieses Zuhören ist jedoch kein passiver Vorgang. Ihr Patient wird Ihr Interesse an seiner Geschichte oder wenn Ihre Aufmerksamkeit abschweift deutlich spüren. Was beim Gespräch im Kopf des Homöopathen vorgeht ist von höchster Wichtigkeit und wir werden im Kapitel 9 auf dieses Thema zurückkommen.

Eine Unterbrechung ist nur nötig, wenn der Patient, wie oben erwähnt, in die medizinische Fachsprache abweicht. Ansonsten ist dies die Zeit des aktiven Zuhörens, der sorgfältigen Beobachtung des Patienten und des guten Augenkontakts.

„Gibt es noch etwas?"

Wenn der Patient zu sprechen aufgehört hat, warte ich einen Moment bevor ich die berühmte Frage stelle „Gibt es noch etwas?" oder „Gibt es noch etwas anderes, was Sie gerne sagen würden?" Dieser Satz wird Homöopathen aus gutem Grund empfohlen. Er ist ein neutraler, nicht-direktiver Schupps, der es dem Patienten erlaubt, getrost weiter über sich zu sprechen. Ich benutze ihn aber selten öfter als zweimal in einer Konsultation. Sonst habe ich das Gefühl, ich rede wie ein Papagei und wer möchte sich schon einem Papagei anvertrauen?

Einzelheiten der Hauptbeschwerde

Wenn der Patient aufgehört hat, spontan zu reden, und auf meine höflichen Rippenstöße fortzufahren nicht reagiert, stelle ich zu den verschiedenen Symptomen, die er erwähnt hat, einige Fragen. Fragen über Einzelheiten der Hauptbeschwerde werden ihm ganz natürlich vorkommen. Das ist der Moment, in dem er anfängt, den Unterschied zwischen einer homöopathischen und einer konventionellen medizinischen Konsultation zu bemerken. Wenn ich Fragen zu den Modalitäten der Hauptbeschwerde stelle, erkennt er, dass ich an den Einzelheiten seines subjektiven Erlebens seiner Erkrankung interessiert bin. Das lässt ihn hoffentlich spüren, dass er und seine Erkrankung in gleichem Maße respektiert werden.

Schließlich, wenn ich überzeugt bin, dass ich so viele Modalitäten der Hauptbeschwerde wie möglich notiert habe, bereite ich mich psychisch vor, um eine höchst aufschlussreiche Frage zu stellen.

„Was macht das mit Ihnen?“

„Das“ ist das heftigste Symptom, das er bislang erwähnt hat. Es sucht mich beispielsweise ein Patient auf und klagt über rezidivierende Migräne. Nachdem ich mir eine detaillierte Beschreibung des Schmerzes angehört habe, stelle ich die wichtigen Fragen zu den Modalitäten und finde heraus, dass die Kopfschmerzen etwa alle zehn Tage kommen, 36 Stunden dauern, durch Lärm verschlimmert werden, meist in der Gegend der rechten Schläfe auftreten und sich „wie Zahnweh“ anfühlen. Wenn ich überzeugt bin, dass ich keine weiteren nützlichen Modalitäten mehr bekomme, beginne ich den folgenden Dialogtyp:

Homöopath: *Können Sie mir sagen, was die Kopfschmerzen mit Ihnen machen?*

Patient: *Die Schmerzen sind sehr heftig und ich kann nicht viel machen.*

Homöopath: *Hmh, ich dachte eher daran, wie sie Ihre Stimmung beeinflussen?*

Patient: *Ich bin nicht sehr glücklich, wenn ich sie habe!*

Homöopath: *Was meinen Sie mit „nicht sehr glücklich“?*

Patient: *Wie soll ich das verstehen?*

Homöopath: *Ich frage mich, was Sie empfinden, wenn Sie die Kopfschmerzen haben.*

Patient: *Ich bin verstimmt, dass ich schon wieder Kopfweh habe.*

Homöopath: *Verstimmt?*

Patient: *Ja, es ist verdammt ärgerlich, diese Migräne zu haben. Leute, die nicht darunter leiden, haben keine Ahnung, worüber sie reden.*

Homöopath: *Sie sind ärgerlich?*

Patient: *Ja, manchmal bin ich richtig wütend, aber was kann ich machen? Die Schmerzmittel wirken nicht und mein Arzt gibt mir keine stärkeren, weil er sagt, ich würde süchtig danach.*

Homöopath: *Und wenn Sie wütend sind, weil Sie Kopfweh haben, was macht diese Wut mit Ihnen?*

Patient: *Nur wütend, richtig wütend.*

Homöopath: *Weil Sie Kopfweh haben?*

Patient: *Hmh, manchmal bin ich auch wegen anderer Dinge wütend.*

Homöopath: *Wegen welcher?*

Patient: *Ich tue so viel für meine Familie, aber wenn ich Kopfweh habe, scheint sich niemand darum zu kümmern. Vielleicht, weil sie daran gewöhnt sind, dass ich Kopfweh habe, aber das hilft mir nicht!*

Homöopath: *Und was macht das mit Ihnen?*

Was dieses Beispiel zeigt, ist ein relativ nahtloser Übergang von der Besprechung der Hauptbeschwerde zum Gespräch über den Menschen selbst, oder die „Gemütssymptome". Der Patient erwartet Fragen über sein Hauptsymptom. Er ist ein bisschen überrascht wegen all der Modalitäten, nach denen Sie fragen, aber schätzt die auf das Detail gerichtete Aufmerksamkeit. Dann ist es auch ganz natürlich, ihn zu fragen, wie ihn die Symptome emotional verändern.

Wenn man erfahren hat, wie es dem Patienten emotional geht, wenn er ein Symptom hat, erscheint es nur vernünftig, ihn über diese Emotion im Allgemeinen zu befragen. Plötzlich sprechen Sie über seine innersten Gefühle und es kommt ihm überhaupt nicht merkwürdig vor.

Andere Methoden der Fallaufnahme gehen von der Hauptbeschwerde zu den „anderen Beschwerden", aber ich halte es für natürlicher von der Anamnese der Hauptbeschwerde auf die beschriebene Weise zu den „Gemütssymptomen" überzugehen. Manche Patienten werden nicht so viel Ansporn brauchen wie der Patient im angeführten Beispiel. Sobald sie gefragt werden, was der Schmerz mit ihnen macht, werden sie einen kurzen Monolog beginnen, der unter keinen Umständen unterbrochen werden sollte, da er zuverlässige psychische, homöopathische Symptome liefert, die sehr wertvoll sein werden, wenn Sie den Fall analysieren.

Wenn Sie es vorziehen von der Hauptbeschwerde zu einem anderen Thema als den psychischen Symptomen überzugehen, werden Sie irgendwann eine direkte Frage zur Persönlichkeit Ihres Patienten stellen müssen. Ich habe Homöopathen Sachen sagen hören, wie: „In der Homöopathie interessiert uns neben dem einzelnen Problem der Patient als Ganzes, ich würde Ihnen daher gerne einige Fragen in Bezug auf Ihre Persönlichkeit stellen." Dies führt beim Patienten oft zu jenem amüsierten Gesichtsausdruck, der vielen Homöopathen vertraut ist.

Wenn man darüber nachdenkt, ist es ganz vernünftig, dass ein Patient, der an einem eingewachsenen Zehennagel leidet, befremdet ist, wenn er gebeten wird, seine Persönlichkeit zu beschreiben oder Ängste und Phobien anzugeben. Er wird denken: „Welchen Sinn kann diese intime Information für meinen eingewachsenen Zehennagel haben? Warum stellt der Arzt diese merkwürdigen Fragen über mein Privatleben?" Schlimmstenfalls fragt er sich: „Ist der Typ eine Art Voyeur?"

Es lohnt sich, diese Methode des Erfragens der Gemütssymptome mit folgendem Dialog zu vergleichen:

Homöopath: *Und wenn Ihr Zeh richtig weh tut, was macht das mit Ihnen?*

Patient: *Ich fühle mich schrecklich. Ich kann einfach nichts machen und ich habe so viel zu tun und die Antibiotika helfen überhaupt nicht. Der Arzt sagt, es kann sein, dass ich mich operieren lassen muss und ich will wirklich keine Operation.*

Homöopath: *Warum nicht?*

Patient: *Hmh (mit einem traurigen Gesichtsausdruck), als ich ein kleines Kind war, hatte mein bester Freund eine Operation und ...*

Und so haben Sie das Gespräch mühelos und auf ganz natürlichem Weg in den psychischen Bereich geführt und es tut dem Homöopathen und dem Patienten gut, dort eine Weile zu bleiben. Und die nützlichste Frage, die solch einen Übergang von der Hautbeschwerde zu den Gemütssymptomen ermöglicht, ist:

Und was macht der Schmerz (oder irgendein Symptom) mit Ihnen?

Danach kann man den Patienten ganz natürlich dazu bringen, über andere Bereiche seiner Persönlichkeit, wie Ängste und Phobien, und über seinen emotionalen Zustand im Allgemeinen zu sprechen. Natürlich erfordert das Gespräch auf dieser Ebene beträchtliches Geschick. Davon handelt der größere Rest dieses Buches. Das Gespräch mit den Patienten wurde von George Vithoulkas (in einem Gespräch) zurecht als die *Kunst* der Homöopathie bezeichnet, während das Studium der Materia medica, die Fallanalyse und die Durchführung von Prüfungen als die Wissenschaft der Homöopathie angesehen werden können.

Die Reihenfolge, in der ich im Sprechzimmer Informationen einhole, ändert sich von Patient zu Patient, kann aber wie folgt dargestellt werden:

- Anamnese der Hauptbeschwerde und ihrer Modalitäten
- Die Frage: Und was macht das Symptom mit Ihnen?
- Eine natürliche Folgefrage über „Gefühle"
- Ein natürlicher Übergang in den Rest der Gemütssymptome
- Alle anderen homöopathischen Fragen, außer den Allgemeinsymptomen
- Allgemeinsymptome

Nachdem ich über die Gefühle und Persönlichkeit des Patienten gesprochen habe, steht es mir frei, zu allem anderen Fragen zu stellen, außer zu den Allgemeinsymptomen. Die hebe ich mir bis zum Schluss auf. Das mache ich, weil Dinge wie Temperaturvorlieben oder Abneigung und Verlangen von Speisen dazu neigen mich zugunsten bestimmter Mittel zu beeinflussen, die aus dem Kopf zu kriegen mir dann schwer fällt. Es ist besser, zuerst vom unterdrückten Kummer eines Natrum-muriaticum-Falles zu hören und später die Diagnose zu bestätigen, wenn man erfährt, dass er Verlangen nach Salz hat. Wenn ich das Verlangen des Patienten nach Salz in einem frühen Stadium erfahre, werde ich zugunsten von Mitteln wie Natrum muriaticum, Phosphorus, Veratrum album und anderen beeinflusst, ob ich mir dieses Vorurteils bewusst bin oder nicht.

> Diese individualisierende Untersuchung eines Krankheits-Falles, ..., verlangt vom Heilkünstler nichts als *Unbefangenheit* ...
>
> *(Organon § 83)*

Wir werden den Begriff „Unbefangenheit", das heißt „Vorurteilsfreiheit", in einem anderen Zusammenhang noch einmal untersuchen.

6 Das Erhalten wichtiger Informationen

In der gegenwärtigen klassisch-homöopathischen Praxis konzentriert man sich zunehmend auf die Gemütssymptome. Einige moderne Materiae medicae (Zaren 1994, Bailey 2000, Coulter 1992-2002) beschreiben nur psychische Profile verschiedener Mittel. Das setzt natürlich voraus, dass der Leser mit den körperlichen Keynotes vertraut ist oder sie aus einer Anzahl anderer Bücher leicht lernen kann. Dies kennzeichnet den Ausschlag des Pendels in Richtung des klassischen Denkansatzes in der Homöopathie, der ein internationales Phänomen zu sein scheint.

Das heißt nicht, dass andere Methoden der Verschreibung ineffektiv wären. Im Gegenteil, folgende drei Wege der Fallanalyse können oft zu einem Mittel führen, das eine tiefe Wirkung auf den ganzen Organismus hat.

- Keynotes
- „Nie-mehr-gesund-seit-einer-akuten-Erkrankung“-Syndrom
- Causa

Keynotes

Eine Verschreibung, basierend auf zwei oder drei guten Keynotes, kann klinisch oft wirksam sein. Bücher wie Allens *Leitsymptome wichtiger Mittel der homöopathischen Materia medica* (Allen, 1990) sind nicht ohne Grund zu Klassikern geworden. Das Problem für den Homöopathen besteht in der Schwierigkeit, aus einer Fallaufnahme gute Keynotes zu erhalten. Manchmal hört man etwas, was wie ein gutes Keynote-Symptom klingt, aber in den Repertorien oder der Materia medica nicht auftaucht und daher bei der Mittelverschreibung nicht helfen kann. Das Verschreiben nach Keynotes kann für den Allgemeinmediziner angemessen sein, der sich für Homöopathie interessiert und in der Lage ist, ein Keynote-Symptom zu erkennen, wenn er es hört. Für den professionellen Homöopathen ist es als Strategie für wirksame Verschreibungen unzureichend.

„Nie-mehr-gesund-seit-einer-akuten-Erkrankung“-Verschreibung

Patienten, die sich seit einer akuten Erkrankung irgendwie unwohl fühlen, können auf die Nosode dieser Krankheit reagieren. Ich selbst halte diese Art von Verschreibung für wenig erfolgreich, außer in Fällen von Tuberkulose, Syphilis und Tripper, wo sie in der Tat wirksam sein kann – egal ob das Mittel auf den Rest des Falles passt oder nicht.

Ich erinnere mich an den Fall eines ordentlich gekleideten Mannes mit Gelenkentzündungen, den ich vor vielen Jahren sah. Der Fall sah nach einem klaren Fall von Arsenicum album aus. Zuversichtlich gab ich das Mittel in einer hohen Potenz und war enttäuscht, als er bei der zweiten Konsultation keine Besserung berichtete. Ich wusste nicht mehr ein noch aus, weil Arsenicum immer noch das Mittel zu sein schien, das auf die Totalität seiner Symptome passte. Unter „Vorerkrankungen" las ich, dass er als Kind an einer Tuberkulose gelitten hatte. Ansonsten legte nichts an diesem Fall eine Verschreibung von Tuberculinum nahe, aber da mir die Ideen ausgegangen waren, verschrieb ich eine Einzeldosis Tuberculinum C 200. Das Ergebnis war dramatisch. Ich fragte mich dann, ob er danach besser auf Arsenicum album reagieren würde, aber ich habe es ihm nie verschrieben, weil ich lieber Tuberculinum wiederholte, was in zehn Jahren nur zweimal nötig war. Denken Sie daran, dass die beste Indikation für ein Mittel ist, dass es bei einem Patienten in der Vergangenheit gut gewirkt hat.

Causa

Diese Art von Verschreibung basiert ausschließlich auf der langjährigen kollektiven Erfahrung der Homöopathen. Beispiele:

- Eine Störung jedweder Art, die auf eine Verletzung zurückgeht – Arnica.
- Gemütssymptome, die von einer Kopfverletzung herrühren – Natrum sulphuricum (Ich hatte schon einige hervorragende Ergebnisse, bei denen ich Natrum sulphuricum nur auf diese Indikation hin verschrieben hatte).
- Leiden, die auf eine Impfung zurückzuführen sind – Thuja, Vaccininum und andere (siehe die Rubrik „Vaccination" im Kapitel „Allgemeines" im Repertorium).

Es gibt im Gemütskapitel des Repertoriums einen Abschnitt „Beschwerden nach ...", in dem bestimmte kausale Faktoren von Krankheiten auflistet sind und die Mittel genannt werden, die in diesen Fällen zu erwägen sind. Es gibt auch einen großen Abschnitt „Causation" in Clarkes *Clinical Repertory to the Dictionary of Materia medica* (Clarke, 1979), das sein *Dictionary of Practical Materia medica* (deutsch: *Der Neue Clarke – eine Enzyklopädie für den homöopathischen Praktiker,* 1990) ergänzt. Natürlich ist die Prognose viel besser, wenn das Mittel, welches diese Causa hat, auch zum Patienten insgesamt passt.

Aufgrund der Causa zu verschreiben kann leicht sein und sich lohnen. Unser Problem ist wieder einmal, dass diese Fälle nur eine sehr kleine Minderheit unserer Patienten darstellen.

Der moderne klassische Homöopath weiß, dass es von höchster Wichtigkeit ist, die Psyche seines Patienten zu verstehen. Wenn körperliche Keynotes da sind, sind sie nützlich, aber er kann sich nicht darauf verlassen, sie von seinem Patienten zu bekommen. Die meisten Fallaufnahmen bringen keine hervor. Falls eine klare Causa gefunden werden kann, ist sie von unschätzbarem Wert, aber das ist relativ ungewöhnlich. Deshalb müssen wir auf den Rat Hahnemanns bauen und die meisten unserer Verschreibungen auf die Totalität der Symptome des Patienten stützen. Hahnemann empfiehlt auch eine Hierarchie der Symptome, mit den Gemütssymptomen an der Spitze.

> Dieß geht so weit, daß bei homöopathischer Wahl eines Heilmittels der Gemüthszustand des Kranken oft am meisten den Ausschlag giebt, als Zeichen von bestimmter Eigenheit, welches dem genau beobachtenden Arzte unter allen am wenigsten verborgen bleiben kann.
>
> *(Organon §211)*

Mit anderen Worten, die psychischen Eigenheiten, welche die „Disposition" ausmachen, werden für die Bestimmung der Konstitution des Patienten als die wichtigste individualisierende Information angesehen. Das alleine ist jedoch noch kein überzeugender Grund dafür, den Gemütssymptomen in der Homöopathie eine solch hohe Priorität einzuräumen. Wir brauchen auch Arzneien, die diese psychischen Charakteristika in ihrem Arzneimittelbild haben. Gleich im nächsten Paragraphen versichert uns Hahnemann, dass es solche Arzneien tatsächlich gibt.

> Auf diese Haupt-Ingredienz aller Krankheiten, auf den veränderten Gemüths- und Geisteszustand, hat auch der Schöpfer der Heilpotenzen vorzüglich Rücksicht genommen, indem es keinen kräftigen Arzneistoff auf der Welt giebt, welcher nicht den Gemüths- und Geisteszustand des ihn versuchenden, gesunden Menschen, sehr merkbar veränderte, und zwar jede Arznei auf verschiedene Weise.
>
> *(Organon §212)*

Daher investiert der moderne klassische Homöopath mit Recht viel Zeit, um den „veränderten Gemüths- und Geisteszustand" herauszufinden. Bei der Aufnahme eines chronischen Falles haben wir keine Ahnung, wann diese Veränderung zuerst stattgefunden hat. Natürlich wird, falls der Patient (oder ein naher Verwandter) erzählt, dass sich seine Persönlichkeit verändert hat, seit er krank geworden ist, die Art dieser Veränderung die wichtigen Symptome liefern, die wir für eine Verschreibung verwenden. Aber wir hören das nicht immer und wir müssen jedes psychische Symptom, das jetzt beim Patienten vorhanden ist, heranziehen um uns ein Bild seiner „Disposition“ zu machen.

Der klassische Homöopath muss somit den inneren Menschen kennen, seine intimsten psychischen Schwächen – den Teil des Patienten, der am verletzlichsten und damit am meisten geschützt ist. Dieser Teil kann so verletzlich sein, dass der Patient oft eine Maske trägt, damit die Welt ihn nicht sehen kann. Das ist natürlich keine leichte Aufgabe. Warum sollte Ihr Patient, der sein Leben lang bewusst, häufiger aber unbewusst, damit zugebracht hat, diesen Teil vor der Welt zu verstecken, ihn plötzlich vor Ihnen offenbaren?

Ziemlich irrationalerweise hoffen wir oft, diese Information zu erhalten, indem wir einfach unsere Patienten bitten, ihre Persönlichkeit zu beschreiben. Direkte Fragen zu verschiedenen Facetten seiner Persönlichkeit, wie Furcht, Angst, Eifersucht und Neid, sind sogar noch weniger ergiebig. Wieso sollte er Ihnen plötzlich genug Vertrauen entgegenbringen um Ihnen seine intimsten Ängste und Neurosen zu offenbaren? Wer sind Sie denn überhaupt? Ein „Homöopath“, der von einem Freund empfohlen wurde; von seinem Hausarzt erwähnt wurde; zufällig aus einer Liste von Homöopathen ausgewählt wurde; oder nach einer einsamen, verzweifelten Suche um Hilfe, nachdem alles andere nichts gebracht hat, in den Gelben Seiten gefunden wurde. Warum sollte er Ihnen Informationen anvertrauen, die für seine Hauptbeschwerde kaum von Bedeutung zu sein scheinen?

Also, wie kommen wir an diese wichtigen Informationen über die Psyche des Patienten? Lassen Sie uns noch einmal zum *Organon* greifen und sehen, ob Hahnemann uns helfen kann.

> Dann erst sucht der Arzt in mehren Unterredungen, das Krankheits-Bild des Leidenden so vollständig als möglich zu entwerfen, ...
>
> *(Organon §209)*

Der Schlüssel liegt im Begriff „in mehren Unterredungen“. Mit diesem Ausdruck, zeigt Hahnemann deutlich, dass er weiß, wie schwer es ist, die Fakten herauszukommen, die wir von unseren Patienten brauchen. Wie viele Gespräche umfasst „mehre“? Zwei, drei, vier oder mehr? Könnte es sein, dass Hahnemann möchte, dass wir mit unserem Patienten in ständigem Gespräch sind, bis er uns genug vertraut um uns all die Informationen zu geben, die wir brauchen um eine sichere Verschreibung zu machen?

Vor Jahren dachte ich, die ideale Weise Homöopathie zu betreiben wäre, einen Patienten einmal pro Woche zu einem einstündigen Gespräch einzubestellen, bis ich das intensive Gefühl hätte, den Fall gut genug zu verstehen und an eine Verschreibung denken zu können. Ich fragte mich, was ich wollte, wenn ich mich in meine Patienten hineinversetzen würde. Würde ich wollen, dass mein Homöopath verpflichtet wäre, nach der ersten Konsultation zu verschreiben, ob er von seiner Verschreibung überzeugt ist oder nicht? Oder würde ich lieber für „wiederholte Unterhaltungen" zurückkommen, bis er intuitiv spürt, dass die Zeit reif ist, mir ein Mittel zu geben? Das ist für jeden, der die Kraft des Similimums kennt, eine rhetorische Frage. Aber es gibt praktische Schwierigkeiten so zu vorzugehen. Patienten können misstrauisch sein. Immerhin verbringt ihr Allgemeinmediziner nur siebeneinhalb Minuten mit ihnen, daher ist es schwer für sie zu verstehen, warum ein Homöopath so viel von ihrer Zeit beansprucht.

Bislang konnte ich die Homöopathie der „wiederholten Unterhaltungen" noch nicht praktizieren. Natürlich haben wir alle wiederholte Gespräche mit unseren Patienten. Der Unterschied liegt darin, dass wir gewöhnlich nach jedem Gespräch ein Mittel verschreiben. Wenn ich spüre, dass ich nach dem ersten Besuch nicht genügend Informationen habe, fühle ich mich nicht mehr verpflichtet den Fall zu analysieren und eine spekulative Verschreibung zu machen. Ich sage dem Patienten, dass ich den Eindruck habe, dass wir mehr reden sollten und bitte ihn zu einer weiteren Stunde Gespräch wiederzukommen. Wenn er das nicht will, betrachte ich das als sein Problem und nicht meines. Wie gesagt, ich habe überhaupt keinen Zweifel, was ich für mich selbst wollte, wenn ich Patient wäre, und mein Homöopath dasselbe zu mir sagen würde. Nach der zweiten Stunde fühle ich mich aber unter Druck, ein Mittel zu verschreiben. Ich sehne mich nach dem Tag, an dem ich das Vertrauen gewonnen habe, dem Rat Hahnemanns buchstabengetreu zu folgen und auf so vielen Gesprächen zu bestehen, die ich brauche um mich in Bezug auf meine Verschreibung ruhig und sicher zu fühlen.

Aber ich kann Sie fragen hören: „Sind „wiederholte Unterhaltungen" kein Luxus?"

Nun, es hängt alles davon ab, womit Sie die Homöopathie vergleichen. Wenn Sie sie mit der Arbeit eines Allgemeinmediziners und der Anzahl Patienten, die er an einem Tag sieht, und mit der Zeit, die er mit ihnen verbringt, vergleichen, dann, ja, ist es ein großer Luxus. Wenn Sie es mit der Arbeit eines Psychoanalytikers, der einen Patienten über mehrere Jahre fast eine Stunde lang – die berühmte „50-Minuten-Stunde" – drei bis fünf Mal pro Woche sieht, ist es überhaupt kein Luxus. Der durchschnittliche Psychotherapeut oder Berater sieht einen Patienten eine Stunde pro Woche. Ein zehn Stunden umfassender Zyklus heißt „Kurzzeit-Therapie". In den meisten Situationen wären dem Therapeuten viel mehr Sitzungen lieber. Es ist überhaupt nicht außergewöhnlich für einen Patienten einen Psychotherapeuten einige Jahre lang aufzusuchen.

Ein Allgemeinmediziner sieht 200 Patienten pro Woche, ein Psychotherapeut 25 und ein Psychoanalytiker acht. Wo passen wir Homöopathen da hinein? Wir haben festgestellt, dass intime, geschützte, psychische Informationen gewöhnlich der Schlüssel zu einer erfolgreichen Verschreibung sind. Und doch vergleichen wir uns viel eher mit dem medizinischen Modell als mit dem Model der Psychotherapie. Das erscheint unlogisch. Wir interessieren uns für die körperlichen und psychischen Informationen unserer Patienten, bewerten aber die psychischen höher. Haben wir deshalb nicht eher von denjenigen zu lernen, die routinemäßig die von Hahnemann empfohlenen „wiederholten Unterhaltungen" mit ihren Patienten haben?

7 Einflüsse

Bei erfahrenen Homöopathen zu „hospitieren" ist eine altbekannte Methode um die klassische Homöopathie zu erlernen. Als ich begann, bei Kollegen und Lehrern zu hospitieren, interessierte mich hauptsächlich, wie sie den Fall analysierten, welche Mittel sie wählten, warum sie diese wählten und in welcher Potenz sie sie verschrieben. Es wurde bald klar, dass Homöopathen recht unterschiedliche Stile der Fallaufnahme hatten und dieser Aspekt der Homöopathie begann mich sehr zu interessieren. Ich beobachtete Kollegen, die mehr oder weniger dieselbe Fragemethode bei jedem Patienten einsetzten, während andere ihren Stil von Patient zu Patient änderten. Einige Homöopathen schienen auf freundliche Art mit dem Patienten zu plaudern, während andere die meiste Zeit zu schweigen schienen. Einige führten ziemlich ernste Gespräche und andere hatten eine viel beschwingtere Herangehensweise und scherzten gelegentlich mit dem Patienten.

Homöopathische Befragungen unterschieden sich von Homöopath zu Homöopath, auch in Bezug auf die tatsächlich gestellten Fragen, wie sie gestellt wurden und die Reihenfolge, in der das geschah. Die verschiedenen Arten von Gesprächen, die ich beobachtete, faszinierten mich. Unterschiedliche Arten von Gesprächen zwischen Menschen repräsentieren unterschiedliche Arten von Beziehungen. Ich weiß nun, dass das der Anfang meines Interesses an der Beziehung zwischen Homöopath und Patient war. Wenn ich nur bei einer Befragung dabei war, konnte ich gerade einen Schnappschuss dieser Beziehung sehen. Selbst ein so flüchtiger Blick war für mich von großem Interesse, aber ich erkannte, dass es für ein tieferes Verständnis nötig wäre, bei einer Reihe von Konsultationen zwischen demselben Homöopathen und Patienten dabei zu sein. Das ist nicht leicht zu bewerkstelligen. Nur wenn ich einige Monate lang jeden Tag beim selben Homöopathen hospitierte, könnte ich viele Homöopath-Patienten-Beziehungen im Ablauf sehen. Ich wollte den „Film" der Beziehung sehen, nicht nur die „Momentaufnahme".

1982 hospitierte ich beim selben homöopathischen Arzt, Dr. Eric Ledermann, jeden Donnerstagnachmittag, ein ganzes Jahr lang. Es war unvermeidlich, dass ich einige Patienten zu Folgekonsultationen wiederkommen sah und den Ablauf ihrer Behandlung beobachten konnte. Dr. Ledermann ist Homöopath, aber er ist auch praktizierender Psychiater und Psychotherapeut. Natürlich konnte ich nur in seiner homöopathischen Sprechstunde hospitieren. Nachdem ein Patient das Sprechzimmer verlassen hatte, diskutierten wir nicht nur das homöopathische Vorgehen, sondern sprachen oft darüber, was sich im Zimmer ereignet hatte und über unsere allgemeinen Gefühle dem Patienten gegenüber. Wir analysierten das Gespräch, das gerade zwischen dem Patienten und Dr. Ledermann stattgefunden hatte und auch, welches Gefühl es in uns hervorgerufen hatte. Anfänglich war ich nur an der homöopathischen Interpretation und Behandlung interessiert, aber so leicht ließ mich das Thema nicht los.

Ich erinnere mich an den Fall eines Jungen mit einem Hautproblem, der mit seiner Mutter hereinkam. Als er uns sagte, dass er sieben Jahre alt sei, lächelte Dr. Ledermann gutmütig und machte einen Scherz, dass er ja auch älter werde. Wir lachten alle und der Rest der Befragung ging leicht. Als er und seine Mutter gegangen waren, fragte er mich, was ich von der Konsultation hielt. Ich sagte, ich fände, sie wäre recht gut verlaufen und begann über mögliche Mittel zu sprechen. Mein Lehrer war aber dieses Mal nicht daran interessiert über Homöopathie zu reden. „Nein", sagte er, „ich hätte diesen Witz, dass er älter wird, nicht machen sollen. Nachdem ich es gesagt hatte, bemerkte ich, dass er zu jung war um so etwas zu hören, und es hätte ihn verwirren können." Dies war ein bemerkenswerter Moment für mich. Ein über siebzigjähriger erfahrener Homöopath und Arzt hatte entschieden, in Bezug auf einen besonderen Moment in der Konsultation an sich selbst Kritik zu üben. Er hatte sich tatsächlich unbehaglich gefühlt, sogar ein bisschen schuldig, und was mich betraf, war die Konsultation ohne besondere Vorkommnisse gewesen. Er hatte zu dieser Zeit der Arzt-Patienten-Beziehung offensichtlich viel mehr Aufmerksamkeit geschenkt als ich.

Wir begannen über die verschiedenen Arten von Beziehungen zu sprechen, die in den unterschiedlichen Zweigen der Medizin existierten. Diese beinhalteten Beziehungen zwischen Arzt und Patient, Homöopath und Patient und Psychotherapeut und Patient. In seinem Fall kamen diese in vielen Fällen alle gleichzeitig vor. Er fühlte sich nicht verpflichtet ein Mittel zu verschreiben oder gar jedes Mal „homöopathisch zu denken". Das Augenmerk lag immer darauf, was zwischen Arzt und Patient geschehen war. Das war eine recht neue Art einen Fall zu analysieren! Und eine sehr stichhaltige.

In meiner homöopathischen Grundausbildung wurde mir von Dr. Charles Kennedy (einem früheren Präsidenten der Liga Homoeopathica Medicorum Internationalis) beigebracht, dass die Gefühle des Homöopathen bei der Konsultation gelegentlich hilfreich sein konnten. Als Beispiel wurde ein Kind mit Schmerzen genannt. Wenn Sie es bedauerten und seinen Kopf streicheln wollten, so wurde ich gelehrt, war das wahrscheinlichste Mittel Pulsatilla. Wenn Sie aber das Gefühl bekämen, dem Kind aus Ärger eine Ohrfeige geben zu wollen, war das Mittel wahrscheinlich eher Chamomilla. Mit anderen

Worten: die Gefühle des Homöopathen seien gelegentlich diagnostisch hilfreich. Soweit ich mich erinnere, war das aber das einzige Beispiel, das man mich gelehrt hatte, wie ich meine eigenen Gefühle als diagnostische Werkzeuge einsetzen konnte. Nun hatte ich einen erfahrenen Homöopathen, Arzt und Psychiater ganz offen seine Fallaufnahme kritisieren sehen. Jeder Fall würde ihn mehr lehren, aber er würde die Kunst, mit Patienten zu sprechen, niemals völlig beherrschen. Keinem von uns wird das jemals gelingen, aber das ist unbedeutend. Wichtig ist, dass wir erkennen, dass es immer Gelegenheiten dazu gibt, sich im wichtigsten Teil des homöopathischen Prozesses zu verbessern.

Dieser Konsultation beizuwohnen war ein Meilenstein in meiner Karriere als Arzt und Homöopath. Von da ab standen meine Gedanken und Gefühle, wie auch meine Handlungen, bei jeder Konsultation unter Aufsicht, ob ich es wollte oder nicht. Viele Jahre später entdeckte ich, dass die Qualität meiner Beziehungen zu meinen Patienten bei weitem der wichtigste Faktor dafür waren, wie erfolgreich ich als Homöopath und Arzt war.

Das ist nicht bei jeder Art von Medizin der Fall. Wenn Sie einen Chirurgen für eine Zirkumzision brauchen oder einen Augenarzt um Ihre abgelöste Netzhaut mit einem Laserstrahl anzuheften, dann ist eine ruhige Hand das Wesentliche – und nicht die gute Beziehung zwischen Patient und Arzt. Aber in der Allgemeinpraxis, und besonders in der Homöopathie, ist die Arzt-Patienten-Beziehung entscheidend. Ich könnte die Materia medica studieren bis mir die Mittel zu den Ohren herauskämen, wenn ich aber nicht in der Lage wäre, mit meinen Patienten eine gute Beziehung herzustellen, könnte ich die Homöopathie und Allgemeinmedizin auch aufgeben und anfangen Chirurgie zu lernen. Also, wie konnte ich die Qualität meiner Beziehungen zu meinen Patienten verbessern?

Ich hatte glücklicherweise einen Mentor bei dieser Entdeckungsreise und das war Dr. Ledermann. Er hatte schon mehrere Bücher über ganzheitliche Medizin, die Philosophie der Medizin und seine eigene, einzigartige Methode der existenziellen Psychotherapie geschrieben (Ledermann, 1986, 1972, 1997). Er hatte unermüdlich die Werke der klassischen Philosophen wie Kant, der existenzialistischen Philosophen wie Kierkegaard und Sartre und der medizinischen Philosophen, besonders Jaspers, durchkämmt. Und nun machte ich mich auf den Weg durch seine Bücher mit dem wunderbaren Vorteil, ihn jeden Donnerstagnachmittag über sie befragen zu können. Ich hörte neue Wörter wie: Teleologie, Epistemologie und Phänomenologie. Ich begann, die Gedanken von Kant, Husserl, Heidegger, Buber, Emerson, Jaspers, William James und Krishnamurti etwas zu verstehen. Und das waren erst die Philosophen.

Da war auch noch die ganze Welt der Psychologie und Psychotherapie, selbstverständlich beginnend mit Freud, aber auch Jung, Adler, Klein und viele andere umfassend. Natürlich war mein Studium der Werke dieser „großen Denker", gelinde gesagt, amateurhaft. Aber ich studierte nicht für einen akademischen Grad in Philosophie. In gewisser Weise wünschte ich damals, ich täte es. Das, so dachte ich, war etwas, was man mich in der medizinischen Ausbildung hätte lehren sollen. Es wäre wundervoll gewesen, diese großen Denker in aller Tiefe an einer Universität studieren zu können, aber das ging nicht. Ich las ja diese Autoren auch mit einer bestimmten Absicht. Ich studierte sie nicht um meinen Intellekt zu mehren. Ich wollte, dass sie mir halfen ein besserer Arzt und Homöopath zu werden. Mein Lesen lief immer darauf hinaus, was diesbezüglich anwendbar und nützlich war. Kurz, ich war in dem, was ich las, hochselektiv. Ich hatte keine unbegrenzte Zeit für erschöpfende Forschungen. Schließlich hatte ich eine Ganztagstelle als homöopathischer Arzt.

Ich war auf der Suche, um mir die Art von Fragen zu beantworten, die ich in der Einleitung gestellt habe. Was tat ich mit meinem Leben als Arzt und Homöopath? Und warum? Ich begann über den Spruch „Ärzte heilen sich selbst" nachzudenken. (Meine Patienten hatten mich oft daran erinnert, wenn ich das Unglück hatte, wegen Krankheit meine Arbeit zu versäumen!) Ich las über das Konzept des „verwundeten Heilers" und sah mich in einen Spiegel blicken.

Ich begann mit den klassischen Philosophen und Psychologen, die Dr. Ledermann beeinflusst hatten, ehe er seine eigene Methode der existenziellen Psychotherapie zu entwickeln begann; und auch ich fand Gedanken, die mich beeinflussten. J. Krishnamurti hatte einen großen Einfluss auf mich. Ebenso das Werk von Wilhelm Reich, dem Neo-Freudianer, der die Wichtigkeit des Körpers, seiner Haltung und Sprache, in der Welt der Psychotherapie entdeckt hatte. Dies führte mich zu seinem Schüler, Alexander Lowen, und der Bioenergetik. Denker, die über die Verbindung von Seele und Körper schrieben, zogen immer mein Interesse auf sich. War es das, worum es bei der klassischen Homöopathie ging?

Die Forschungsreise ging weiter. Laing, Perls, Grof, Janov, Golas, Joy, le Shan, Milton Erickson und die neurolinguistischen Programmierer traten ins Bild. Trotzdem blieb ich dem existenziellen und zutiefst liebevollen Vorgehen meines Mentors treu. Seine Sicht war, dass menschliche Wesen ein Gewissen hatten (axiomatisch), falls sie keine Psychopathen sind. Bei neurotischen Patienten ist es die Aufgabe des Psychotherapeuten, dem Patienten das unbewusste Gewissen bewusst zu machen. All die Methoden und Gedanken von Leuten wie Jung, Freud und Adler konnten helfen zu verstehen, welchen

Herausforderungen sich Menschen stellen müssen, wenn sie lernen, mit ihrem Gewissen in Berührung zu kommen und ihm gemäß zu leben. Libido, Archetypen und die Gesellschaft an sich konnten solche Herausforderungen sein, aber sie alle konnten über die Klinge springen, wenn man hartnäckig versuchte gemäß seinem Gewissen zu leben. Genau das hatte ich bei ihm gesehen, als er seine eigenen Bemerkungen bei diesem siebenjährigen Jungen kritisierte. Sein Gewissen sagte ihm, dass er einen Fehler gemacht hatte, er bemerkte es und es war unwahrscheinlich, dass er denselben Fehler wieder machen würde. Es war wichtig, von den unterschiedlichen Medizinphilosophen und Psychologen zu lernen, aber das Gewissen des Patienten selbst war zentral.

Viele Jahre später las ich einen Abschnitt in der Einführung zu John Rowans *The Transpersonal*, der das, wonach ich suchte, perfekt zusammenfasst:

> Von diesem gut begründeten Fundament aus spannt sich die Psychotherapie in den Raum und das andere Ende der Brücke scheint im Nebel verborgen. Was wir in der Therapie erreichen wollen, wurde unterschiedlich beschrieben: der gesunde Mensch, der ganze Mensch, der voll funktionierende Mensch, Selbstverwirklichung, Individuation, das Unbewusste bewusst Machen und so weiter. Die Konzepte sind vage und zum Ende hin offen und recht oft scheint eine weite Reise damit verknüpft zu sein; es ist schwer zu wissen, ob jemand am Ende der Reise angekommen ist. Wenn man das Ende eines Brückenbogens erreicht, werden entlang der Brücke noch weitere sichtbar. Menschen, die sich auf dieser Brücke weiter hinaus gewagt haben, umfassen die Jungianer, die Psychosynthese-Leute, die Transpersonalen, die Osho-Anhänger; einige Biofeedbackler, wie Maxwell Cade; einige Leute der primären Integration; solche aus der ganzheitlichen Gesundheit und andere. Fast alle von ihnen reagieren sehr ausweichend, wenn sie vom anderen Ende der Brücke sprechen: „Komm' etwas weiter," sagen sie, „und wir werden finden, was wir finden werden."
>
> (Rowan, 1993)

Wir klassischen Homöopathen sind nichts, wenn wir nicht „solche aus der ganzheitlichen Gesundheit" sind. Ein guter Arzt ist das immer – ob er es weiß oder nicht.

Während all diesem blieb ich Homöopath. Kein anderer Denkansatz oder keine andere Therapie zog mich mehr an als die klassische Homöopathie. Ich zog sie allem anderen vor, da ich die Art und Weise liebte, wie sie das subjektive Erleben der Krankheit durch den Patienten höher als alles andere bewertete. Für mich zeigte sich darin eine tiefe Achtung des Individuums. Die Tatsache, dass die Verschreibung einer Arznei nur auf das subjektive Erleben der

Erkrankung (oder des „Un-wohl"-Seins) gegründet werden konnte, berührte mich tief und das ist so geblieben.

Ich las das *Organon* und las es wiederholt. Dann las ich Kents klassischen Text über die Praxis der Homöopathie, *Zur Theorie der Homöopathie – Vorlesungen über Hahnemanns Organon* (Kent, 2001). Im Jahr 1900 veröffentlicht hat dieses Buch viele klassische Homöopathen des zwanzigsten Jahrhunderts inspiriert und es sieht so aus, als bliebe das noch einige Zeit so.

Ich habe erläutert, warum ich Kents *Vorlesungen zur Materia medica* (Kent, 1998 – 2001) und sein *Repertorium* (Kent, 1986) für homöopathische Meisterwerke halte, aber die *Theorie der Homöopathie* (Kent, 2001) ist anders. Sie ist in gewisser Weise ein Kommentar zum *Organon*, enthält aber auch viel von Kent selbst und besonders vom Einfluss Emanuel Swedenborgs auf Kent.

Swedenborg (1688-1772) war ein Wissenschaftler, der sich für Mathematik, Mineralien, Anatomie und Physiologie interessierte, aber wegen seiner theologischen Schriften bekannt ist. Er versah die Bibel mit Anmerkungen und versuchte den tieferen und mystischeren Gehalt jedes Verses aufzuzeigen. Hier soll nicht sein Beitrag zur Theologie diskutiert werden, ich bin dafür auch nicht der richtige Autor. Klar ist jedoch, dass Swedenborg einen enormen Einfluss auf die Denkweise vieler wichtiger amerikanischer Homöopathen hatte und infolgedessen darauf, wie sie die Homöopathie betrieben. Von Swedenborg beeinflusste Homöopathen sind Boericke, Tafel, Hempel, Gram, Guernsey, Farrington und viele andere, sein Einfluss auf Kent war jedoch besonders stark.

Wenn man die *Theorie der Homöopathie* liest, stößt man auf Begriffe, die nicht zur allgemeinen homöopathischen Fachsprache gehören. Ein gutes Beispiel ist der Begriff der „einfachen Substanz", ein Terminus, der im *Organon* nirgendwo zu finden, aber den Swedenborgianern mit Sicherheit bekannt ist. Julian Winston schreibt in seinem hervorragenden Buch *The Faces of Homœopathy*:

> Im Werk Kents sehen wir das letzte Bindeglied zwischen den Werken Swedenborgs und Hahnemanns, denn beide hielten Krankheit für eine Sache des Geistes – der *Dynamis*. (Winston, 1999)

Obwohl nicht bekannt ist, wann Kent sich für die Werke Swedenborgs zu interessieren begann, wissen wir, dass er 1893 „dogmatische" Kurse besuchte und ab 1896 Swedenborgianisches Gedankengut in seine Vorlesungen einfließen ließ. Während Swedenborgs Werk ein Kommentar zu den tieferen Bedeutungen in der Bibel darstellte, war Kents *Theorie der Homöopathie* ein Kommentar zum *Organon*, wobei er jeden Paragraphen zergliederte und sagte, wie wir den tieferen Sinn darin zu verstehen hätten – aber durch einen Swedenborgianischen Filter gesehen.

Kent sah im Werk Hahnemanns eine große Menge an Übereinstimmungen zum Werk Swedenborgs. Wir können das in seinen Vorlesungen immer und immer wieder deutlich sehen, wenn er „einfache Substanzen", „Wille und Verstehen" und „Serien und Grade" innerhalb der homöopathischen Praxis diskutiert.

Ich fand die *Theorie der Homöopathie* teilweise nützlich; der Abschnitt über die Bewertung der Ergebnisse einer homöopathischen Verschreibung ist logisch, praktisch und umfassend. Kents reiner Eifer und seine Begeisterung für die Homöopathie sind ansteckend, an manchen Stellen ist das Buch aber auch schwer zu verdauen. Irgendwie scheint es für Homöopathen geschrieben zu sein, die mit den Werken Swedenborgs vertraut sind. Wie erwähnt waren viele der amerikanischen Homöopathen Swedenborgianer. Für sie war das Buch eine angenehme Lektüre, da sie die Werke von beiden, Hahnemann und Swedenborg, kannten. Nachdem ich das Buch ein zweites Mal gelesen hatte, erkannte ich, dass ich die Werke Swedenborgs studieren müsste um es besser zu verstehen. Das war ein Problem für mich, denn ich würde in den Bereich einer besonderen Religion eindringen, in diesem Fall einer mystischen Version des Christentums. Die Homöopathie Hahnemanns ist für alle Glaubensrichtungen und Religionen bestimmt und obwohl Hahnemann die meiste Zeit seines Leben Freimaurer war, schien er äußerst darauf bedacht zu sein, das *Organon* nicht mit einer bestimmten Religion in Verbindung zu bringen.

> Es giebt nichts krankhaftes Heilbare und nichts unsichtbarer Weise krankhaft verändertes Heilbare im Innern des Menschen, was sich nicht durch Krankheits-Zeichen und Symptome dem genau beobachtenden Arzte zu erkennen gäbe — ganz der unendlichen Güte des allweisen Lebenserhalters der Menschen gemäß.
>
> *(Organon § 14)*

Damit ist klar, dass Hahnemann an eine Göttlichkeit glaubte; aber indem er diese Göttlichkeit als „allweisen Lebenserhalters der Menschen" beschreibt, bekräftigt er, dass keine Religion diese Göttlichkeit als ihre eigene beanspruchen kann. So kann das *Organon*, obwohl es deistisch ist, mit keiner besonderen Religion in Verbindung gebracht werden, was es für Menschen allen Glaubens annehmbar macht.

Ich studierte gleichzeitig Homöopathie, Psychologie und medizinische Philosophie und arbeitete dabei homöopathisch. Es war eine freudige Zeit. Jetzt bekam ich die Ausbildung, nach der ich mich immer gesehnt hatte. Sie war unstrukturiert, dadurch aber in keinster Weise minderwertig. Es ist ein Privileg, die Wahl zu haben. Ich hatte immerhin so viele Jahre Medizin aus einer rein mechanistischen Perspektive studiert und betrachtete diesen Lebensabschnitt als eine Vervollständigung meines medizinischen Basisstudiums. Keine Tabellen zum Auswendiglernen und keine Prüfungen; und keine Lehrer oder Dozenten außer einem Mentor und Supervisor. Es war eine herrlich befreiende Forschung und ich begann über einige der Fragen nachzudenken, mit denen ich dieses Buch begonnen habe. Zum ersten Mal hatte ich das Gefühl, dass ich mit dem Medizinstudium die richtige Wahl getroffen hatte und schon das war sehr beruhigend.

Ich las eine Menge „schwerer" Literatur, aber ein boshafter Teil in mir war immer auf der Suche nach dem Absurden und Lächerlichen und ich fand bei meinen Studien eine Menge davon. Ich habe schon immer gerne gelacht und interessierte mich für die alternative Komödienszene in London. Ich erkannte, dass die besten Darsteller moderne Hofnarren waren, deren Aufgabe nicht nur darin bestand, die Menschen zum Lachen zu bringen, sondern ihrem Publikum auch einen Spiegel vorzuhalten. Wie mein Freund, der Kabarettist Arnold Brown empfiehlt, müssen wir „die Antworten auf all diese Fragen finden. Fragen wie ... Warum sind wir hier? Wohin gehen wir? Wer geht mit uns? Kommen wir zurück? Und vor allem: Sollen wir belegte Brote mitnehmen?" (Brown, 1994)

Jahre später lernte ich, dass Humor im Sprechzimmer sehr wirksam sein konnte. Wenn Homöopath und Patient miteinander lachten, war zwischen ihnen wohl eine gute Beziehung entstanden.

Ich erkannte, dass Homöopathen von denen, die ihr ganzes Leben damit verbracht hatten, die Beziehungen zwischen dem Patienten und dem Arzt oder Therapeuten zu studieren, viel zu lernen hatten. Vieles, was ich lernte, war für sich interessant, fand aber keine direkte Anwendung in der Homöopathie. Ich bekam aber auf meinem Weg Einblicke und lernte Fertigkeiten und Techniken kennen, die mir für die homöopathischen Konsultationen der letzten zwanzig Jahre unschätzbar geworden sind. Falls dieses Buch eine Daseinsberechtigung hat, besteht sie darin, Sie an diesen Erkenntnissen teilhaben zu lassen.

8 Von anderen Fachrichtungen lernen

Wenn Homöopathen ihren Kollegen Fälle vorstellen, beziehen sie Informationen mit ein, die sie auf verschiedene Weise erhalten haben. Hier sind einige Wege, wie wir zu homöopathisch nützlichem Wissen über unsere Patienten kommen.

1. Der Patient gibt uns die Informationen freiwillig, ohne mit einer direkten Frage konfrontiert worden zu sein. Diese subjektiven, unaufgeforderten Symptome werden in der klassischen Homöopathie für sehr wichtig angesehen.

2. Der Ehepartner des Patienten oder ein Verwandter schildert seine Meinung zu den Symptomen und dem Charakter des Patienten. Deren Empfindungen in Bezug auf den Patienten können objektiver als die Bemerkungen des Patienten selbst und sehr nützlich sein.

3. Der Homöopath nimmt seine eigenen Beobachtungen am Patienten als Symptome, zum Beispiel das schmutzige, stinkende, schlampige Sulphur oder das ruhelose, ängstliche, geizige Arsenicum album.

4. Der Homöopath stellt dem Patienten direkte Fragen. Dies wird von den meisten klassischen Homöopathen als die am wenigsten wünschenswerte Art der Fallaufnahme angesehen. Trotzdem habe ich erstklassige Homöopathen gesehen, wie George Vithoulkas, welche die direkte Befragung wirksam einsetzten. Direkte Fragen können helfen, wenn der Homöopath ernsthaft daran denkt, aus einer kleinen Auswahl von Mitteln zu verschreiben, die er nach sorgsamer Analyse des Falles getroffen hat. In diesem späten Stadium des homöopathischen Gesprächs ist es ganz vernünftig den Patienten nach bestimmten Symptomen zu fragen, die in den Arzneimittelbildern der entsprechenden Mittel enthalten sind.

Hier ist ein Beispiel für eine nützliche direkte Frage. Nehmen wir an, ich denke bei einem Patienten nach einer dreiviertel Stunde Fallaufnahme ernsthaft an die Verschreibung des Mittels Natrum muriaticum. An diesem Punkt könnte ich einem Mann die Frage stellen:

Können Sie in einem Pissoir urinieren, wenn einige andere Männer dabei sind, oder müssen Sie manchmal die Toilettenkabine benutzen?

Bei einer weiblichen Patientin könnte ich sagen:

Wenn Sie mit Freunden im Wohnzimmer säßen und die Toilette ganz in der Nähe wäre, könnten Sie gut Wasser lassen, wenn Sie wüssten, dass jeder im Zimmer Sie hören könnte?

Die Hauptsache beim Stellen von direkten Fragen wie dieser ist, dass es unwahrscheinlich ist, dass Sie dieses wichtige Stück bestätigender Information auf eine andere Art herausbekommen. Wenn der Patient dieses Symptom, „pinkel-schüchtern" zu sein, bestätigt, haben sie den Fall faktisch mit Natrum muriaticum besiegelt. Wenn er es nicht tut, wissen Sie, dass noch etwas zu tun ist.

5. Der Homöopath benutzt seine eigenen Gefühle als Barometer für das, was der Patient empfindet. Das ist ein ungewöhnlicher Weg in der Homöopathie um Patienten einzuschätzen. Das Beispiel unserer inneren Reaktionen auf das Kind, das Chamomilla braucht, verglichen mit derjenigen auf ein Kind, das Pulsatilla benötigt, wurde schon erwähnt. Ein anderes Beispiel ist, sich zu fühlen, als ob psychische Widerhaken auf einen geworfen würden, was ein „Symptom" für einen Patienten ist, der Nitricum acidum braucht. Ich erinnere mich, dass George Vithoulkas dieses besondere Gefühl beschreibt, das Homöopathen in der Gesellschaft von Nitricum-acidum-Patienten beschleicht.

6. Der Homöopath beobachtet sorgfältig, wie der Patient auf den Homöopathen selbst reagiert. Ein Beispiel dafür ist der oben beschriebene Nux-vomica-Fall aus meiner Praxis, der so wütend war, als seine Konsultation um zwölf Minuten verschoben wurde. Kein homöopathischer Autor würde jemals dafür plädieren unsere Patienten auf diese Weise absichtlich zu provozieren, aber die Beobachtung, wie mein Patient auf diese Provokation reagierte, war für das Finden von Nux vomica viel nützlicher als alles andere, was in der Konsultation selbst heraus kam.

Üblicherweise hört man von Symptomen, die auf einem der ersten vier Wege erhalten wurden, von solchen, die mit einer der beiden letzten Methoden erhoben wurden, erfährt man gewöhnlich nichts. Das heißt, dass Homöopathen sich nicht übermäßig dafür interessieren, Symptome aus den Informationen abzuleiten, die direkt mit der Beziehung zwischen ihnen und ihren Patienten verknüpft sind. Die homöopathische Materia medica beschreibt diese Art von Information praktisch überhaupt nicht und doch haben die geschicktesten Homöopathen aller Zeiten immer so verschrieben.

Ein gutes Beispiel für einen solchen Verschreiber ist die verstorbene Margerie Blackie, eine sehr berühmte englische homöopathische Ärztin und Oberärztin am Royal London Homoeopathic Hospital. Ich begann mein Studium an der Fakultät für Homöopathie kurz nach ihrem Tod, so dass ich nie das

Glück hatte, in ihrer Ambulanz zu hospitieren. Ich habe aber mit vielen Ärzten gesprochen, die sie in der Praxis erlebt haben, und alle sprechen von ihrer ungeheueren, oft gezeigten Fähigkeit, das Konstitutionsmittel eines Patienten wenige Minuten, nachdem er das Sprechzimmer betreten hatte, zu bestimmen. Die einzige Möglichkeit dies zu tun besteht in der Verwendung nonverbaler Information (siehe Kapitel 16). Das kann natürlich die Verwendung visueller Hinweise beinhalten, erfordert aber sicherlich auch vom Homöopathen für die inneren, unausgesprochenen Gefühle des Patienten empfänglich zu sein. Vielleicht ist es noch wichtiger, seine eigenen Gefühle zu spüren, die entweder eine Reaktion auf das sind, was der Patient empfindet, oder sogar die Gefühle des Patienten selbst, die er auf den Homöopathen projiziert oder verschoben hat. Ich bin sicher, dass jeder „begnadete" Homöopath das tut und gewöhnlich findet das alles auf einer unbewussten Ebene statt.

Auf diese Weise zu verschreiben ist einfach, aber keineswegs leicht. Sie hören einem Patienten zu, der sich beklagt, dass es ihm nicht besser geht, und Sie fühlen sich irgendwie angegriffen. Dann erinnern Sie sich (vielleicht unbewusst), dass Sie genau dasselbe Gefühl hatten, als Sie in der Vergangenheit mit einem anderen Patienten sprachen. Dieser Patient reagierte hervorragend auf Nitricum acidum, also ist das vielleicht auch ein Fall von Nitricum acidum. Das Vertrauen dahinein, dieses Gefühl, angegriffen zu werden, als Indikator für Nitricum acidum zu nehmen, wächst, wenn Sie dasselbe Gefühl bei einer Anzahl von Nitricum-acidum-Fällen erleben. Schließlich wird Nitricum acidum eines ihrer „Lieblingsmittel". Und daher hat jeder Homöopath einen unterschiedlichen Satz Lieblingsmittel! Ein Lieblingsmittel ist meiner Meinung nach eines, welches der Homöopath durch nonverbale Information erkennt, basierend auf der bewussten oder unbewussten Erinnerung an frühere Fälle, die mit diesem Mittel erfolgreich behandelt wurden.

Wenn wir mehr Erfahrungen sammeln, indem wir mehr und mehr Patienten sehen, wächst die Fähigkeit, nonverbale Hinweise aufzunehmen, und ebenso nimmt die Erinnerung an erfolgreich behandelte Fälle zu. Das ermöglicht es uns offensichtlich einige Mittel „intuitiv" zu verschreiben. Deshalb plädiere ich für eine moderne, digitalisierte Live-Materia-medica auf DVD. Wenn wir, nachdem wir das Arzneimittelbild eines Patienten in der Materia medica studiert haben, eine Reihe kleiner Videosequenzen von Patienten sehen, die mit diesem Mittel erfolgreich behandelt wurden, können wir auch diese wichtigen nonverbalen Informationen aufnehmen.

Für mich ist es völlig klar, dass die Beziehung zu unseren Patienten unglaublich nützliche Informationen über den Patienten liefern könnte, wenn wir nur wüssten, wie an sie heranzukommen ist. Unglücklicherweise haben nur sehr wenige homöopathische Autoren diese Art, wichtige Informationen über die Patienten zu erhalten, untersucht. Homöopathische Autoren haben den Wert der sorgfältigen Betrachtung ihrer Beziehungen zu ihren Patienten als ein Mittel zur Steigerung der Treffsicherheit ihrer Verschreibung noch nicht erforscht. Doch auch wenn Homöopathen diesem Gebiet nicht genügend Beachtung geschenkt haben – andere Fachrichtungen haben das getan. Ich glaube fest, dass klassische Homöopathen von diesen Fachleuten und der Art ihrer Beziehungen zu ihren Patienten viel zu lernen haben.

Wir werden uns nun anschauen, was bekannte Psychoanalytiker, Psychotherapeuten und Berater über die Therapeut-Patienten-Beziehung und den Erhalt nützlicher Informationen zu sagen hatten. Fast all diese Autoren hatten viel über die Interpretation dieser Informationen zu sagen, aber das kümmert uns als klassische Homöopathen nicht. Wir haben unsere eigene Methode die erhaltenen Informationen zu verwenden; deshalb beschränken wir unsere Untersuchung nur auf das, was im Kontext der homöopathischen Konsultation nützlich ist.

Freud

Wir beginnen unsere Untersuchung dieser Fachleute mit einem Blick auf das Werk des Vaters der Psychoanalyse, Dr. Sigmund Freud. Freuds Beitrag zu unserem Verständnis des Unbewussten und seine Auswirkung auf unser Leben ist unschätzbar. Wir verdanken es Freud, dass folgende Worte und Begriffe für unser Verständnis des Zustandes eines Menschen bedeutsam wurden: Es, Ich, Über-Ich; Verteidigungsmechanismus; Libido; Penisneid; Ödipuskomplex; Übertragung und Gegenübertragung.

Unser Ziel ist jedoch, nur das zu betrachten, was sich auf das homöopathische Gespräch anwenden lässt. Freudianische Psychoanalytiker sammeln die Informationen von ihren Patienten hauptsächlich auf drei Wegen:

- Freie Assoziation
- Träume
- Parapraxis (die „Freud'sche Fehlleistung")

Freie Assoziation

In der klassischen Psychoanalyse wird der Klient (oder Analysand) gebeten außerhalb des Blicks des Psychoanalytikers auf einer Couch zu liegen und zu berichten, welche Gedanken, Gefühle oder Bilder ihm auch immer in den

Kopf kommen. Der Analytiker kann einen Kommentar dazu abgeben oder nicht, wird aber oft über lange Zeitabschnitte hinweg schweigen. Die Idee ist, dass sich das Unbewusste des Patienten in diesem Prozess auf symbolhafte Weise äußert. Der Analytiker erleichtert das Verständnis des Klienten für das, was während der freien Assoziation auftaucht, und lässt ihn zunehmend den enormen Einfluss des Unbewussten auf das Alltagsleben erkennen.

Wir haben in der Homöopathie nicht die Zeit für freie Assoziationen und ich denke nicht, dass unsere Patienten es sich gefallen ließen, wenn wir es täten, geschweige denn, dass sie sich dazu hinlegen würden. Trotzdem, Freuds Vorstellungen von dem Bezug freier Assoziationen zum Unbewussten kann für alle Homöopathen äußerst nützlich sein.

Freudianische Psychoanalytiker und analytische Psychotherapeuten unterbrechen ihre Patienten selten, weil das den Informationsfluss aus dem Unbewussten des Patienten stören könnte. Wie ich oben erörtert habe, empfahl Hahnemann ein Jahrhundert vor Freud dasselbe, als er betonte, dass man dem Patienten erlauben soll, seine Geschichte mit eigenen Worten ohne Unterbrechung zu erzählen. Eine Unterbrechung zur falschen Zeit könnte den Informationsfluss aus dem Unbewussten des Patienten stoppen und Hahnemann weiß das, was aus der unglaublich scharfsinnigen Fußnote zum Paragraph 84 des *Organon* klar wird. Er stellt dort fest, dass ein Patient, wenn er unterbrochen wird, nie mehr in derselben Art und Weise auf dieses Thema zurückkommen wird. Der Strom aus dem Unbewussten wurde unterbrochen und der Patient kann viele mögliche negative Reaktionen auf diese Unterbrechung zeigen, nicht zuletzt das Gefühl einer Art von Zurückweisung.

Wenn wir schweigen und unsere Patienten sprechen lassen, fördern wir eine Art freier Assoziation, in der Hoffnung, die Probleme unseres Patienten auf der tiefsten psychischen Ebene zu verstehen. Wir können von Freud lernen, uns in einer Zeit des Schweigens zunehmend wohl zu fühlen. Wenn der Patient zu reden aufhört und schweigt, müssen wir uns überhaupt nicht unbehaglich fühlen, was uns oft passiert, wenn das in einem normalen sozialen Umgang geschieht. Wir können ruhig auf das nächste Thema warten, das unser Patient zu erwähnen wünscht. Und das wird oft bedeutsam sein. Der Schlüssel liegt im Gemütszustand des Homöopathen. Wenn der Patient spürt, dass er die Geduld des Homöopathen auf die Probe stellt, wird er irgendetwas finden um ihm zu gefallen. Was er unter diesen Umständen sagt, ist für den Homöopathen von geringem Nutzen. Die unaufgefordert gegebene Information nach einer Periode des Schweigens, während derer der Homöopath passiv, aber höchst aufmerksam und aufnahmebereit gewesen ist, kann jedoch der Schlüssel zum ganzen Fall sein.

Ich erinnere mich an den Fall eines Kollegen, Dr. Denis Somper, der das schön illustriert. Dr. Somper ist ein klassischer homöopathischer Arzt und ein Gentleman der „alten Schule". Er ist Rentner und Privatier und kann selten zu Lehrtätigkeiten überredet werden, sehr zum Nachteil vieler Ärzte, die Homöopathie lernen. Ich werde aber immer das Wort „unaufgefordert" mit ihm verbinden. Immer und immer wieder betonte er den Wert der vom Patienten „unaufgefordert" gegebenen Informationen im Vergleich zu allem, was man durch eine direkte Frage herausbekommen hat. Eine Frau mit akuten Schmerzen hatte ihn aufgesucht. Er bat sie den Schmerz zu beschreiben, was sie auch zu tun begann. Plötzlich war sie still. Wie es seine Gewohnheit ist, blieb er in dieser Stille ganz ruhig und wartete auf das nächste, „unaufgefordert" gegebene Symptom. Die Stille hielt an. Schließlich konnte die Patientin sie nicht mehr ertragen, schlug mit der Faust auf den Tisch und schrie Dr. Somper an: „Sitzen Sie doch nicht einfach nur so herum, tun Sie etwas!" Dr. Sompers Beschreibung davon, was er tat, wird mir ewig im Gedächtnis bleiben. „Ich gab ihr Chamomilla und *es* tat etwas für sie." Das war „unaufgeforderte" Information höchster Ordnung. Die Patientin erzählte ihm nicht, dass sie das Symptom „Zorn bei Schmerzen" hatte – sie demonstrierte es vor seinen Augen. Und das wäre nicht geschehen, wenn er, anstatt zu schweigen, gesprochen hätte – auch wenn er gemerkt haben musste, dass seine Patientin sich in dieser Stille nicht ganz so behaglich fühlte wie er.

Die Fähigkeit, in der Konsultation zu schweigen, hängt von der anhaltenden psychologischen Entwicklung des Homöopathen ab. Das ist keine Empfehlung sich auf die lange Reise einer Psychoanalyse zu begeben, obwohl ich einige Homöopathen kenne, die genau das getan haben. Je mehr Sie sich mit sich selbst wohl fühlen, um so wohler fühlen Sie sich in diesen Zeiten der Stille. Üben Sie das in jeder sozialen Situation. Wann auch immer in einem Gespräch, wie trivial es auch ist, eine „unbehagliche Stille" eintritt, versuchen Sie sich dieser Stille zu erfreuen oder sich zumindest durch sie nicht einschüchtern zu lassen. Versuchen Sie nicht derjenige zu sein, der die Stille bricht. Nach einer Weile werden Sie entdecken, dass Sie diese Zeiten der Stille richtig genießen und das wird für die homöopathischen Gespräche, die Sie mit Ihren Patienten haben, unschätzbar sein.

Manchmal habe ich Patienten in eine Periode der Stille eintreten sehen, die meditativ zu sein scheint. Dann fahren sie aus diesem tranceartigen Zustand auf und sagen etwas ganz Nebensächliches. Ich kann dann die Frage stellen: „Worüber haben Sie gerade nachgedacht?" Es kann sich als etwas von direkter homöopathischer Wichtigkeit herausstellen oder als Hinweis auf einen Teil des Lebens des Patienten, der in der Konsultation einer weiteren Exploration wert ist.

Träume

Träume sind der Königsweg zum Unbewussten. *(Freud, 1991)*

Die Träume des Patienten waren für Freud von größter Wichtigkeit und sie waren für die Homöopathen wichtig, bevor Freud geboren wurde. Sie waren schon für die alten griechischen Ärzte oder Priester wichtig, die im Asclepios-Tempel vor mehr als zweitausend Jahren Medizin betrieben. Die Patienten pflegten in der Nacht, bevor sie den Priester sahen, auf den Stufen des Tempels zu schlafen. Am nächsten Tag erzählten sie dem Priester ihre Träume, dieser interpretierte sie und benutzte sie als Anhaltspunkt um herauszufinden, was der Patient tun musste, um seine Gesundheit wiederzuerlangen.

Freud bemerkte, dass unsere Abwehr nachlässt, wenn wir träumen, und dass das Unbewusste Erinnerungen und Ängste ausdrücken kann, die im normalen, wachen Erleben oft stark unterdrückt sind. Klar, dass sich der Homöopath für diese Enthüllungen interessiert.

Ich kann mich nicht erinnern, dass in der medizinischen Ausbildung jemals irgendjemand irgendetwas dazu gesagt hätte, die Patienten nach ihren Träumen zu fragen. Eine homöopathisches Gespräch ist aber nicht vollständig, wenn man nichts über die Träume des Patienten gehört hat. Ich halte jeden Traum für wert in die Fallanalyse einbezogen zu werden, wenn:

- er wiederkehrt,
- er einen großen Eindruck auf den Patienten gemacht hat.

Wenn man entschieden hat, dass ein besonderer Traum es wert ist, in die Fallanalyse einbezogen zu werden, gibt es drei Möglichkeiten diesen Traum als „Symptom“ zu verwenden:

- Schlagen Sie im Repertorium nach,
- versuchen Sie eine Deutung des Traumes,
- bitten Sie den Patienten den Traum zu deuten.

Im Repertorium nachschlagen

Sie schlagen den Traum im Abschnitt „Träume“ im Repertorium nach. Wenn der Traum des Patienten aufgeführt ist, kann er für die Fallanalyse unschätzbar sein, besonders, wenn es ein ungewöhnlicher Traum ist.

Ich erinnere mich an den Fall einer Frau mittleren Alters, die mich wegen „Schwellungen an den Füßen“ aufsuchte. Bei der Untersuchung fand ich ihre Füße und Knöchel ödematös geschwollen, aber sie war voll durchuntersucht und litt nicht an Herzinsuffizienz, einer Lebererkrankung oder anderen Ursachen eindrückbarer Ödeme. Als ich sie über ihre Träume fragte, erwähnte sie, dass sie einen wiederkehrenden Traum hatte, in dem sie flog. Das Repertorium hatte nur ein Mittel in Kursivschrift für diesen Traum und das war Apis mellifica. Apis ist auch ein Hauptmittel für Flüssigkeitsretention und die Kombination dieser beiden Symptome sprach schon sehr für das Mittel. Nachdem ich noch etwas länger mit ihr geplaudert hatte, konnte ich entdekken, dass ihre Persönlichkeit mit den Gemütssymptomen von Apis bestimmt nicht unvereinbar war. Sie war ein geschäftiger, aktiver Mensch und konnte manchmal eifersüchtig sein. Sie reagierte sehr gut und ich musste ihr kein anderes Mittel außer Apis geben. Der Traum zu fliegen war das Schlüsselsymptom und ein kurzes Nachschlagen in Kents Repertorium löste den Fall mehr oder weniger.

Versuch einer Traumdeutung

Das muss man natürlich nicht, wenn der Traum im Repertorium auftaucht. Es kann sehr frustrierend sein, wenn ein Traum ganz offensichtlich einen wichtigen Aspekt des Falles darstellt, aber nicht im Repertorium steht. Ich denke, es ist nicht klug, den Traum aus der Analyse auszuschließen, besonders, da es bestimmte Träume gibt, die feststehende Deutungen haben. Diese können in einer Anzahl von Büchern über Träume nachgeschlagen werden und dann kann man abschätzen, ob die Deutung im vorliegenden Fall gut passt. Falls sie auf ihren Patienten zuzutreffen scheint, ist es sinnvoll mit dem Patienten über die psychischen Themen zu sprechen, die der Traum beinhaltet. Dieses Gespräch kann einige nützliche Gemütssymptome erbringen. Es ist überflüssig zu sagen, dass die psychologische „Populär"-Literatur mit ihren schnellen Deutungen von Träumen von den meisten psychologischen Fachleuten mit Verachtung gestraft wird. Wir können diese Tatsache mit dem Patienten teilen und die Deutungen in dem Buch trotzdem besprechen. Ich sage etwas wie: „Hm, Ihr Traum scheint in den homöopathischen Büchern nicht aufzutauchen, lassen Sie uns einmal sehen, ob dieses Buch *Zehntausend Träume – Traumsymbole und ihre Bedeutung von A-Z* (Ball, 2002) etwas dazu zu sagen hat (leichtes Lachen, falls passend)."

Dann lese ich die „Deutung" dem Patienten vor. Es spielt gar keine Rolle, dass diese Bücher höchstwahrscheinlich kaum verlässlich sind. Wichtig ist, dass, wann immer Sie Ihrem Patienten etwas aus dem Buch über seinen Traum vorlesen, dies möglicherweise zu einer Reaktion führt oder mindestens zu einem Gespräch über die Deutung des Traumes in dem Buch. Das kann auch nur dazu führen, dass Sie und Ihr Patient über die Aussagen des Buchs lachen, aber das homöopathische Gespräch wird dadurch mit Sicherheit nicht ärmer!

Bitten Sie den Patienten seinen Traum selbst zu deuten

Sie können den Patienten fragen, was der Traum für ihn bedeutet. Diese einfache offene Frage kann sehr nützlich sein, selbst wenn der Traum im Repertorium steht. Die Deutung des Traumes durch den Patienten, die Art, wie er sie Ihnen mitteilt oder auch sein Widerwille es zu tun, können alle helfen, wenn es an die Fallanalyse geht.

Wir können es uns nicht leisten die Träume eines Patienten zu ignorieren. Sie bringen wertvolle Informationen, weil sie sich ereignen, wenn die Schutzmechanismen des Patienten minimal sind. Sie enthalten Informationen, die wir vom Patienten niemals erhalten würden, wenn er wach ist. Wie Prospero, die vielleicht am besten gezeichnete Figur von Shakespeare am Ende vom *The Tempest* sinniert:

> Wir sind solcher Zeug wie der zu Träumen, und dies kleine Leben umfasst ein Schlaf. *(Shakespeare, 1979[1])*

Parapraxis (Freud'sche Fehlleistung)

Freud glaubte nicht an Zufälle. Wenn ein Patient bei einen Termin immer zu spät kommt oder es „vergisst", ihn überhaupt einzuhalten, mag sein Unterbewusstes versuchen etwas auszudrücken, vielleicht Aggression gegen Sie oder auch Widerstand gegen eine Befindensbesserung. Die klassische „Freud'sche Fehlleistung" ist, wenn ein Patient „zufällig" ein Wort verwendet, das *ähnlich* klingt wie das beabsichtigte Wort, aber im Kontext des Satzes des Patienten keinen Sinn ergibt. Was noch bedeutsamer ist, es verrät etwas, was direkt aus dem Unbewussten des Patienten kommt. Wenn ein Patient, der von einer musikalischen Unterhaltung erzählt, „ein Schwanz" anstelle „ein Tanz" sagt, könnte es Zeit sein über sein Sexualleben zu sprechen.

Freud glaubte, dass diese kleinen Zufälle und Fehler beim Sprechen oder Schreiben von unbewussten Triebkräften verursacht sind. Sie sind in den homöopathischen Gesprächen nicht selten und wenn Sie einen hören, sollten Sie mit Sicherheit die Ohren spitzen.

Freuds Beitrag zum Verständnis des Menschen mit seiner Betonung des Unbewussten ist unschätzbar. Die Philosophie des Dualismus, kurz zusammengefasst in Descartes berühmtem Satz „Ich denke, also bin ich", hatte eine lange Periode eingeleitet, in der mechanistisches Denken in den Wissenschaften, einschließlich der medizinischen, viel zustande brachte. Das hatte aber, wie DeWitt und Baldwin zeigen, auch einige Kehrseiten:

> Mit dieser Betonung bekam die objektive und materialistische Seite des Lebens die Führungsrolle über das Subjektive und Unbewusste und erst mit Philosophen wie Kierkegaard und Husserl, Schriftstellern wie Dostojewsky und Tolstoi und Klinikern wie Freud, Jung und Adler begann die subjektive Welt unter Bedingungen erforscht zu werden, die für ihr Verständnis angemessener waren.
>
> (DeWitt und Baldwin, 1987)

Das Schlüsselwort für mich ist hier „subjektiv". Die Symptome, die ein Patient insgesamt erfährt, beinhalten seine subjektive Erfahrung von Unbehagen oder Schmerz. Diese subjektiven Erfahrungen, wie sie uns von unseren Patienten geschildert werden, bilden die Basis unserer homöopathischen Verschreibung.

Es ist interessant festzustellen, dass lange vor Freud ein anderer Arzt teutonischer Abstammung namens Samuel Hahnemann nicht nur den Patienten aufmerksam zuhörte, wenn sie das subjektive Erleben ihrer Krankheit beschrieben, sondern ihnen bei körperlichen und psychischen Problemen mit homöopathischen Mitteln half, die auf diesem sehr subjektiven Erleben basierten. Die erste Ausgabe der *Organon* wurde 1810 herausgegeben, mehr als ein Jahrhundert bevor Freud seinen Artikel über das „Unbewusste" im Jahr 1915 veröffentlichte.

Bevor wir Freud verlassen, muss noch etwas dazu gesagt werden, welche Bedeutung sein Konzept der Übertragung und Gegenübertragung für die Gespräche hat, die Homöopathen mit ihren Patienten führen.

Übertragung findet statt, wenn der Analysand Gefühle gegenüber dem Analytiker (Psychotherapeuten) hegt, die er, auf einer tiefen Stufe, gegenüber einem Elternteil oder einer Elternfigur hat. Für Freud war Übertragung der Schlüssel zum Fortschritt in der Psychoanalyse und nur indem sie ausgedrückt wurde, konnten die Probleme des Patienten verstanden und gelöst werden. Gegenübertragung findet statt, wenn der Psychoanalytiker (oder Psychotherapeut) es unbewusst zulässt, dass die Reaktionen auf seinen Patienten von seinen eigenen emotionalen Konflikten, Verletzungen und seiner persönlichen seelischen Geschichte bestimmt werden. In der medizinischen Alltagspraxis wird das oft beschrieben als „sich mit dem Patienten zu sehr zu verwickeln". Der freudianische Therapeut, der viele Jahre seines Lebens in Psychoanalyse und „Lehranalyse" verbracht hat, sollte versuchen, Äußerungen von Gegenübertragung, welche für den psychoanalytischen Prozess kontraproduktiv sind, zu vermeiden.

Ich habe wenig Zweifel, dass Übertragung und Gegenübertragung regelmäßige Bestandteile vieler orthodoxer medizinischer Konsultationen sind und im intimeren Setting der homöopathischen Gespräche noch häufiger vorkommen. Das rührt wahrscheinlich daher, dass die Homöopathen mit der ersten Konsultation gewöhnlich eine Stunde Zeit verbringen, was die übliche Dauer einer Psychotherapiestunde ist. In den Hospitationen bei anderen Homöopathen habe ich die Wirkung dieser Vorgänge bei vielen Gelegenheiten beobachtet.

Die Übertragung durch den Patienten ist für den Homöopathen so nützlich wie für den Psychoanalytiker. Die Kenntnis vom Wesen der Übertragung kann dem Homöopathen helfen, ein Mittel zu finden, das auf Grund tief verwurzelter psychischer Eigenheiten indiziert ist. Im oben erwähnten Fall des Patienten, der wütend auf mich war, weil ich zwölf Minuten Verspätung hatte, erwies sich das Wissen vom Konzept der Übertragung als hilfreich. Ich wusste sofort, dass sein Zorn weniger mit meiner mangelnden Pünktlichkeit als mit einem tief sitzenden Zorn gegenüber einem Elternteil in der Vergangenheit zu tun hatte. Der Zorn selbst bestand seit langem, war tief in seiner Psyche verwurzelt und ergoss sich in freimütig ausgedrückter Übertragung gegen mich. Das ist nach meiner Erfahrung typisch für Nux-vomica-Fälle. Wie erwähnt bestätigte der Rest der Geschichte seines Falles das Mittel und er reagierte gut darauf.

Das Wirken der Gegenübertragung ist in homöopathischen Gesprächen äußerst üblich. Der Grund ist, dass sich Homöopathen mit ihren Patienten meist mehr „verwickeln" als konventionelle Ärzte. Die psychische Grenze zwischen Patient und Homöopath ist unschärfer als zwischen Arzt und Patient. Das kommt daher, dass das homöopathische Gespräch unvermeidlicher- und notwendigerweise in den Bereich der Seele führt.

Mir gefällt die Ansicht Robin Shohets, eines Supervisionsexperten für Psychotherapeuten, dass „Gegenüberragung beides ist: unvermeidbar und nützlich" (Hawkins und Shohet, 1999). Das ist der klassischen freudianischen psychoanalytischen Theorie irgendwie antithetisch. Es stimmt aber völlig mit den Empfehlungen in Kapitel 7 überein, die Gefühle, die in Beziehung zu einem Patienten auftauchen, als diagnostisches Hilfsmittel zu verwenden. Wenn Sie merken, dass eine Gegenübertragung am Werk ist, kann sie Ihnen tatsächlich bei Ihrer Suche helfen die wichtigen Informationen über die Psyche des Patienten zu finden, die wir klassischen Homöopathen so sehr schätzen.

Jung

Carl Gustav Jung, anfangs ergebener Schüler Freuds, überwarf sich später mit seinem Mentor. Das geschah teilweise, weil er die Sexualität nicht auf eine so hohe Stufe stellte, wie Freud es in seinem Verständnis der Seele tat, hauptsächlich aber, weil er sich in der Beschreibung des „kollektiven Unbewussten“ grundsätzlich von Freuds Ansicht entfernte. Er zeichnet auch für die Begriffe „introvertiert“ und „extrovertiert“ (in der Alltagshomöopathie „offene“ und „verschlossene“ Charaktere), „Archetyp“ und „Persona“ verantwortlich.

Ich möchte diese Konzepte nicht diskutieren, weil sie sich nicht direkt auf die homöopathischen Gespräche beziehen. Die Homöopathie selbst ist jedoch von einem jungianischen Standpunkt aus betrachtet worden, besonders von Edward Whitmont, der ein herausragender jungianischer Analytiker und gleichzeitig Homöopath war. In seinem Buch *Psyche und Substanz* (Whitmont, 1996) kann man sehen, wie verschiedene Mittel den unterschiedlichen Archetypen entsprechen.

Was die Fallaufnahme betrifft, hat Jung dem, was wir von Freud gelernt haben, nicht viel hinzuzufügen. Auch ein jungianischer Analytiker verwendet freie Assoziation und Träume, obwohl die Jungianer die Träume recht unterschiedlich zu Freud analysieren. Wenn der Traum eines Patienten nicht im Repertorium steht und Sie daran interessiert sind, was er für die Psychologen bedeutet, haben Sie die Wahl zwischen Freudianern, Jungianern, einer existenziellen und/oder vielen anderen Arten von Deutung. Ich persönlich ziehe es vor, den Patienten nach seiner eigenen Deutung zu fragen und nehme dort den Faden auf.

Voice Dialogue ist eine interessante, praktische Technik, die von Hal Stone entwickelt wurde, der ursprünglich jungianischer Psychotherapeut war (Stone, 1993). Es kann gut als eine neo-jungianische Form der Psychotherapie beschrieben werden. Stone postuliert, dass wir unterschiedliche „Stimmen“ in unserem Kopf haben, „den Streber“, „das Kind“, „den Beschützer/Kontrolleur“, „den Kritiker“ und viele andere. Jede „Stimme“ hat etwas über ihre Bedürfnisse zu sagen, aber bei den meisten von uns tendieren einige „Stimmen“ dazu die anderen zu übertönen. Beispielsweise kann der „Kritiker“ so laut schreien und alles tadeln, was der Patient tut, dass das „innere Kind“ kaum jemals zu Wort kommt und der Patient ihm niemals wirklich eine Gelegenheit gibt zu „spielen“.

Stones *Voice Dialogue* zielt darauf, allen Stimmen eine Chance zu geben frei heraus zu sprechen und sogar auszudrücken, was sie von einander halten. Es werden zwei oder mehr Stühle verwendet und der Klient wird gebeten den Stuhl zu wechseln, wenn eine neue Stimme drankommt. Diese Art Dialog wird auch in Fritz Perls Gestalttherapie verwendet. Die Therapie ist nicht wertend. Dem Klienten wird klar, welche Stimmen dominieren und welche unterdrückt werden. Eine gesunde Balance der unterschiedlichen Stimmen kennzeichnet ein gesundes Individuum.

Ich erwähne den *Voice Dialogue*, weil ich eine Abart davon im homöopathischen Gespräch nützlich gefunden habe. Ich versuche nicht, die typischen Stimmen zu unterscheiden, wenn ich einem Patienten zuhöre, aber manchmal wird es deutlich, dass zwei Stimmen beim selben Patienten ganz klar miteinander im Konflikt stehen. Eine Frau, beispielsweise, war ambivalent, ob sie ein zweites Kind haben sollte, was ihr Partner sich sehr wünschte. In dieser Lage waren zwei „Stimmen" deutlich. Es gab „eine Stimme, die ein Baby wollte" und eine, die das nicht wollte. Es war hilfreich, diese beiden Stimmen zu trennen, indem jede einfach einen anderen Stuhl bekam. Damit konnte „die Stimme, die das Baby wollte" über alle Vorteile eines weiteren Kindes sprechen. Die Patientin wurde dann gebeten auf einen nahe stehenden Stuhl zu wechseln und die „Stimme, die gegen ein Baby war" sich äußern und ihre Meinung zur „pro-Baby-Stimme" ausdrücken zu lassen. Dann zurück zur „Stimme dafür", um zu hören, was sie über die „Stimme dagegen" dachte. Bei den wenigen Malen, wo ich das angewendet habe, habe ich die Erfahrung gemacht, dass die Patienten die Idee sehr schnell verstehen und dieser Vorgang ihnen sogar Spaß macht. Es hilft, dem Patienten und dem Homöopathen den Sachverhalt klar zu machen und nimmt nur zehn bis fünfzehn Minuten einer homöopathischen Konsultation in Anspruch.

Nach dem Duolog (gewöhnlich arbeite ich nicht mit mehr als zwei Stimmen) wird der Patient in einen „Normalzustand" zurückversetzt und gefragt, welche Einsichten er oder sie aus dem Vorgang gewonnen haben. Es ist oft recht überraschend, was sie in einer solch kurzen Zeit lernen können. Natürlich kann jede, vom Patienten oder Homöopathen aus der Übung gewonnene Einsicht von Nutzen sein, wenn es an die Fallanalyse geht.

Das ist eine sehr unkonventionelle Methode eine homöopathische Anamnese zu erheben, aber solange der Patient sich sicher fühlt und der Homöopath zuversichtlich ist und mit dem, was sie gemeinsam tun, Erfahrung hat, ist es meiner Ansicht nach ein akzeptabler Weg um wertvolle homöopathische Informationen zu erhalten. Man kann es als Gewinn betrachten, wenn der Patient durch den kleinen Duolog amüsiert ist oder Hilfe bekommt und nach meiner Erfahrung ist das oft der Fall. Hier ein kleines Wort der Warnung. Aus einsichtigen Gründen ist dieses Vorgehen bei Patienten mit dissoziativen Störungen oder multipler Persönlichkeit höchst ungeeignet. Diese Krankheiten sind selten und Sie hätten bestimmt viel früher im Gespräch „etwas Eigentümliches" an Ihrem Patienten bemerkt und eine solch avantgardistische Methode der Fallaufnahme bei ihm nicht einmal in Erwägung gezogen. In jedem Fall würde ich dieses Vorgehen erst beim dritten oder vierten Besuch empfehlen, wenn der Patient auf die gewählten Mittel nicht reagiert hat und das normale Gespräch, das Sie mit ihm führen, keine neuen Informationen zu bringen scheint. Darüber hinaus sollte es nur von Behandlern eingesetzt werden, die etwas Übung mit der Technik haben, und bei Patienten, bei denen sie sich sicher fühlen.

Reich

Wilhelm Reich war ein Schüler Freuds, fiel jedoch von der Hauptströmung ab um sein Augenmerk auf die körperlichen Auswirkungen unterdrückter Sexualität zu legen. Er benutzte Massage und verschiedene Arten von Körperarbeit um das aufzulösen, was er muskuläre Panzerung nannte, womit er die Weise meinte, wie der Körper Angst, Furcht und Zorn kompensiert und sich daran anpasst, beispielsweise durch Anspannung der Schulter- und Nackenmuskulatur, wenn er unfähig ist, Wut auszudrücken.

Verschiedene Arten körperlicher Anspannung und Unterdrückung von Gefühlen führen dazu, dass sich verschiedene Muskelgruppen anspannen. Diese Spannung verkehrt den Energiefluss im Körper. Reich nannte diese Energie „Orgonenergie" und sie hat mit dem, was Hahnemann „Lebenskraft" nannte, vieles gemeinsam.

Reich glaubte auch, dass der Orgasmus eine sehr gesunde Befreiung geistiger und körperlicher Energie sein kann. Er nannte die Fähigkeit, diese psychische und physische Aufgabe zu erreichen, „orgastische Potenz". Nach seiner Meinung kann nur eine sehr kleine Minderheit von Menschen diese Art von Orgasmus erfahren und frei setzen. Deshalb sind die meisten Menschen körperlich und geistig angespannt; eine Behauptung, die nur wenige Ärzte oder Psychologen bestreiten werden.

Reich wurde in seiner Zeit verlacht und für seine Ansichten sogar ins Gefängnis gesteckt, sein Werk wurde aber von Leuten wie Alexander Lowen mit dem, was er „Bioenergetik" nannte, verfeinert und weiter entwickelt.

Dieses besondere Randgebiet der psychoanalytischen Theorie hat mit der Homöopathie etwas gemeinsam. Beide sind Arten psychosomatischer Medizin. Der Homöopath und der bioenergetische Behandler oder jeglicher von Reich beeinflusste Psychotherapeut interessieren sich sowohl für die geistigen als auch für die körperlichen Symptome ihrer Patienten. Dies führt zu einer Haltung im Sprechzimmer, die sich von der konventionellen Medizin (mechanistisch) und der Psychotherapie (mehr psychisch als körperlich) unterscheidet, aber Merkmale von beiden umfasst. Die Trennung zwischen Geist und Körper ist aufgehoben und der menschliche Organismus wird als durch eine Lebenskraft (Homöopathie) oder Orgonenergie (Reich) belebt angesehen. Wenn diese Energie unbehindert von geistigen oder körperlichen Blockaden durch Körper und Geist fließt, kann von einem Zustand der Gesundheit gesprochen werden.

Ich habe von Reich, Lowen und anderen Arten „Körperarbeits"-Therapeuten zwei Dinge über die homöopathische Fallaufnahme gelernt.

Erstens, dass eine muskuläre Verspannung im Körper ein wertvoller Hinweis auf den psychischen Zustand unserer Patienten ist. Manchmal erzählen sie Ihnen von ihrem steifen Nacken, manchmal nicht. Früher oder später untersuche ich diesen Bereich bei allen meinen Patienten. Sie müssen kein einziges Kleidungsstück dazu ablegen. Ich bitte sie einfach um die Erlaubnis, meine Hände auf ihre Schultern legen und diesen Teil von ihnen untersuchen zu dürfen. Spannung, Schmerzhaftigkeit und schmerzhafte „Knoten" im Bereich des Trapezius weisen gewöhnlich auf ein unterdrücktes Gefühl hin, oft ist das Zorn. Ich hatte viele Patienten, die ihren Zorn erst eingestanden, nachdem ich diese Art Spannung in ihren Nacken und Schultern gefühlt und dazu eine Bemerkung gemacht hatte. Das hat natürlich wichtige Konsequenzen für jede anschließende homöopathische Verschreibung.

Zweitens sind Sexualität und Sexualleben des Patienten wichtige Gesprächsthemen in der klassischen Homöopathie. Das ergibt sich deutlich aus der Materia medica und den Repertorien, die voller Sexualitätssymptome sind. Die großen Homöopathen des 19. Jahrhunderts lebten in recht puritanischen Zeiten und können sich ziemlich unbehaglich damit gefühlt haben, dass so viele sexuelle Inhalte in ihre Bücher Eingang gefunden haben. Sie konnten es aber nicht umgehen, der einfachen Tatsache ins Auge zu sehen, dass Sex in der Homöopathie so wichtig ist wie im Leben im Allgemeinen.

Es gibt viele Homöopathen, denen es peinlich ist, die Patienten über ihr Sexualleben zu befragen. Wenn Sie einer von diesen sind, müssen Sie sich die Frage stellen, warum das so ist. Die gute Nachricht ist, dass es leichter wird, wenn Sie älter werden, weil dann eine wachsende Zahl Ihrer Patienten etwa so alt wie Sie oder jünger sein werden. Als männlicher Arzt habe ich keine Probleme mit anderen Männern über ihr Sexualleben zu sprechen. Weibliche Patienten befrage ich gewöhnlich zunächst zu ihrer Periode und frage dann: „Wie ist Ihre sexuelle Energie?" Das impliziert, dass ich nur eine weitere Frage zu ihrem hormonellen Gleichgewicht stelle. Sie bekommen eher eine direkte Antwort, wenn der Ton Ihrer Stimme entspannt bleibt. Der beste Weg, entspannt zu klingen, ist entspannt zu sein. Natürlich hängt das entspannte Gefühl bei Fragen über Sexualität davon ab, wie gut es Ihnen mit Ihrer eigenen Sexualität geht.

Fragen über Sex zu stellen heißt nach Masturbation zu fragen, was in der westlichen Gesellschaft ein recht tabuisiertes Thema ist. Das ist ziemlich eigenartig, weil alle Umfragen zeigen, dass die meisten Menschen masturbieren, ob sie allein stehend, verheiratet, heterosexuell, homosexuell oder transsexuell sind. Was bedeutet die Unterdrückung der sexuellen Energie des Conium-maculatum-Patienten wirklich? Ist das jemand, der keinen sexuellen Verkehr hat oder die seltene Spezies Mensch, die überhaupt kein sexuelles Ventil hat, sei es mit anderen oder alleine? Oder ist es jemand, der eine hohe sexuelle Energie hat, aber jegliche Form sexueller Betätigung aus welchen Gründen auch immer absichtlich vermeidet? Eins ist sicher: Sie werden diese Informationen nicht bekommen, wenn Sie nicht bereit sind, frei über Sex, Sexualität und Masturbation zu sprechen.

Mein Prinzip ist, dass Menschen in Bezug auf ihr Sexualleben ein Recht auf ihre Privatsphäre haben. Wir haben keine Berechtigung, zu diesem Teil ihres Lebens Fragen zu stellen, wenn es für die homöopathische Mittelfindung nicht von Wert sein könnte. Deshalb müssen wir die meisten Erwachsenen über Sex fragen und das Geheimnis, das gut zu tun, liegt immer im Ton Ihrer Stimme.

Existenzielle Psychotherapie

Die existenzielle Psychotherapie hat mit der Homöopathie vieles gemeinsam. Das kommt vom existenziellen Konzept des Ausklammerns, was die existenzielle Forderung an den Therapeuten bedeutet, vorgefasste Meinungen, Haltungen und Stereotype beiseite zu lassen, weil diese eine wirkliche Begegnung mit der Einzigartigkeit des Individuellen verhindern. Hören wir Hahnemann, der, lange bevor das Wort „existenziell“ in die Wörterbücher kam, folgendes schrieb:

> Diese individualisierende Untersuchung eines Krankheits-Falles, ..., verlangt vom Heilkünstler nichts als Unbefangenheit ...
>
> *(Organon § 83)*

„Unbefangenheit“, das heißt Vorurteilsfreiheit. Wenn ich einen Satz aus dem *Organon* auszuwählen hätte, der aus dem Buch heraussticht, dann wäre es dieser. Man kann diesen Satz in vielfältiger Weise interpretieren, aber es gereicht Hahnemann zu höchster Ehre, dass er Sie nur zu einem besseren Homöopathen machen kann, welche Aussage Sie auch immer aus ihm herausholen. Es könnte bedeuten, von einem der folgenden Vorurteile frei zu sein:

- vorgefertigte Haltungen gegenüber Personen beiderlei Geschlechts, anderer Rasse oder Religion, bestimmter politischer Überzeugung, von besonderem sozioökonomischen Status, Nationalität oder Beruf zu haben,
- eine zu optimistische oder pessimistische Haltung bezüglich der orthodoxen Diagnose, mit der sich der Patient präsentiert, einzunehmen,
- zu früh eine Idee zu haben, was das Mittel des Patienten sein könnte, zum Beispiel bei einem blassen, übergewichtigen Menschen zu schnell an Calcarea carbonica zu denken und sich damit gegen die Möglichkeit anderer Mittel einzunehmen,
- eine zu starke Vorliebe für bestimmte Arten von Persönlichkeiten zu haben.

All das macht „Unbefangenheit" zu einer schrecklich schwierigen Aufgabe. Wir haben alle, basierend auf unseren persönlichen und gesellschaftlichen Erfahrungen, zumindest unbewusste Vorurteile gegen verschiedene Arten von Persönlichkeiten. Ich möchte darauf hinweisen, dass es fast unmöglich ist, „vorurteilsfrei" zu sein, und vielleicht können wir dem am nächsten kommen, wenn wir uns der Vorurteile bewusst sind, die wir haben. In dem Moment, wo wir uns eines Vorurteils bewusst sind, nehmen wir diesem bestimmten Vorurteil die Kraft. Die Beobachtung des Vorurteils kann uns auch Informationen über den Patienten geben, wobei wir dann unsere eigene Unvollkommenheit als diagnostisches Hilfsmittel verwenden.

Ich wurde von der speziellen Art existenzieller Psychotherapie beeinflusst, die mein erster Mentor in der Homöopathie, Dr. Eric Ledermann, entwickelt hat. Seine medizinische Philosophie unterscheidet sich vom pessimistischen Existenzialismus von Sartre und Genet. Aus seiner Sicht ist es axiomatisch, dass der Mensch ein Gewissen hat, obwohl es bei Psychopathen scheinbar fehlen kann. Dieses Gewissen, ein untrennbarer Bestandteil eines Menschen, ist nicht identisch mit dem, was Freud das „Über-Ich" nannte und was eine Ansammlung von Überzeugungen darstellt, die auf der von der Gesellschaft gesetzten moralischen Standards beruhen. Nach Ledermann kommen die meisten Neurosen daher, dass dieses Gewissen nur im Unbewussten existiert und daher dem Patienten zeitweise unzugänglich ist. Patienten leiden unter neurotischem Elend, weil sie keinen Kontakt zu ihrem Gewissen als leitende Instanz haben, die ihnen sagt, wie sie ihr Leben führen sollen. Durch das Fehlen eines wahren und starken religiösen Glaubens haben sie wenig, wofür sie leben, und leiden auf unterschiedliche Weise an einer existenziellen Leere. Die Rolle eines existenziellen Therapeuten, der auf diesem Gebiet arbeitet, ist einfach, aber bei weitem nicht leicht. Sie besteht darin, den Prozess, das unbewusste Gewissen des Patienten ins Bewusstsein zu bringen, zu erleichtern.

Das ist eine zutiefst optimistische Ansicht über die Natur des Menschen. Manchmal braucht es den Schock einer ernsten Erkrankung um eine solche Suche in uns selbst zu veranlassen. Die Patienten wundern sich oft, warum sie sich zu einer bestimmten Zeit eine bestimmte Erkrankung zugezogen haben. Zahllose Patienten haben die Frage gestellt: „Warum habe ich das jetzt bekommen? Mir ist es mein ganzes Leben lang gut gegangen." Und doch ist offensichtlich, dass zu irgendeiner Zeit eine Krankheit hatte kommen müssen. Wenn eine solche Frage gestellt wird, ist sie in Wahrheit eine Einladung zu einer philosophischen Diskussion. Falls Sie, der Homöopath, vor dieser Frage zurückschrecken, indem Sie einfach sagen, dass Sie die Antworten auf diese Fragen nicht kennen, kann der Patient die Empfindung haben abgewiesen worden zu sein. Es schadet nichts, über die verschiedenen Möglichkeiten zu sprechen und genau zu beobachten, wie Ihr Patient ein solches Gespräch führt. Patienten, die unterschiedliche Mittel brauchen, werden unterschiedliche Ansichten über die Ätiologie ihrer Erkrankung haben. Ein Patient, der Phosphorus braucht, wird beispielsweise der Idee einer psychosomatischen Erklärung seiner Krankheit gegenüber offener sein als ein Patient, der Nux vomica braucht.

Die existenzielle Sicht von Eric Ledermann lässt Raum für andere Einflüsse: das Freudianische Libidokonzept, die Parapraxis und Traumdeutung; die Jungianischen Gedanken zu Archetypen und Introvertiertheit und Extrovertiertheit; und sogar einen strengen religiösen Glauben. Keines dieser Dinge wird jedoch deterministisch betrachtet. Alle werden als Herausforderungen angesehen, die der Patient mit Hilfe seines Gewissens, das ihm hoffentlich als Ergebnis der existenziellen Psychotherapie bewusster wird, überwinden muss.

Ich finde eine solche Sicht recht frei von Vorurteilen und halte sie für eine nützliche ethische Position, von der man sich als Arzt und Homöopath leiten lassen kann. Es ist nicht nur der Patient, der weniger leiden wird, wenn er gemäß seines Gewissens lebt, sondern auch der Arzt. Es ist immer hilfreich, zu versuchen sich in den Patienten hineinzuversetzen und sich zu fragen, wie man selbst behandelt werden wollte – und was man nicht wollte, dass es mit einem gemacht oder einem gesagt wird.

Es gab einmal eine Zeit, in der die Ärzte die Priester der Gesellschaft waren. Das Wort „Doktor" bedeutet in Wahrheit Lehrer. Mit dem Niedergang der institutionalisierten Religion in der westlichen Welt und der völligen Trennung von Religion und Medizin, was bleibt da einem Doktor zu lehren? Ledermanns existenzialistischer Denkansatz gibt dem Patienten wenigstens einen allgemeinen Rat. Es ist eine Art Appell, sich seines Gewissens bewusst zu werden und ihm gemäß zu leben. Die Weise, wie ein Patient auf diesen Appell reagiert, wird wichtige Hinweise geben, welches homöopathische Mittel am besten zu ihm passen könnte.

Ich empfehle Ihnen hier nicht, dass Sie unbedingt mit jedem Patienten Diskussionen über Ethik führen sollen. Es ist nur so, dass ich bemerkt habe, dass viele Patienten, wenn sie erkranken, plötzlich anfangen, sich Fragen über den Sinn des Lebens zu stellen und diese Fragen zu ihren Ärzten und Homöopathen tragen. Ich glaube, ein ehrliches Gespräch über dieses Thema wird homöopathisch nützlicher sein als zu sagen, dass sie es „nicht wissen", und mit einer homöopathischen Standardfrage weiter zu machen. Ich möchte nur anregen, dass Sie es zulassen, dass die homöopathischen Fragen durch den Patienten gesteuert werden. Wenn der Patient ein philosophisches Gebiet betreten möchte, sollten Sie in der Lage sein, ihn auf diesen Schauplatz zu begleiten.

Es ist eine traurige Tatsache, dass die meisten Ärzte nicht die Neigung oder nicht die Zeit haben solche Gespräche mit ihren Patienten zu führen. Da sie eine Philosophie der Medizin für unwichtig halten, nehmen sie ganz unbeabsichtigt eine philosophische Haltung ein, die Ledermann „naiven Realismus" nennt. Natürlich ist das ungesund für die Patienten und erschreckenderweise sogar noch ungesünder für die Ärzte. Statistiken zeigen übereinstimmend, dass Ärzte eher als ihre Patienten Selbstmord begehen, geschieden werden, Alkoholiker oder drogenabhängig werden. Könnte das sein, weil sie tief unten in ihrem unbewussten Gewissen gewahr sind, dass sie sich mit den wirklichen Gründen nicht befassen, wegen derer viele Patienten sie aufsuchen? Wenn ein Arzt einen starken religiösen Glauben hat, kann ihn dieser dabei leiten, wie er seine Patienten behandelt, er muss aber sehr sorgfältig zu Werke gehen, wenn bei irgendeinem Thema ein Konflikt zwischen seinem Glauben und dem des Patienten auftritt. Ohne einen religiösen Glauben könnte er gut daran tun, sich die Beiträge zur Philosophie der Medizin und Ethik von Eric Ledermann anzuschauen, einem ausgezeichneten Homöopathen, Psychiater und Medizinphilosophen.

Buber

Martin Buber verdient unsere Aufmerksamkeit, weil er glaubte, dass sich der Mensch in gewisser Hinsicht durch die Qualität seiner Beziehungen definiert. In seinem klassischen Text *Ich und Du* (Buber, 1983) unterscheidet er zwischen „Ich-Es"- und „Ich-Du"-Beziehungen. Ich-Es-Beziehungen sind solche, bei denen die anderen mehr als Objekt betrachtet werden, denn als Individuen, die zu ihrer eigenen, einzigartigen und subjektiven Erfahrung befähigt sind. Dies ist die häufigere Art von Beziehung, wie sie in der orthodoxen medizinischen Wissenschaft zwischen Patient und Arzt besteht.

In einem kurzen Essay über den Einfluss Bubers fassen DeWitt und Baldwin das gut zusammen:

> In der Tat, die wissenschaftliche Methode ist die perfekteste Entwicklung der Ich-Es- oder Subjekt-Objekt-Erkenntnisweise des Menschen. Sie ist dazu geeignet Objekte mit Objekten zu vergleichen, sogar Menschen mit Menschen, aber nicht dazu, seine Ganzheit oder Einzigartigkeit zu erkennen.
>
> (DeWitt und Baldwin, 1987)

Das ist der Unterschied zwischen der orthodoxen Medizin, klar auf wissenschaftlicher Methode begründet, und dem ganzheitlichen Ansatz der klassischen Homöopathie, der die Einzigartigkeit des Menschen auf die höchstmögliche Stufe stellt. Um die Art und Weise, wie ein Patient einzigartig ist, zu erkennen, muss die Beziehung zwischen Homöopath und Patient etwas von den Qualitäten einer Ich-Du-Beziehung haben, welche durch „Gegenseitigkeit, Direktheit, Präsenz, Intensität und Unbeschreiblichkeit charakterisiert ist“. Das ist es, wonach wir in unseren Beziehungen mit unseren Patienten streben müssen. Ich glaube, dass eine solche Homöopath-Patienten-Beziehung dem Homöopathen die Informationen liefert, die er braucht, um eine erfolgreiche Verschreibung zu machen.

Es ist natürlich keine leichte Sache eine solche Beziehung zu einem Patienten einzugehen. Es erfordert ein großes Stück Arbeit an Ihnen selbst, aber es lohnt sich darüber nachzudenken, dass Buber in seiner Philosophie auf alle unsere Beziehungen Bezug nimmt. Wir können die Qualität unserer Beziehungen im Sprechzimmer nur verbessern, wenn wir versuchen alle Beziehungen unseres Lebens auf ein Ich-Du-Niveau zu bringen. Das kann eine Lebensaufgabe sein, aber ich möchte Sie ermuntern sich zu fragen, ob Sie mit ihrem Leben etwas besseres anstellen können, als Ihre Beziehungen zu Ihrer Familie, lieben Freunden, Patienten und Mitmenschen im Allgemeinen zu verbessern.

Wahrscheinlich habe ich wegen der Möglichkeit, solche Beziehungen zu Menschen einzugehen, unbewusst die Laufbahn der Medizin eingeschlagen. Ich war an der medizinischen Wissenschaft interessiert, aber niemals von ihr fasziniert. Als ich gezwungen wurde, die mechanistische Medizin, wie von der Universität gefordert, bis in die Furcht erregendste Einzelheit zu studieren und auswendig zu lernen, begann ich mich entmenscht zu fühlen. Jetzt weiß ich, der Grund war die völlige Fokussierung auf die Ich-Es-Beziehung zwischen einem Arzt und der Krankheit seines Patienten. Ich möchte diese Art Beziehung in der Medizin nicht verunglimpfen. Ohne sie hätte Fleming das Penicillin nicht entdeckt und damit schreckliche Krankheiten wie Syphilis, Lungenentzündung und Meningitis über die Klinge springen lassen. Ohne die ausgefeilten chirurgischen Techniken, die uns heute zur Verfügung stehen, würden Tausende sterben oder unnötig leiden. Viele behandelbare Krankheiten würden ohne die dem modernen wissenschaftlichen Arzt verfügbare phantastische Untersuchungstechnologie undiagnostiziert bleiben. Die Ergebnisse, welche auf dieser Art von Medizin beruhen, gründen sich auf die Ich-Es-Beziehung der wissenschaftlichen Forschung. Diese Art von Beziehung ist aber nicht die einzige, die für eine allgemeine, erfolgreiche medizinische Praxis nötig ist.

Bei weitem die meisten Patienten, die einen Allgemeinmediziner aufsuchen, kommen wegen Zuständen, die auf die Werkzeuge, die ihrem Arzt zur Verfügung stehen, nicht sehr einschneidend reagieren. Und wirklich haben viele Studien gezeigt, dass mehr als die Hälfte der Patienten, die einen Allgemeinmediziner aufsuchen, Beschwerden haben, die durch psychische Faktoren verursacht oder verschlimmert wurden. Bei all diesen Konsultationen bekommt der Patient das Gefühl, dass der Arzt seinen Bedürfnissen nicht gerecht wird, wenn dieser sich nur auf eine Ich-Es-Beziehung einlässt. Selbst in den entwickeltsten Ländern der Erde werden einem Patienten, der einen Allgemeinmediziner aufsucht, selten mehr als 15 Minuten für eine Konsultation eingeräumt und in den meisten Fällen noch viel weniger als das. Vielleicht ist es möglich, in solch kurzer Zeit einige Ich-Du-Momente zu erleben, aber die Chance, dass diese Art von Beziehung im durchschnittlichen Sprechzimmer dominiert, kann wirklich nur gering sein. Das ist für Patient und Arzt eine traurige Tatsache. Beide verpassen die Möglichkeit, die von Buber beschriebene Ich-Du-Beziehung zu erfahren. Das ist zumindest eine Tragödie der modernen Medizin.

Im ersten Abschnitt diese Buchs habe ich Sie gefragt, warum Sie ein guter Homöopath werden wollen. Als ich Buber las, wusste ich, warum ich von der klassischen Homöopathie so hingerissen war. Buber hatte, als er das Thema der Psychotherapie ansprach, die heilenden Wirkungen der Ich-Du-Beziehung über jegliche psychologische Theorie menschlichen Verhaltens gestellt. Die klassische Homöopathie geht aber noch einen wichtigen Schritt darüber hinaus und beschreibt eine Medizin, die auf den Früchten einer Ich-Du-Beziehung zwischen Homöopath und Patient beruht. Sie bietet dem Behandler sowohl die Möglichkeit, die Ich-Du-Beziehung im Sprechzimmer zu erfahren, als auch die Freude, die Wirkung richtig verschriebener homöopathischer Mittel auf den Patienten zu sehen. Das ist der Grund, warum ich denke, dass es ein großes Privileg ist, klassische Homöopathie zu betreiben.

1957 trat Buber mit dem amerikanischen Psychotherapeuten Carl Rogers, mit dem er viel gemeinsam hatte, in einen berühmten Dialog. Rogers hatte den wichtigsten Einfluss auf die Art, wie ich mich mit meinen Patienten unterhalte, und das nächste Kapitel ist seiner Auffassung gewidmet, was genau eine psychotherapeutische Begegnung (und, meiner Meinung nach, ein homöopathisches Gespräch) wirksam macht oder nicht.

Andere

Andere Psychologen und Philosophen, die mich beeinflusst haben, sind Frankl, Maslow, Laing, Satir, Balint, Ram Das und Krishnamurti. Ich habe versucht, mich auf die Autoren zu konzentrieren, die auf die Art, wie ich die Homöopath-Patienten-Beziehung sah, Einfluss hatten. Ich habe keine Zweifel, dass Sie durch andere Gruppen von Autoren beeinflusst worden sind und inspiriert werden. Es wird immer noch mehr über die Homöopath-Patienten-Beziehung zu lernen sein. Das ist für mich das Schönste an der Homöopathie und wahrscheinlich der Grund, warum Homöopathen so ungern in Rente gehen. Wenn Sie endlich anfangen, sich in den Beziehungen zu Ihren Patienten behaglich und sicher zu fühlen, muss es hart sein, der Kunst Lebewohl zu sagen, die diese Eigenschaften in Ihnen gefördert hat – der Kunst des homöopathischen Gesprächs.

9 Rogers, Counselling und Homöopathie

Gegen Ende der medizinischen Ausbildung begann mir zu dämmern, dass man mir über das Kommunizieren mit Patienten nicht viel beibringen würde. In meinem sechsten und abschließenden Studienjahr erinnere ich mich an einen einzigen Nachmittag, an dem wir die Gelegenheit hatten, ein paar Minuten mit einem Patienten vor einer Videokamera zu sprechen und es dann wieder vorgespielt zu bekommen. Diese Erfahrung war ein gewaltiger Weckruf für mich und ich werde sie nie vergessen. Leider war das in den ganzen sechs Jahren die einzige Gelegenheit, die wir bekamen, uns selbst auf Video zu sehen. Wirklich, ich erinnere mich in der ganzen Zeit an der Universität an niemanden, der mich beobachtet hätte, wenn ich mit Patienten sprach. Effektive Kommunikation mit Patienten war etwas, was man sich vermutlich selbst beibrachte.

Als ich als junger Arzt 1982 begann Homöopathie zu studieren, war das Sprechen mit den Patienten kein größerer Teil der Ausbildung. In diesen Tagen erhob ich die Anamnese in der Standardreihenfolge wie in der Zusammenfassung in Kapitel 5 beschrieben. Meine größte Furcht war, dass ich vergessen könnte, dem Patienten einige wichtige Fragen zu stellen, zum Beispiel in welcher Lage er einschläft.

Obwohl ich es immer leicht gefunden habe, mit Menschen zu sprechen, wusste ich, dass meinen Kommunikationsfertigkeiten eine Politur gut täte, und so schrieb ich mich, wie in Kapitel 2 erwähnt, in einen Kurs in „Counselling" (psychologische Beratung) ein, an einer Institution, die damals North East London Polytechnic hieß. Es wurde zu einem phantastischem Erlebnis. Der Kurs war sehr praxisbezogen und wir zehn Teilnehmer wurden ständig aufgefordert die Beratungstechniken an uns gegenseitig zu üben. Dann bekamen wir Rückmeldung von unseren Mitschülern. In diesen Übungen mussten wir über aktuelle persönliche Probleme sprechen. Man musste nicht über seine tiefsten Ängste und Befürchtungen sprechen, aber das Problem, das man ansprach, musste real sein. Nur so konnte man dem Schüler, der einen beriet, wirkliches Feedback geben.

Der Kurs beinhaltete auch einiges an Theorie und der einzige Autor, auf den man verwies, war Carl Rogers. Ich hatte seinen Namen zuvor gehört, hatte aber keine Ahnung, wie sehr sein Werk alle Arten von psychologischer Beratung, Erziehung und Psychotherapie beeinflusst hatte. Mir wurde bald klar, dass seine „personenzentrierte" Methode mit Patienten oder Klienten, wie er sie lieber nannte, zu sprechen, für das homöopathische Gespräch absolut geeignet sein müsste. Es war eine wirkliche Offenbarung für mich. Endlich wurde mir beigebracht, was ich mir immer ersehnt hatte: wie ich viel sagende, hilfreiche Gespräche mit meinen Patienten führen konnte. Der Kurs war spannend und inspirierend und machte mich begierig, mehr zu lernen.

Ich wusste, mein Ziel war ein anderes als das meiner Mitschüler. Ich entsinne mich, dass ich das Counselling zusammen mit einem Polizisten, zwei Bewährungshelfern und einem Lehrer erlernte. Ich war der einzige Arzt. Die meisten der anderen Schüler waren von ihren Arbeitgebern in den Kurs geschickt worden, damit sie für bestimmte Zwecke in ihrer Arbeit Beratungsfertigkeiten erlernten. Ich hatte einen etwas anderen Plan. Ich erkannte bald, dass die Fertigkeiten des Counselling nach Rogers, die ich erlernte und übte, von sich aus sehr gut in meine ärztliche Karriere passen würden. Ich war nie gelehrt worden, wie ich einem Patienten sagen sollte, dass seine medizinischen Untersuchungen eine ernste Erkrankung, wie zum Beispiel Krebs, bestätigt hatten und vielleicht noch wichtiger, wie ich seinen Reaktionen angemessen begegnen sollte, wenn er das hörte. Niemand hatte mich gelehrt, wie ich die Nachricht vom Tod eines Patienten den Angehörigen beibringen und mit ihren Reaktionen umgehen sollte. Ich war dankbar, dass ich als Ergebnis dieses Kurses in solchen Situationen als Arzt kompetenter sein würde.

Jedoch, mein Hauptziel war es, meine Fertigkeiten im Erheben homöopathischer Anamnesen zu verbessern. Ich sollte nicht enttäuscht werden. Das Erlernen des Counselling nach Rogers erwies sich bei meinem fortgesetzten Streben, ein besserer Homöopath zu werden, als eine der lohnendsten Entscheidungen, die ich bis dahin getroffen hatte.

Carl Ransom Rogers (1902-1987) begann sich für Psychotherapie zu interessieren, als er Student an einem Seminar in New York war. Er machte seinen Abschluss und Doktortitel am Teacher's College der Columbia University. Während er anfangs mit Kindern arbeitete, hielt er an der University von Rochester Vorlesungen und veröffentlichte 1939 *The Clinical Treatment of the Problem Child* (Rogers, 1939). 1940 wurde er Professor für Klinische Psychologie an der Ohio State University und veröffentlichte 1942 sein bahnbrechendes Werk *Die nicht-direktive Beratung – Counseling and Psychotherapy* (Rogers, 1994). Darin und in den Büchern, die folgten, stellte er seine besondere Methode der Therapie und Beratung vor. Die Art von Psychotherapie, die Rogers vertrat, die gewöhnlich „Counselling" genannt wurde, kennzeichnete einen wichtigen Aufbruch weg von der Psychotherapie seiner Zeit, die sehr von der psychoanalytischen Theorie beeinflusst war.

Ein Hauptunterschied zwischen dem von Rogers vertretenen Vorgehen und der analytischen Psychotherapie besteht darin, dass die Methode von Rogers kein Interesse daran hat, unbewusste Prozesse beim Klienten zu analysieren oder zu interpretieren. Der Therapeut äußert zu dem, was der Patient sagt, weder Zustimmung noch Ablehnung. Er weist den Klienten noch nicht einmal auf die Widersprüche hin in dem, was er sagt. Er hört einfach zu, wenn der Klient seine eigene Erfahrung des Lebens beschreibt und spiegelt ihm diese zurück. Wirksames „Spiegeln“ schafft eine Umgebung, in welcher der Klient in einem Ausmaß, das er völlig in seiner Kontrolle hat, psychisch wachsen kann. Rogers beschrieb seinen Denkansatz als „nicht-direktiv“, „klientenzentriert“ und „personenzentriert“.

Beim Counselling nach Rogers kommt es für den psychologischen Berater hauptsächlich darauf an, dem Klienten (Patienten) eine angemessene psychische Umgebung zu schaffen, damit er mit unterschiedlichen Gefühlen, Wünschen und Ängsten in Kontakt kommt und in seinem Tempo mit ihnen umgeht. Die Methode baut auf die angeborenen Fähigkeiten des Patienten, als menschliches Wesen zu wachsen, wenn er sich in dieser Art von ermutigendem psychischem Raum befindet. Die Aufgabe des Therapeuten ist es, im Sprechzimmer diesen Raum zu schaffen. Wirksames Spiegeln der psychischen Welt des Patienten ist nicht nur eine Frage der Technik. Es erfordert insofern viel vom Therapeuten, als die Umstände, die der Klient für Wachstum und Entwicklung braucht, viel mit dem psychischen Befinden des Therapeuten in der tatsächlichen Beratungssitzung zu tun haben.

Rogers konnte den ganzen Prozess vereinfachen, indem er drei wichtige Eigenschaften eines erfolgreichen Beraters beschrieb. Diese sind, in keiner besonderen Reihenfolge:

- empathisches Verstehen
- bedingungslose positive Zuwendung
- Kongruenz

Als ich diese unglaubliche Zusammenfassung dessen las, worum es bei Rogers' Arbeit ging, sah ich die gemeinsame Basis, die sein Counselling mit dem idealen homöopathischen Gespräch hatte. Um die wichtigen Gemütssymptome zu erheben, die wir brauchen, um ein homöopathisches Mittel zu verschreiben, müssen wir als Homöopathen in die psychische Welt unserer Patienten treten und sie betrachten, ohne etwas zu bewerten. Das ideale homöopathische Gespräch ist nicht-direktiv, klientenzentriert und nicht wertend. Schon im sechsten Paragraphen des *Organon* sagt Hahnemann:

> Der vorurtheillose Beobachter, — die Nichtigkeit übersinnlicher Ergrübelungen kennend, die sich in der Erfahrung nicht nachweisen lassen, — ... (*Organon* §6)

Mir fiel auf, dass Rogers zu dem Thema, wie sich ein Homöopath (oder Berater) während eines Gesprächs mit einem Patienten (oder Klienten) zu verhalten habe, dasselbe sagte wie Hahnemann. Die Ziele des Beraters und des Homöopathen sind recht unterschiedlich, aber beide müssen in die psychische Welt des Patienten eintreten. Der Berater tut das, um für den Klienten einen sicheren, annehmenden Raum zu schaffen, damit dieser seine Probleme betrachten und mit ihnen gemäß seinem eigenen Tempo umgehen kann. Der Homöopath muss in genau dieselbe einzigartige psychische Welt eines jeden Patienten treten, um die wertvollen Gemütssymptome zu erfassen, auf die er eine Verschreibung gründen könnte. Wenn der Berater und der Homöopath ihren Beruf gut machen, kann ihre Arbeit im Sprechzimmer sehr ähnlich aussehen, außer dass der Homöopath zusätzlich noch eine detaillierte körperliche Anamnese erheben muss.

Wenn die Gespräche, die Homöopathen und Berater nach Rogers führen, ähnlich sind und das Counselling von sich aus therapeutisch ist, sollte dann eine gut geführte homöopathische Konsultation nicht auch therapeutisch sein? Wir kennen alle diesen Ausdruck der Erleichterung im Gesicht eines Patienten, wenn er Ihnen genug Vertrauen entgegengebracht hat um Ihnen Blätter, Stamm und Wurzel seines Problems zu offenbaren. Manchmal reicht das aus um eine große therapeutische Wirkung auf den Patienten zu erzielen, was für erfahrene Berater nicht so überraschend ist wie für homöopathische Anfänger.

In einer Phase meiner Arbeit als Homöopath begann ich mich zu fragen, ob es eher die Konsultation war, die eine therapeutische Wirkung hatte, als die verschriebenen infinitesimalen Dosen der homöopathischen Arzneien. Schließlich entwarf ich eine Versuchsanordnung, nur zu meinem eigenen Lernen. Ich gab allen Patienten ihre Mittel in einer Serie von nummerierten Pulvern. Nur eines von diesen war arzneilich, der Rest Placebo. Ich notierte mir die Nummer des arzneilichen Pulvers und nahm bei der nächsten Konsultation eine Bewertung vor. Wenn die Besserung des Patienten vor der Einnahme des wirksamen Pulvers einsetzen würde, wüsste ich, dass es keine homöopathische Wirkung wäre. Falls der Patient sich nach der Einnahme des wirksamen Pulvers besser zu fühlen begänne und besonders, falls es bald nach der Einnahme dieses Pulvers zu einer Erstverschlimmerung käme, konnte ich das sicher der Homöopathie zum Verdienst anrechnen. Auf diese Weise bewies ich, zumindest zu meiner eigenen Zufriedenheit, dass die homöopathischen Mittel selbst tatsächlich wirken, unabhängig von einem therapeutischen Effekt der Konsultation selbst.

Als Homöopath werden Sie oft hören, dass es nicht Ihr homöopathisches Mittel ist, was dem Patienten hilft. Viele konventionelle Ärzte und andere

Skeptiker machen die von uns verwendeten Potenzen lächerlich und sagen, dass es unseren Patienten wegen der Qualität und Länge unserer Konsultationen besser geht. Ich pflegte über dieses Thema mit ihnen zu diskutieren, aber nach einigen solcher Diskussionen wurde es langweilig. Jetzt habe ich eine andere Strategie. Wenn mir ein orthodoxer Kollege erzählt, dass ich meine Patienten durch die Qualität meiner Konsultationen bessere, danke ich ihm für das Kompliment. Dann frage ich ihn, warum er seine Patienten nicht durch Sprechen heilt, wo das doch sicher dem Verschreiben eines Medikaments vorzuziehen ist. Die Antwort ist immer dieselbe. „Ich habe nicht die Zeit", worauf ich in mitfühlendem, leicht ironischen Ton bemerke: „Wie schade, dass Sie nicht die Zeit haben Ihre Patienten nur durch Zuhören und mit ihnen Sprechen zu heilen." Das beendet gewöhnlich das Gespräch und ist im Allgemeinen viel vergnüglicher als wiederholte Argumente über Placebos, Potenzen, Verschüttelungen und Verdünnungen!

Lassen Sie uns, nachdem ich klargestellt habe, dass ich von der klinischen Wirksamkeit der homöopathischen Arzneien überzeugt bin, zur eigentlichen Konsultation zurückkehren. Ich habe das Betreten der psychischen Welt eines Menschen mit dem Ansehen eines Filmes über ihr Leben verglichen. Wenn ich der Lebensgeschichte meiner Patienten zuhöre, kommen mir Bilder, gerade wie in einem biographischen Film. Die Bilder sind nicht so klar wie ein Film und ich weiß nicht, ob sie von meiner eigenen Vorstellung kommen, ob ich etwas von der Psyche des Patienten wahrnehme oder eine Kombination von beidem. Was ich aber weiß ist, dass die Klarheit dieser Bilder und das intuitive Gefühl die wirkliche Geschichte des „Un-wohl"-Seins meines Patienten zu hören, von einer Sache abhängt. Und diese „Sache" ist mein eigener Gemütszustand während des homöopathischen Gesprächs. Ich bin mir heute sicher, dass das bei weitem der wichtigste Einzelfaktor ist, der bestimmt, wie erfolgreich ich in meinem Sprechzimmer an jedem beliebigen Arbeitstag bin. Ich weiß, wenn ich den Rest meines Lebens täglich fünf Stunden Materia medica studiere, werde ich meine homöopathischen Ergebnisse nicht in dem Maße verbessern wie durch eine Stunde täglicher Arbeit an mir selbst. Es ist meine Erfahrung, dass der wichtigste Faktor für eine erfolgreiche homöopathische Verschreibung ist, in der Konsultation für meine Patienten uneingeschränkt „präsent" zu sein.

Als sich dies für mich und meine Praxis immer mehr bestätigte, fühlte ich mich gezwungen die Methode zu ändern, wie ich Homöopathie lernte. Natürlich hospitierte ich weiter bei Konsultationen erfahrenerer Homöopathen, ich schaute mir aber auch an, was die verschiedenen Psychotherapieschulen zur Therapeut-Klienten-Beziehung zu sagen hatten. Mein Ziel war es, das, was im Kontext der homöopathischen Konsultation nützlich war, anzunehmen und den Rest beiseite zu lassen.

Das Counselling nach Rogers hatte bei weitem den größten Einfluss auf mich. Rogers war der Ansicht, dass die Ergebnisse in der Psychotherapie wenig mit intellektueller Meisterschaft oder Wissen psychologischer Theorie seitens des Beraters zu tun haben. Gute Ergebnisse hingen viel mehr von den Fähigkeiten des Beraters in den drei psychischen Eigenschaften ab, die nötig sind um einem Klienten die richtige Atmosphäre zu schaffen, in der er Fortschritte machen kann. Genau dieselbe Atmosphäre müssen wir klassischen Homöopathen unseren Patienten bieten, damit sie sich sicher genug fühlen können um uns die wahre Geschichte ihrer Erkrankung und ihres Lebens zu erzählen.

Es lohnt sich, diese drei Eigenschaften zu betrachten und sich zu fragen, wie stark man sich in jeder einzelnen einschätzt. Wenn Sie das tun, werden Sie sehen können, wo Sie an sich selbst arbeiten müssen um Ihre Geschicklichkeit bei der Fallaufnahme zu verbessern und ein besserer Homöopath zu werden.

Empathisches Verstehen

Es reicht Ihrem Patienten nicht, dass er weiß, dass Sie ihm Mitgefühl entgegenbringen. Diejenigen von Ihnen, die kleine Kinder haben, wissen, dass ein Kind Mitgefühl mit Ihnen empfinden kann, wenn Sie traurig oder ängstlich sind. Dieses Mitgefühl kann etwas trösten, aber es fehlt ihm das Verständnis dafür, warum Sie sich „niedergeschlagen fühlen". Empathie ist die Fähigkeit, sich mit den Patienten in Ihrem Sprechzimmer zu identifizieren, in ihre Schuhe zu treten und eine Ahnung zu bekommen, wie sie sich fühlen. Empathisches Verstehen heißt, dass Sie die Misere des Patienten sowohl intellektuell verstehen als auch in der Lage sind, sich damit zu identifizieren, wie er sich „jetzt gerade" fühlt.

Selbst das ist nicht genug. Der Patient muss Ihr empathisches Verstehen mitgeteilt bekommen. Die meiste Zeit geschieht das auf einer nonverbalen Ebene, es kommt aber zuweilen vor, dass Sie etwas sagen müssen, um zu zeigen, dass Sie das, was er durchmacht, verstehen und spüren. Nichtinterpretierende Kommentare können hilfreich sein, wie:

- „Das muss eine schwere Zeit für Sie gewesen sein."
- „Das muss Sie sehr durcheinander gebracht haben."
- „Das muss schmerzhaft gewesen sein ..."

Beachten Sie, dass alle diese Kommentare neutral sind, weder lobend noch im geringsten verurteilend. Es ist klar, dass man nicht verurteilen soll, aber wenn Sie einen Satz loben und den nächsten nicht, kann das Vorenthalten von Lob vom Patienten als Kritik verstanden werden. Das ist eine schwierige Lektion, weil wir alle Dinge sagen wollen, die es unserem Patienten besser gehen lassen.

Bei der Identifikation mit den Gefühlen des Patienten ist es sehr wichtig, nicht das Gefühl für sich selbst zu verlieren. Das heißt, einer psychischen Grenze zwischen dem Leben Ihres Patienten und Ihrem eigenen bewusst zu sein. Wenn Sie von den Gefühlen des Patienten überwältigt werden, wird es Ihnen nicht gelingen ihm eine sichere Umgebung zu schaffen, damit er mehr Gefühlen Ausdruck verleiht, und so werden Sie wichtige homöopathische Hinweise verpassen. In einer emotional aufgeladenen Atmosphäre kann sich das anfühlen wie der Gang auf einem Drahtseil ohne Sicherheitsnetz. Etwas Falsches zu sagen kann verheerend sein und zu schweigen kann dem Patienten den Eindruck vermitteln, dass es Sie nicht interessiert.

Wir können jedoch niemals darauf hoffen bei jeder Konsultation über die ganze Zeit in einem Zustand empathischen Verstehens zu sein. Ich habe die Erfahrung gemacht, dass es nahezu unmöglich ist, zu *versuchen* empathisch zu sein. Entweder sind Sie gerade empathisch und verstehend oder Sie sind es nicht. Was kann also getan werden um diese Eigenschaft in Ihnen zu fördern? Mein einziger Vorschlag ist, sich sehr sorgfältig zu beobachten, wenn Sie aus welchem Grund auch immer in der Konsultation Ihren eigenen Mangel an Empathie bemerken. Strafen Sie sich in keinster Weise und fühlen Sie sich nicht schuldig. Beobachten Sie nur die Wirklichkeit dieses Augenblicks. In dem Moment, wo Sie Ihren Mangel an Empathie eingestehen und spüren, besteht hier und da die Möglichkeit das empathische Verstehen wiederzugewinnen.

Bedingungslose positive Zuwendung

Das heißt, dass der Therapeut eine freundliche oder sogar liebende Haltung gegenüber seinem Klienten annimmt, egal, wer der Klient ist oder was er sagt. Indem er dies als Kennzeichen eines erfolgreichen Beraters bezeichnet, scheint Rogers zu implizieren, dass er bei allen Menschen an eine positive Natur auf der tiefstmöglichen Ebene glaubt. Deshalb sollte der Therapeut, was auch immer er an der Oberfläche wahrnimmt, sich bemühen einen positiven Blick für das Gute bei all seinen Klienten zu haben. Daher steht es ihm nicht zu, seine Klienten in irgendeiner Weise zu verurteilen. Das ist eine klare philosophische Position und eine sehr optimistische Bewertung des menschlichen Seins. Wenn alle Menschen einer bedingungslosen positiven Zuwendung wert sind, muss in den Herzen von uns allen das Gute wohnen. Wie Rogers sagt: „Ich konnte mich immer auf die Tatsache verlassen, dass, falls ich die Schale durchdringe, falls ich bis zur Person durchkomme, ein positiver und konstruktiver innerer Kern zu finden ist." (Baldwin, 1987)

Ich finde, dass Rogers' Ansicht mit der meines Lehrers Eric Ledermann übereinstimmt, der glaubt, dass die größte Mehrheit der Menschen ein Gewissen hat. Das neurotische Elend wird aufhören, wenn wir dieses Gewissen bewusst machen und ihm gemäß leben können. Deshalb ist es möglich, eine bedingungslose positive Zuwendung in Bezug auf das Gewissen eines jeden Patienten zu haben und an seine Fähigkeit zu glauben, in seinem eigenen Tempo mit diesem Gewissen in Kontakt zu kommen und ihm gemäß zu leben. (Die Ausnahme zu dieser Regel besteht im Fall des Psychopathen oder Soziopathen, wo das Gewissen zu fehlen scheint und es keine Reue gibt für den Schmerz, den man anderen zufügt.)

Ich habe manchmal gesehen, dass Rogers' „bedingungslose positive Zuwendung" mit „Wärme" bezeichnet wurde – ein Begriff, mit dem ich mich wohler fühle. Wärme drückt für mich ein Gefühl freundlicher Akzeptanz dessen aus, was der Patient auch immer zu jeglichem Zeitpunkt im Gespräch empfinden mag, sei es Schreck, Zorn, Empörung, Furcht, Stolz oder Freude. Alle Emotionen werden als Teile des Ganzen warmherzig angenommen und es ist das ganze Individuum, das im „personenzentrierten Ansatz" gewürdigt wird.

Dieses nicht wertende Annehmen ist für den klassischen Homöopathen von großer Bedeutung und steht mit Hahnemanns Satz von der „Unbefangenheit" in völligem Einklang. Falls ein Patient denkt, dass irgendein Aspekt seiner Persönlichkeit von seinem Homöopathen bewertet oder kritisiert wird, und sei es nur im Stillen, wird er diese Seite von sich nicht zeigen. Genau die Information, die der Patient vor Ihnen versteckt, wenn er sich bewertet fühlt, brauchen Sie, wenn es an die Fallanalyse geht. Warum sollte er sich verletzlich zeigen, wenn die Gefahr besteht, dass er ungünstig beurteilt wird? Wenn er aber spürt, dass in diesem Moment sein ganzes Wesen warmherzig und bedingungslos angenommen wird, wird er eher die Gelegenheit ergreifen und Ihnen seine wahre Geschichte erzählen.

Wie entwickeln Sie „bedingungslose positive Zuwendung" oder Wärme gegenüber Ihren Patienten? Wie die Empathie ist das nichts, was durch einen Willensakt zu erreichen ist. Ich denke, es ist fast unmöglich, jedem Patienten, der in Ihr Sprechzimmer kommt, bedingungslose positive Zuwendung entgegenzubringen. Es wird immer Menschen geben, die zu mögen uns einfach nicht gelingt. Das liegt an unserer komplexen Natur als Menschen. Wenn ich mich dabei ertappe, dass ich einen Patienten bewerte oder nicht in der Lage bin, warmherzige Empfindungen ihm gegenüber zu hegen, versuche ich mich zu fragen, warum das so ist. Die häufigste Antwort, die ich auf diese Frage erhalte, ist, dass ich bis zu dem Moment, an dem ich die Frage stellte, in meinem Patienten unbewusst einen Zug von mir selbst wahrgenommen habe, den ich nicht mag oder nicht annehmen kann. Dann versuche ich mir das einzugestehen und mich in diesem Augenblick als Ganzes zu akzeptieren. Wenn ich das Unvollständige in mir selbst annehmen kann, kann ich das auch bei meinem Patienten. Das homöopathische Gespräch wird für den Homöopathen selbst zu einer Gelegenheit des Wachstums. Nicht jeder Beruf bietet einen solchen Lohn.

Ich wurde gefragt: „Was ist, wenn Sie den Eindruck haben, dass Sie für Ihren Patienten einfach keine „bedingungslose positive Zuwendung" empfinden können?" Das ist möglich, aber nach meiner Erfahrung passiert das ziemlich selten. Wenn Sie die nötige Wärme gegenüber einem Patienten nicht empfinden können, sollten Sie ihn an einen anderen Homöopathen verweisen und diesem erklären, warum Sie das tun mussten. Das Gespräch, das Sie mit ihm führen, wird ihm sehr dabei helfen seinen neuen Patienten zu verstehen und ein Mittel auszuwählen.

Es ist immens wichtig, in Erinnerung zu behalten, warum Sie ursprünglich Homöopath werden wollten. In den meisten Fällen ist die Liebe zur Menschheit zumindest irgendwo auf der Liste. Im Laufe der Zeit können wir versucht sein, „praktisch zu denken" und das Hauptaugenmerk auf die geschäftliche Seite der Dinge zu richten, aber auch wenn der Funke der Liebe, der Sie in die Homöopathie brachte, zuweilen trüb zu sein scheint, erlöscht er doch niemals. Wenn Sie dieses trüb Werden nüchtern betrachten können, werden Sie plötzlich spüren, wie er wieder in Ihnen aufflammt.

Kongruenz

Diese Eigenschaft, die von Rogers auch als „Unverfälschtheit", „Echtheit" oder „Authentizität" beschrieben wurde, ist wichtig, wenn Sie ein kompetenter Homöopath werden wollen. Meiner Meinung nach ist es eine absolute Voraussetzung für einen Homöopathen, zu allen Zeiten in der Konsultation so echt wie möglich zu sein. Die Alternative ist, hinter der Maske einer „professionellen" Fassade zu verschwinden. Das Schlimmste, was Sie in einem homöopathischen Gespräch tun können, ist es, irgendeine Art Maske zu tragen und damit Ihr wirkliches Selbst vor Ihrem Patienten zu verstecken. Es gibt nichts Verwirrenderes für einen Patienten als das Gefühl, dass es seinem Arzt oder Homöopathen zu irgendeiner Zeit während der Konsultation an Authentizität mangelt. Wenn er spürt, dass Sie in irgendeinem Moment nicht echt sind, ist die Konsultation dahin.

Würden Sie jemandem vertrauen, bei dem Sie spüren, dass er Ihnen Theater vorspielt oder sich hinter einer freudigen Maske versteckt oder gerade nicht echt ist? Ich weiß, ich würde das nicht. Wenn Sie sich selbst nicht genug vertrauen können, um in diesem Moment Sie selbst zu sein, warum sollten Ihnen ihre Patienten trauen und die intimsten Details aus ihrem Leben erzählen? Wenn Sie vertrauensvoll genug sind, im Sprechzimmer Sie selbst zu sein, unvollkommen wie Sie sind, dann befindet sich auch Ihr Patient in einer Atmosphäre, in der es ihm leicht fallen wird, sich unverstellt auszudrücken. Wenn Sie selbst keine Maske tragen, werden Ihre Patienten ermutigt, die ihren fallen zu lassen und Ihnen die Wahrheit anzuvertrauen.

Die Notwendigkeit der Echtheit im homöopathischen Gespräch mag augenfällig erscheinen, aber die traurige Wahrheit ist, dass viele menschliche Interaktionen zwischen Leuten stattfinden, die Masken tragen. Sie werden nicht sehr weit schauen müssen um ein falsches Lächeln oder einen unauthentischen Blick der Betroffenheit zu sehen. Die Menschen haben Angst, der Welt ihre wirklichen Gefühle zu zeigen, manchmal aus guten Gründen. Es gibt manche, welche die Schwäche anderer ausbeuten, und daher tragen die Menschen Masken zum Selbstschutz. Darum müssen Sie sich in Ihrem Sprechzimmer sicher genug fühlen, um Sie selbst zu sein. Empathie und Wärme kann diesbezüglich äußerst wichtig sein, aber Authentizität beim Homöopathen ist essenziell.

Ich empfehle Ihnen hier nicht, dass Sie, wenn Sie mit Ihren Patienten sprechen, jedes Ihrer Gefühle artikulieren. In einem Interview, das im Jahr seines Todes veröffentlicht wurde, sagte Rogers:

> Wenn ich mit einem Klienten zusammen bin, möchte ich meiner Gefühle gewahr sein und wenn es Gefühle gibt, die den Umständen der Therapie zuwiderlaufen und hartnäckig auftauchen, bin ich sicher, dass ich sie ausdrücken will. Es gibt aber auch andere Gefühle. Zum Beispiel empfinde ich manchmal bei einer weiblichen Klientin: „Diese Frau ist sexuell attraktiv, ich fühle mich angezogen." Ich würde dem nicht Ausdruck verleihen, es sein denn, es wird in der Therapie zum Thema. Wenn ich mich aber beispielsweise ärgern würde, weil sie ständig klagt, und andauernd verärgert wäre, dann würde ich das zum Ausdruck bringen. Es ist wichtig, seines Gefühls gewahr zu sein, dann

> können Sie entscheiden, ob es ausgesprochen werden muss oder ob es angemessen ist, es auszusprechen.
>
> (Baldwin, 1987)

Das ist Authentizität. Sie müssen nicht allem, was Sie empfinden, Ausdruck verleihen. Man kann auch im Schweigen authentisch sein. Es ist einfach eine Sache des Sie-selbst-Seins. In einer inspirierenden Fußnote zum Paragraphen 141 des *Organon* schreibt Hahnemann:

> Ferner wird er durch solche merkwürdige Beobachtungen an sich selbst, theils zum Verständniß seiner eignen Empfindungen, seiner Denk- und Gemüthsart (dem Grundwesen aller wahren Weisheit: ψνῶθι σεαυτόν) („Erkenne dich selbst"), theils aber, was keinem Arzte fehlen darf, zum Beobachter gebildet.

Paragraph 141 handelt eigentlich vom Homöopathen, der Arzneien an sich prüft. Um die Veränderungen, die eine Arznei bei Ihnen hervorruft, zu verstehen, müssen Sie „sich kennen", bevor Sie sie einnehmen. Wenn Hahnemann jedoch einen Ausdruck wie „dem Grundwesen aller wahren Weisheit" in Bezug auf die Selbsterkenntnis verwendet, ist klar, dass er die Notwendigkeit „sich selbst zu erkennen" in einem viel weiteren Kontext als bei den Prüfungen sieht.

Für mich ist „erkenne dich selbst", ebenso wie der Begriff „vorurteilslos", einer der Ausdrücke des Organon, welche die schreckliche Verantwortung andeuten, die man hat um ein guter Homöopath zu werden. Wann kann jemand genau sagen „ich kenne mich" oder „ich bin jetzt ohne Vorurteile"? Jedem Homöopath, der das sagt, würde man genau so wenig glauben wie einem, der sagt: „Jetzt kenne ich die homöopathische Materia medica." Was Hahnemann und Rogers empfehlen ist kein Endpunkt, sondern eine Reise. Eine Reise der Selbstentdeckung, auf die sich jeder Homöopath begeben sollte. Wie sonst könnten wir uns kennen lernen – oder den Mut haben, jederzeit aufrichtig zu uns zu sein, besonders im Sprechzimmer? Ist es möglich, dass wir nur in der Konsultation aufrichtig zu uns sind? Ich denke nicht. Die einzige Maske, die es nicht gibt, ist die Maske der Authentizität. Authentizität ist das Gesicht hinter all den anderen Masken, welche die meisten von uns zu unterschiedlichen Zeiten tragen.

Es gibt keine leichten Pfade zur Authentizität, Selbsterkenntnis oder Liebe. Deshalb ist das Counselling nach Rogers einfach, aber sehr anspruchsvoll. Die Kenntnis, die Sie sich aneignen müssen, ist die Selbsterkenntnis, die Hahnemann als „Grundwesen aller wahren Weisheit" bezeichnete. Die wichtigste Sache, über die Sie sich im Klaren sein müssen, ist, dass die Reise zur Selbsterkenntnis eine Notwendigkeit ist. Mit welchem Gefährt Sie diese Reise unternehmen, ist Ihre Sache.

James Tyler Kent und viele seiner Gefolgsleute waren Swedenborgianer. Das war das Gefährt, das sie für ihre eigenen spirituellen Reisen benutzten. Kent tritt nicht für ein Studium des Swedenborgianismus für Homöopathen ein, aber er hat klar gemacht, dass er eine starke Resonanz zwischen den Worten Hahnemanns und Swedenborgs sah.

Kent und viele seiner Kollegen waren eindeutig auf einer spirituellen Reise und ihre Praxis der Homöopathie war mit ihrem religiösen oder spirituellen Glauben völlig im Einklang. Der spirituelle Weg, auf dem sie sich befanden, inspirierte sie wahrscheinlich auch dazu, einige der hervorragendsten homöopathischen Bücher zu verfassen, die je geschrieben wurden. Kents *Repertorium* (Kent, 1986) und seine *Vorlesungen zur homöopathischen Materia medica* (Kent, 1998-2001) sind augenfällige Beispiele, aber auch die Werke von Boericke, Hempel, Guernsey und Farrington, alles Swedenborgianer, sind Klassiker der homöopathischen Literatur.

Ich hatte mich schon immer für die Religionen, spirituellen Wege oder „Wachstumsarbeit" interessiert, die andere Homöopathen inspiriert haben oder noch inspirieren. Einige sprechen bereitwillig ganz offen über diesen Aspekt ihres Lebens, während andere ihn eher geheim halten. Ich hatte nie Angst davor, meine Kollegen zu fragen, ob sie eine Religion ausüben oder einem spirituellen Weg folgen. Manchmal hat das zu ehrlichen, authentischen Gesprächen geführt, die für mich inspirierend waren. Andere waren bei diesem Aspekt ihres Lebens zurückhaltend, was ihr gutes Recht ist.

In fast zwei Jahrzehnten homöopathischer Praxis und durch den Besuch vieler Kurse und Seminare habe ich viele klassische Homöopathen aus der ganzen Welt kennen gelernt. Ich habe erkannt, dass sich viele von ihnen mit irgendeiner inneren Reise oder einem spirituellen Weg beschäftigen. Diese umfassen all die großen westlichen und östlichen institutionalisierten Religionen (mit besonderer Betonung der spirituellen Dimension), Yoga, Tai Chi und die meisten der anderen Kampfeskünste, Zen, Psychoanalyse und die unterschiedlichen Formen der Psychotherapie und viele verschiedene Gruppen, die charismatischen Führern oder Gurus folgen. Ich habe noch nie einen klassischen Homöopathen getroffen, der sich als Atheist bezeichnete.

Ethische Vorschriften, Religionen, spirituelle Gruppen und selbst die verschiedenen psychoanalytischen Gruppen mögen verschiedene Namen, heilige Bücher, Lehrer und Führer haben. Das ist weniger wichtig, als sich einfach zu fragen, ob der Weg, auf dem Sie sich befinden, für Sie funktioniert.

Das Ziel ist weniger wichtig als das intuitive Gefühl, dass Sie Fortschritte in die richtige Richtung machen.

Am Ende der medizinischen Ausbildung, im Alter von 24 Jahren, musste ich den hippokratischen Eid ablegen (im Appendix am Ende des Buchs in voller Länge abgedruckt). Er bedeutete mir damals viel und das ist auch heute noch so. Er ist so sehr aus der Mode gekommen, dass nur wenige medizinische Ausbildungsstätten ihn ihren Studenten überhaupt noch als Option anbieten. Vielleicht betrachten sie einige von Hippokrates' Ermahnungen als veraltet oder als zu streng, um Trost zu spenden. Das ist nur eine Vermutung, aber eins kann man über den Eid sagen: dass er der geistigen und spirituellen Gesundheit des Arztes große Bedeutung beimisst. Hippokrates war deutlich darum besorgt, dass Ärzte psychisch und spirituell auf sich aufpassten. Wie in Kapitel 8 erwähnt achten Ärzte gewöhnlich weniger auf sich als die Menschen im Allgemeinen. Meiner Meinung nach leidet der orthodoxe medizinische Berufsstand als Ganzes an einer Epidemie des „Burn-out"-Syndroms.

Das trifft für Homöopathen weniger zu und das ist einer der Gründe, warum es eine Ehre und ein Vergnügen ist, Ärzten klassische Homöopathie zu lehren. Einige Ärzte sind durch das Studium und die Praxis der Homöopathie von ihrem Burn-out „geheilt" worden. Nur, wir klassischen Homöopathen sind keineswegs immun gegen das Burn-out-Syndrom und ich habe gesehen, wie es talentierte Kollegen ereilte.

Als ich die Redensart „Ärzte heilen sich selbst" zuerst hörte, fühlte ich mich als Arzt unzulänglich. Das kam daher, weil ich sie so interpretierte, dass die Ärzte sich zuerst selbst heilen sollten, bevor sie versuchten anderen zu helfen. Nun spüre ich, dass es heißt, dass sich Ärzte im Prozess der Selbstheilung befinden sollen. Das ist für mich dieselbe Reise zur Authentizität, die von Hahnemann in der Fußnote zum Paragraphen 141 empfohlen wurde. Es ist das, was Rogers mit Kongruenz, Echtheit und Authentizität meint. Diese Eigenschaften dauerhaft in uns verankert zu haben scheint unmöglich, und doch können wir versuchen auf dem Weg in ihrer Richtung zu bleiben. Und wenn wir unvermeidlicherweise vom Weg abkommen, sollten wir nicht zu selbstkritisch sein, wenn wir darum ringen unsere Reise fortzusetzen. Warum sollten wir, als Homöopathen und verwundete Heiler, mit uns nicht so sanft umgehen wie mit unseren Patienten?

Wenn ich das Gefühl habe, dass ich als Arzt und Homöopath Inspiration brauche, denke ich oft an die folgenden drei kleinen Ratschläge von drei begnadeten Klinikern. Es sollte nicht zu schwierig sein, sie zu behalten, zumal sie zusammen genau zehn Worte umfassen:

Ärzte heilen sich selbst (Biblisch)
Erkenne dich selbst (Hahnemann[1])
Sei du selbst (Rogers)

Carl Rogers ist bestens für die Verfechtung der Eigenschaften Kongruenz, empathisches Verstehen und bedingungslose positive Zuwendung bei Therapeuten und psychologischen Beratern bekannt. Damit entfernte er sich von der analytisch beeinflussten psychotherapeutischen Theorie seiner Zeit. Zusammen mit Maslow und anderen half er, die Ära der humanistischen Psychologie einzuleiten. Diese unterscheidet sich von der psychoanalytischen Theorie darin, dass sie, anstelle menschliches Verhalten als Ergebnis unbewusster Kräfte und Konditionierungen zu betrachten, glaubt, dass Menschen einen freien Willen haben und die Möglichkeit etwas zu verändern, wenn ihnen die entsprechende psychische Umgebung zur Verfügung gestellt wird. Die humanistische Psychologie ist optimistisch in ihrem Glauben, dass menschliche Wesen die Fähigkeit zu Wachstum und Veränderung zum Besseren haben, wenn sie sich verstanden und von Therapeuten geliebt fühlen, die in sich authentisch sind.

Der humanistische Ansatz nimmt für sich in Anspruch, in viel weniger Sitzungen Änderungen bewirken zu können als der analytische, der einige Sitzungen pro Woche über viele Jahre hinweg braucht. Die humanistische Psychotherapie konnte damit eine weit größere Anzahl von Menschen erreichen und hatte einen großen Einfluss auf viele Berufe aus den Gebieten der Medizin, der Erziehung und sogar bei Krisentelefondiensten.

Gegen Ende seines Lebens sagte Rogers: „Es macht keinen großen Unterschied, ob mich der Klient als jungen Menschen, Liebhaber oder Vaterfigur ansieht, solange er in der Lage ist einige dieser Gefühle auszudrücken. Der Prozess ist derselbe, unabhängig davon, welche Gefühle ausgedrückt werden." (Baldwin, 1987)

Für uns als Homöopathen ist der Ausdruck dieser Gefühle durch unsere Patienten genauso wichtig, aber welche Gefühle genau genannt werden, wird einen großen Einfluss auf unsere Wahl eines homöopathischen Mittels haben.

Ich habe auf den psychischen Prozess der Übertragung hingewiesen, zu dem Rogers im Weiteren Folgendes sagt:

1 Streng genommen stammt „Erkenne dich selbst" nicht von Hahnemann, sondern aus der griechischen Philosophie. Es stand schon in vorsokratischer Zeit als Inschrift am Eingang des Apollontempels in Delphi. (Anm. d. Übers.)

> Darum bin ich wegen dieser Übertragungsgeschichte grundsätzlich andere Meinung als die Psychoanalytiker. Ich denke, es ist ganz natürlich, dass ein Klient positive Gefühle gegenüber dem Therapeuten hegt. Es gibt keinen Grund, daraus eine große Sache zu machen. Damit kann auf dieselbe Weise umgegangen werden wie mit der Tatsache, dass der Klient Angst vor dem Therapeuten haben mag, oder vor seinem (oder ihrem) Vater. Alle Gefühle sind Wasser auf den Mühlen der Therapie, vorausgesetzt, der Klient kann sie ausdrücken, und vorausgesetzt, der Therapeut kann sie annehmend anhören. Ich glaube, das ganze Konzept der Übertragung begann, weil der Therapeut Angst bekam, als der Klient anfing, ihm gegenüber starke positive oder negative Gefühle zu empfinden. Der ganze therapeutische Prozess ist ein Prozess der Selbstexploration, des Kennenlernens seiner eigenen Gefühle und des dahin Kommens, sie als Teil des Selbst anzunehmen. Deshalb macht es wirklich überhaupt keinen Unterschied, ob die Gefühle sich auf die Eltern, den Therapeuten oder irgendeine Situation beziehen. Der Klient oder die Klientin kennt sie gut und nimmt sein oder ihr Selbst zunehmend besser an und das kann auch in Bezug auf die Übertragungsgefühle geschehen. Wenn die Klientin erkennt: „Ja, ich liebe ihn sehr", oder was auch immer, und das als einen realen Teil ihres Selbst annimmt, schreitet der therapeutische Prozess voran.
>
> (Rogers, 1973)

Ich halte das für einen einsichtvollen, anregenden und völlig passenden Rat für klassische Homöopathen. Ich empfehle Ihnen sehr, den obigen Abschnitt noch einmal zu lesen und dieses Mal die Worte „Therapeut" und „Klient" mit „Homöopath" und „Patient" zu ersetzen. Alle Gefühle, denen unsere Patienten Ausdruck verleihen, aus welchen Gründen auch immer, sind nicht nur „Wasser auf den Mühlen der Therapie", sie sind auch der Stoff, aus dem eine erfolgreiche homöopathische Verschreibung gemacht wird.

Im Laufe seiner Karriere äußerte Rogers viele andere Gedanken, von denen einige für Homöopathen sehr nützlich sind. Andere, wie zum Beispiel seine Pionierarbeit mit Encountergruppen und seine Ansichten zur Erziehung, haben weniger Bedeutung für uns und werden hier nicht besprochen. Sein Eintreten für die Aufzeichnung von Live-Anamnesen ist aber äußerst wichtig für die homöopathische Ausbildung.

Bandaufnahmen von Anamnesen

Carl Rogers war der erste Psychotherapeut, der psychotherapeutische Fälle aufzeichnete. Noch vor dem Zeitalter des Magnettonbandgerätes nahm er seine Sitzungen mit Patienten mit den frühen metallenen Aufnahmegeräten auf und bewies damit seinen außerordentlichen Mut und sein Vertrauen in das, was er tat, und seinen Wunsch, die Studenten auf die effektivste Art, die möglich war, an seinem Wissen und seinen Fertigkeiten teilhaben zu lassen.

Er nahm dann Tonbandgerät und Videorecorder mit dazu, ebenso Therapiesitzungen vor einem Live-Publikum. Ich wurde selbst vor einer Videokamera und gleichzeitig einem Live-Publikum „therapiert" und empfand dabei nicht die geringste Behinderung des therapeutischen Prozesses. In meinem Fall fühlte ich Empathie und sogar Bewunderung seitens des Publikums dafür, dass ich den Mut hatte, das zu tun.

Viele klassische Homöopathen zeichnen jetzt ihre Fallaufnahmen auf Video auf. In der Mehrzahl der Fälle ist die Kamera nur auf den Patienten gerichtet. Das geschieht aus Lehrzwecken, damit die Homöopathiestudenten zum Beispiel einen Calcarea-phosphorica-Patienten vor und nach der Mittelgabe sehen können. Das ist unschätzbar für die Lehre der Materia medica und der Fallanalyse. Ich denke, es kann auch sehr nützlich sein, um Fertigkeiten der Fallaufnahme zu lehren, wenn man die Kamera während der ganzen Konsultation einfach auf den Homöopathen richtet. Wir werden das in Kapitel 18 weiter besprechen.

10 Techniken im Sprechzimmer

Im vorherigen Kapitel haben wir uns auf die Eigenschaften konzentriert, die ein guter Berater oder Homöopath in sich entwickeln muss, um in der Fallaufnahme kompetenter zu werden. Es gibt nichts Wichtigeres als den allmählichen Prozess der Erkenntnis und des Akzeptierens seiner eigenen Unvollkommenheiten um in einem authentischen Gespräch die Unvollkommenheiten (oder Symptome) seiner Patienten annehmen zu können.

Leider kann dieser Prozess leicht den größeren Teil eines Lebens beanspruchen, deshalb müssen wir noch andere Methoden finden um die Qualität unserer Fallaufnahmen zu verbessern. In diesem Kapitel möchte ich Ihnen sowohl die unterschiedlichen Wege mitteilen, mit denen es mir gelang, meine Fertigkeiten in der Fallaufnahme in den letzten 20 Jahren zu verbessern, als auch meine anhaltenden Untersuchungen zu meinem Lieblingsteil des homöopathischen Prozesses – dem Sprechen mit Patienten. Die Liste der Techniken und Einflüsse, die hier untersucht werden, ist keineswegs vollständig. Es ist mir wichtig, die Diskussion auf das zu begrenzen, was bei mir persönlich funktioniert hat. Wenn ich hypothetisch über Techniken schreiben würde, die auf dem Papier gut aussehen, aber in meiner eigenen Praxis nicht ausprobiert wurden, würde ich mich in die Reihe der Homöopathen einreihen, die Materiae medicae geschrieben haben, die auf dem basierten, was andere über die Mittel gesagt, anstatt darauf, was sie in ihrer eigenen klinischen Erfahrung beobachtet haben.

Neurolinguistisches Programmieren (NLP)

Neurolinguistisches Programmieren, gemeinhin als NLP bekannt, ist eine Methode, menschliches Verhalten durch Anwendung spezifischer Beobachtungskenntnis und psychologischer Techniken von bewiesener Wirksamkeit zu beeinflussen.

Ursprünglich von Richard Bandler und John Grinder entwickelt, wird es heute an Instituten in der ganzen Welt in Seminaren gelehrt. Es kommt in Medizin, Psychologie, Erziehung, Industrie und bei Verkaufstechniken zur Anwendung. Es wird auch eins zu eins in einer ähnlichen Weise in der Psychotherapie eingesetzt, genauer gesagt, in der Hypnotherapie. Ich habe an einigen Seminaren teilgenommen um herauszufinden, ob NLP helfen könnte, die Art, wie ich in der Homöopathie einen Fall aufnahm, zu verbessern. Ich hatte nicht das Ziel, mich zum neurolinguistischen Programmierer auszubilden. Ich wollte das herauspicken, was in der homöopathischen Konsultation nützlich sein könnte, diese Techniken für mich ausprobieren und den Rest ignorieren. Interessanterweise ähnelt das der Art und Weise, wie sich NLP selbst entwickelte.

Bandler und Grinder entwickelten NLP, indem sie berühmte Psychotherapeuten beobachteten, die den Ruf hatten, hervorragende klinische Ergebnisse zu erreichen. Drei Therapeuten hatten den größten Einfluss: der Hypnotherapeut Milton Erickson, die Familientherapeutin Virginia Satir und der Gründer der Gestalttherapie Fritz Perls.

Sie vertraten die Ansicht, dass erfolgreiche Psychotherapeuten sicher gute Ergebnisse hatten, aber nicht aus dem Grund, den sie annahmen. Rogers sagte insofern etwas ähnliches, als er der Meinung war, dass jegliche Art von Therapie wirken könnte, wenn der Therapeut die Eigenschaften der Empathie, Wärme und Kongruenz hätte. Grinder und Bandler jedoch konzentrierten sich auf die äußerliche, sichtbare Methode und auf das Verhalten der Leute, die sie untersuchten. Ausgehend von diesen Beobachtungen verglichen sie, was sie in den Konsultationen für wirksam hielten und nannten das NLP. So fing es an und NLP hat sich seither, in all seinen verschiedenen Anwendungen, mit einer wachsenden Literatur zu diesem Thema entwickelt. Eine Zusammenfassung dessen wäre im Kontext dieses Buches lang und sinnlos. Ich möchte nur ein paar Gedanken mit Ihnen teilen, die ich aus dem NLP herausgepickt habe, und die mir im Sprechzimmer hilfreich waren.

NLP erkennt an, dass die Beziehung zwischen Patient und Therapeut für gute Ergebnisse in der Psychotherapie sehr wichtig sind. Die Begründer des NLP sahen, dass erfolgreiche Therapeuten sich unbewusst den körperlichen Bewegungen und sogar dem Atem ihrer Patienten anzupassen schienen. So bildeten sie den Prozess „modellhaft" ab. Man kann seinen Atem bewusst an den des Patienten anpassen und damit offensichtlich die Beziehung zu ihm verbessern. Das fand ich sehr konstruiert, wie vieles im NLP. Es gibt einen Unterschied zwischen einer unbewussten Anpassung des Verhaltens, die auf einer echten Beziehung beruht, und einem bewussten, vorsätzlichen Versuch, eine gute Beziehung zu dem Patienten herzustellen, indem ich sein Verhalten nachmache. Ich fühlte mich dabei nicht wohl und wende es nicht an. Das heißt nicht, dass es nicht funktionieren kann. Nur – es fiel bei mir im „Authentizitätstest" durch.

Ein sehr wichtiger Beitrag des NLP ist die Beobachtung, wie unterschiedliche Menschen ihre Sinne unterschiedlich einsetzen. Wir alle nehmen Informationen mit unseren Augen (visuell), unseren Ohren (auditiv) und über Berührung (kinästhetisch) auf. NLP hat gezeigt, dass wir alle in der Art, wie wir mit der äußeren Welt in Beziehung stehen, einen dieser Eingänge den anderen beiden vorziehen. Gewöhnlich dominiert einer der drei. Ich weiß beispielsweise, dass ich mehr auditiv als visuell veranlagt bin. Ich kann mich nicht erinnern, welche Farben jemand getragen hat, oder ein Straßenschild von weitem erkennen, aber ich habe kaum Schwierigkeiten, mich an die Worte von Gedichten oder Liedtexten zu erinnern. Meine Frau, eine Künstlerin und Kunsttherapeutin, hat eine unheimlich scharfes Sehvermögen. Sie erinnert sich an visuelle Details von Filmen und hat ein hervorragendes Gedächtnis für die Bilder ihrer Klienten. Ich bin mir ziemlich sicher, dass das kein geschlechtsbedingter Unterschied ist, obwohl ich einmal eine Postkarte sah mit dem Witz: *Hinter jeder erfolgreichen Frau steht ein Mann...* (Karte umdrehen) *...und fragt: „Wo sind meine Socken?“*

Andere Menschen können kinästhetisch dominiert geprägt sein. Mir fällt jemand ein, der mir das folgende hypothetische Gespräch zwischen einem visuell dominierten Ehemann und einer kinästhetisch dominierten Ehefrau erzählte, um zu zeigen, wie eine Beziehung in die Brüche gehen kann, wenn beide Partner nicht bemerken, dass sie unterschiedlich dominierte Sinne haben:

Ehemann: *(Kommt nach Hause in ein unaufgeräumtes Haus.) Das Haus ist in einer schrecklichen Unordnung. Wie kannst du darin leben? Kannst du das Chaos um dich herum nicht sehen?*

Es ist unwahrscheinlich, dass das irgendeine Verhaltensänderung seitens der Ehefrau bewirkt. Tatsache ist, dass sie als kinästhetisch dominierter Mensch die Unordnung um sie herum wirklich nicht wahrnimmt.

Nehmen wir an, der Ehemann hätte etwas NLP gelernt und wüsste, dass er visuell dominiert ist und seine Frau kinästhetisch. Er könnte sich auf folgende Weise an sie gewandt haben.

Ehemann: *Wenn ich das Haus in einer solchen Unordnung sehe, ärgere ich mich genauso wie du, wenn ich im Bett Toast esse und Krümel mache.*

Ehefrau: *Oh, Gott, Das hasse ich, Krümel... Ja, gut, ich versuche, das Haus etwas besser aufzuräumen, aber iss nie wieder Toast im Bett.*

Das zweite Vorgehen war erfolgreicher, weil die Ehefrau auf Worte und Bilder antworten konnte, die für jemanden, dessen kinästhetischer Sinn dominiert, geeigneter sind.

Patienten können Ihnen durch die Worte, die sie benutzen, zeigen, welcher Sinn dominiert.

Kinästhetisch dominierte Menschen:
Ich spüre.
Ich fühle mich schlecht.
Ich habe ein gutes Gefühl.
Da bekomme ich das Gefühl...

Visuell dominierte Menschen:
Ich sehe.
Ich sehe, was Sie meinen.
Da bekomme ich das Bild...

Auditiv dominierte Menschen:
Ich höre Sie.
Das klingt wie...

NLP schult Sie, diejenigen vom Patienten benutzten Worte zu erkennen, die Ihnen helfen, seinen dominanten Sinn zu lokalisieren. Anstelle von Worten, die Ihrem eigenen dominierenden Sinn entsprechen, können Sie dann eher Worte desselben Paradigmas benutzen um mit Ihrem Patienten zu kommunizieren. Anscheinend funktioniert das sehr gut um einen guten Kontakt zum Patienten herzustellen und es gibt Homöopathen, die sich in NLP weitergebildet haben. Ich fand den ganzen Vorgang zu gekünstelt und manipulativ um mich bei seiner Anwendung wohl zu fühlen. Ich habe aber auch die Erfahrung gemacht, dass ich, wenn es mir gelungen war, eine gute Beziehung zum Patienten herzustellen, einige der NLP-„Techniken" anwandte ohne es zu bemerken.

Trotzdem glaube ich, dass Homöopathen von NLP-Fertigkeiten der Fallaufnahme lernen können. Vielleicht brauchen wir einen klassischen Homöopathen, der auch eine volle NLP-Ausbildung hat, um uns zu lehren, was genau von NLP für die homöopathische Konsultation geeignet und nützlich ist.

Humor

Sinn für Humor ist ein außerordentlich nützliches Werkzeug im homöopathischen Gespräch – so wie in jeder gesellschaftlichen Konversation. Wenn ein Patient mit seinem Homöopathen unverstellt lacht, bestätigt das oft, dass eine gute Beziehung hergestellt wurde. Es muss natürlich ein echtes Lachen sein. Geheucheltes Lächeln und gezwungenes Lachen zeigen überhaupt keine Beziehung an. Solche Dinge zu erleben ist in jedem Gespräch traurig und sie sollten im homöopathischen Kontext immer als Symptome betrachtet werden.

Der Einsatz von Humor in Medizin und Homöopathie sollte niemals künstlich sein. Wir hören so noch viele sehr lustige Dinge von unseren Patienten und auch sie bemerken oft die lustige Seite dessen, was sie sagen. Wenn ein Patient etwas sagt, was mich wirklich amüsiert, erlaube ich mir offen zu lachen. Da mich viele Dinge des Lebens amüsieren, bin ich während homöopathischen Gesprächen oft am Lachen. Ich den meisten Fällen entdecke ich, dass mein Patient mit mir lacht. Wir entspannen uns beide und das Gespräch bewegt sich in einem höheren Gang. Ich habe mit Patienten gelacht, die an sehr ernsten Krankheiten litten und fühlte mich damit recht wohl. In diesen Fällen hatte ich gespürt, dass wir über das Leben selbst lachen und über die Misslichkeiten, die es uns bereitet.

Ich habe selten Schuldgefühle, wenn ich in einer Konsultation lache. Wenn ich das Lachen zurückhalten würde, wäre ich in diesem Moment unauthentisch und das wäre ein Hindernis für eine gute Beziehung. Ich lache niemals *über* Patienten. Nur, die Misslichkeiten, in denen sie sich manchmal befinden – zuweilen völlig von ihnen selbst gemacht – sind manchmal sehr amüsant, und sie wissen das auch.

Natürlich hat es ein paar Momente gegeben, in denen ich unangemessenerweise gelacht habe. Das ist nichts Anderes als unbeabsichtigt etwas zu sagen, was den Patienten aus der Fassung bringt. Wir haben das alle erfahren und wissen, was man dabei empfindet. Die Art den Schaden zu reparieren ist immer die gleiche – eine aufrichtige Entschuldigung, voller Wärme und empathischem Verstehen.

Patienten, die mit einer Plastiktüte voll mit den neuesten Vitaminen, Mineralstoffen und anderen Nahrungsergänzungsmitteln in mein Sprechzimmer kommen, damit ich diese bewerte, bekommen von mir in der Regel folgenden Ratschlag: „Denken Sie daran, nicht nur das, was Sie essen ist wichtig, auch das, was Sie auffrisst!“ Ob der Patient diese humorvolle Binsenweisheit mag oder nicht, sie bringt das Gesprächsthema oft weg von der Ernährung und hin zu den Gefühlen.

Über die Hilfe beim Herstellen einer guten Beziehung hinaus, ist wissenschaftlich erwiesen, dass Lachen unsere Atmung verbessert, unsere Immunantwort auf Infektionen steigert, unsere Adrenalin- und Noradrenalinspiegel vermindert (die Hormone von Flucht und Kampf), die muskuläre Spannung verringert und zudem eine phantastische Form von Leibesübung darstellt. Und diese Liste enthält noch nicht einmal den augenfälligen psychischen und spirituellen Nutzen des Lachens.

Es steckt eine Menge Wahrheit in dem Klischee „Viele wahre Worte werden in einem Scherz gesagt“. Manchmal ist die Wahrheit für die Menschen so schmerzhaft, dass die mitfühlendeste Weise, sie auszusprechen, in einem Scherz besteht. Das war schon immer die Rolle des Hofnarren. Eines der besten Beispiele dafür in der Literatur steht in Shakespeares Meisterwerk *König Lear*. Im Stück beschließt Lear in hohem Alter, seinen drei Töchtern sein Königreich zu geben. Seine zwei älteren Töchter schmeicheln ihm, um ihr Erbe zu erhalten, die jüngere aber weigert sich, auf diese Weise sein Ego aufzublähen. Allmählich verliert er alle seine Kräfte und sogar die Liebe seiner zwei Töchter, die es nach dem Antreten der Erbschaft müde werden, immer ihren alternden Vater um sich zu haben. Sein Ego bekommt eine Reihe schmerzhafter Schläge, bis er sich, heimatlos geworden, schutzlos einem wütenden Sturm ausgeliefert sieht. Mit der Zerstörung seines Egos und seiner Kraft kommt ein Körnchen Selbsterkenntnis. Aber das ist alles, was Shakespeare ihm erlaubt, da das Stück mit dem Tod von Cordelia, der Tochter, die das Erbe zurückgewiesen aber die Liebe zu ihrem Vater bewahrt hatte, tragisch endet. Als Lear auf qualvolle Weise seine Kräfte verlassen und er nahezu den Verstand verliert, wird er von seinem Hof-„Narren", der jede verfügbare Möglichkeit nutzt, der Tatsache des schmerzhaften Untergangs seines Herren den Spiegel der Komik vorzuhalten, schonungslos geärgert. Lears Narr bringt ihn mit humorvollem Schwatzen zu Ehrlichkeit und Selbsterkenntnis.

Narr: Weißt du den Unterschied, mein Junge, zwischen einem bitteren Narren und einem süßen Narren?

Lear: Nein Bursch, lehr' ihn mich.

Narr: Der dir's geraten, Lear,
Dein Land zu geben hin,
Den stell hierher zu mir,
Oder stehe du für ihn:
Der süß und bittre Narr
Zeigt sich dir nun sofort,
Der ein' im scheck'gen Wams,
Den andern siehst du dort.

Lear: Nennst du mich Narr, Junge?

Narr: Alle deine anderen Titel hast du weggeschenkt, mit diesem bist du geboren.

Kent: Darin ist er nicht so ganz Narr, Mylord.

(Shakespeare, 1979^2; 1. Aufzug, 4. Szene)

Im homöopathischen Kontext wäre dieser Humor bei weitem zu grausam, aber ein ermutigender Scherz kann einem Patienten die Befangenheit nehmen und ihn dazu bringen, etwas zu sagen, was er andernfalls eher zurückgehalten hätte.

Provokation

Mein eigener Fall des Mannes, der wegen meiner mangelnden Pünktlichkeit wütend wurde, ist ein gutes Beispiel dafür, wie ein Patient manchmal provoziert werden kann, homöopathische Informationen vor unseren Augen auszuagieren. Der Anblick seiner schäumenden Unbändigkeit war so eindringlich, dass ich sie noch heute sehen kann. Das ist etwas völlig anderes im Vergleich zu einem Patienten, der Ihnen sagt, dass er „manchmal zornig werden" kann.

Die absichtliche Provokation von Patienten in dieser Weise kann ich nicht vertreten, obwohl ich Homöopathen gesehen habe, die das recht erfolgreich tun. Einer meiner Kollegen beschrieb das folgende kleine Gespräch mit einer weiblichen Patientin:

Homöopath: *Sind Sie jemals eifersüchtig?*

Patientin: *Nein, eigentlich nicht.*

Homöopath: *Wenn Sie mal früher nach Hause kämen und ihren Mann mit einer anderen Frau im Bett erwischen, würde Ihnen das wirklich nichts ausmachen?*

Patientin: *(geschockt) Nun, das ist was anderes. Ich würde ...*

Dieser Homöopath kann jenes lächerliche kleine Szenario anwenden, wann immer er denkt, dass er damit ungestraft davonkommt. Wenn er es einige Male angewendet hat, wird er bemerken, dass es verschiedenartige emotionale Reaktionen auf seine provozierende Bemerkung gibt. Wie ein Patient auf die Provokation reagiert, sagt etwas über seine Konstitution und natürlich über sein Konstitutionsmittel aus. Das ist ein Beispiel von absichtlicher Provokation und es eignet sich vielleicht nur für den etwas boshafteren Homöopathen.

Es ist möglich und in der Tat wahrscheinlich, dass Sie einen Patienten gelegentlich unbeabsichtigt provozieren. Bevor Sie sich entschuldigen, vergewissern Sie sich, dass Sie die emotionale Reaktion auf Ihre unabsichtliche provozierende Bemerkung aufschreiben. Das ist alles „Wasser auf der Mühle", wenn es an die Fallanalyse geht.

Vor einigen Jahren begegnete ich einem wunderbaren Psychotherapeuten namens Frank Farelly. Nachdem er die klientenzentrierte Therapie nach Rogers einige Jahrzehnte angewendet hatte, fand er, dass er, obwohl er annehmbare Ergebnisse erzielte, noch viel besser werden könnte. Er fand die reflektierende Natur der klientenzentrierten Therapie etwas zu zahm, um schnell zu Ergebnissen zu kommen. Nach seiner Erfahrung fühlten sich Patienten mit mangelndem Selbstwertgefühl (nach meiner Erfahrung das häufigste „Gemütssymptom“ von allen) in den Therapiesitzungen besser, fielen aber in sich zusammen, sobald sie weggingen.

Er fragte sich, was passieren würde, wenn er, anstatt zu versuchen ihr Selbstwertgefühl auf alle möglichen Weisen zu heben, einfach dem, was sie über sich sagten, zustimmen und sogar ein wenig übertreiben würde. Er erkannte sofort, dass, wenn Patienten mit wenig Selbstwertgefühl (er nennt sie „Fußabtreter“) hörten, wie er der kritischen Einschätzung ihrer selbst zustimmte, sich diese „Fußabtreter auf die Hinterbeine stellten und begannen sich zu verteidigen“. Das brachte ihn dazu, andere Methoden zu erforschen um selbstbejahende Reaktionen zu provozieren, wie zum Beispiel idiotische Lösungen zu den Problemen des Patienten anzubieten, auf die Vorteile ihrer Probleme hinzuweisen, sie nachzumachen, auf irrationale Randgebiete des Themas abzuschweifen und sie zu unterbrechen. Schließlich nannte er diese Form von Psychotherapie „provozierende Therapie“ und schrieb ein wundervolles Buch mit diesem Titel (Farrelly, 2001).

Das wichtigste bei der provozierenden Therapie ist, dass sie mit offenem Herzen praktiziert werden muss. Empathisches Verstehen und bedingungslose positive Zuwendung sind unabdingbar. Wenn Sie einen Patienten provozieren ohne warmherzig zu sein, wird man das Gefühl bekommen, Sie seien sadistisch. Wenn Sie aber „mit einem Zwinkern in Ihren Augen und Liebe in Ihrem Herzen“ (in Farrellys Worten) behutsam die ihn beschränkenden Ansichten des Patienten über sich selbst persiflieren, werden Sie überrascht sein, wie er darauf reagiert.

Frank Farrelly erzählte mir, dass ein homöopathischer Arzt, der an einem seiner Seminare teilnahm, einmal die provokative Therapie mit der Homöopathie verglich. Er behauptete, was Farrelly tat, war die Symptome des Patienten aufzugreifen, sie mit Humor zu verdünnen (potenzieren) und dem Patienten zurückzugeben. Klar, das ist nicht dasselbe, wie eine potenzierte homöopathische Arznei zu verabreichen, aber ich fand den Vergleich interessant.

So beschreibt Farrelly die Ziele der provokativen Therapie:

Der provokative Therapeut versucht sowohl positive als auch negative Gefühlserfahrungen zu vermitteln, um den Klienten dazu zu bringen, fünf verschiedene Arten von Verhalten anzunehmen:

1. Seinen Selbstwert zu bekräftigen, mit Worten und Verhalten.

2. Sich adäquat durchzusetzen, bei der Durchführung von Aufgaben und in Beziehungen.

3. Sich der Realität angemessen zu verteidigen.

4. Sich darauf einzulassen, in der psychosozialen Wirklichkeit zu üben, und die notwendigen Unterschiede zu lernen, um angemessen zu reagieren. Globale Wahrnehmungen führen zu globalen, stereotypen Reaktionen; differenzierte Wahrnehmungen führen zu angemessenen Reaktionen.

5. In persönlichen Beziehungen Risiken einzugehen, besonders Menschen gegenüber, die ihm wichtig sind, Gefühle und Verletzbarkeiten auszudrücken – in der Unmittelbarkeit, wie der Klient sie wirklich erfährt. Die schwierigsten Worte in Beziehungen sind oft „ich will dich, ich vermisse dich, ich mache mir Sorgen um dich"; das heißt, eine verpflichtende Beziehung zum anderen einzugehen.

Provokation in der homöopathischen Konsultation klingt wahrscheinlich für einige Homöopathen wie ein Sakrileg, besonders für solche, die meinen, dass ein Homöopath ruhig dasitzen und auf Symptome warten sollte. Aber selbst ruhig dazusitzen kann provozierend sein, wie in dem oben erwähnten Fall von Dr. Sompers Patientin, die in dieser Stille zunehmend ungeduldig wurde und herausplatzte: „Sitzen Sie doch nicht einfach nur so herum, tun Sie etwas." – was zu der erfolgreichen Verschreibung von Chamomilla führte.

Für Homöopathen, die gerne lachen und die bereit sind, die Gelegenheit zu ergreifen, wenn die Situation danach ist, denen gelegentliches Necken Spaß macht, kann sich eine eingestreute provozierende Bemerkung als überraschend effektive Methode erweisen, um nützliche homöopathische Informationen zu erhalten.

Worte

Es ist wesentlich für Homöopathen, zu verstehen, dass Worte nur Worte sind und was ein Patient sagt, nur eine Beschreibung dessen, was er gerade fühlt oder wer er wirklich ist. Unterschiedliche Worte bedeuten unterschiedliche Dinge bei unterschiedlichen Menschen. Menschen, die andere beneiden, könne sich selbst fälschlicherweise als „eifersüchtig" beschreiben. Ich verstehe unter Neid ein Gefühl des Unbehagens oder gar der Böswilligkeit gegenüber einer anderen Person, weil diese eine Eigenschaft oder einen Besitz hat, den man sich wünscht, aber nicht besitzt. Unter Eifersucht verstehe ich hingegen ein übermäßiges Beschützen von etwas, von dem man denkt, dass es einem gehört, besonders in Bezug auf nahe Beziehungen. So verstehe ich diese beiden Worte, aber Sie können sie etwas anders verstehen. Worauf es ankommt, ist, dass Sie wissen müssen, was Ihr Patient empfindet und mit den von ihm gewählten Worten ausdrückt.

Über Ihr eigenes Leben Sprechen

Die wichtigste Lektion über die Konsultation, die ich gelernt habe, seit ich die Universität verlassen habe, ist, mich nicht ausschließlich auf meine medizinische und homöopathische Ausbildung zu verlassen. Ich weiß jetzt, dass ich als Homöopath viel erfolgreicher bin, wenn ich es mir erlaube, mich von dem Wissen beeinflussen zu lassen, das ich mir von irgendetwas, irgendjemandem oder irgendwo anders her angeeignet habe. Ich erkenne, dass die klarste und zuverlässigste Kenntnis, die ich vom Leben habe, aus meiner eigenen Lebenserfahrung selbst stammt.

Falls in dem, was ein Patient sagt, ein bemerkenswertes Erlebnis meiner eigenen Lebensgeschichte anklingt, entscheide ich mich manchmal, meine Patienten an dieser Erinnerung teilhaben zu lassen. Ich benutze diese Technik nicht oft, aber sie hat sich gelegentlich als wirksam erwiesen um eine gute Beziehung herzustellen. Bezüglich unseres eigenen Lebens ehrlich zu sein kann den Patienten ermutigen, ehrlich und offen in Bezug auf sein Leben zu sein.

Ich erinnere mich an eine junge Patientin, die mir von einem Problem mit ihrem Freund erzählte. Ich sagte ihr, ich wäre froh gewesen, solch ein Problem gehabt zu haben, als ich in ihrem Alter war, weil sich in dieser Zeit meines Lebens die Mädchen überhaupt nicht für mich interessierten. Als ich dies sagte, lächelte sie, sichtlich entspannt, und hatte sogar ein paar Worte des Mitgefühls für mich! Das war der Wendepunkt in der Konsultation. Von da an hatte sie genug Vertrauen zu mir, um mir eine ehrliche Einschätzung ihrer selbst zu geben, anstatt sich über das Benehmen ihres Freundes zu beklagen. Freudianer würden diesen offenen Ausdruck dessen, was sie als „Gegenübertragung" bezeichnen, nicht gut heißen, aber unser Ziel als Homöopathen ist es, die Informationen zu erhalten, die wir brauchen um exakt verschreiben zu können. Bezüglich meines eigenen Lebens ehrlich zu sein schaffte die passende psychische Umgebung für sie, um in Bezug auf sich selbst ehrlich zu sein.

Sie können den Entschluss fassen, im Sprechzimmer niemals über ihr eigenes Leben zu sprechen. Wenn es für sie unbehaglich ist, ist es das beste, Sie tun es nicht. Ich denke, ein Homöopath sollte immer nur das sagen, womit er sich in diesem Augenblick natürlich, behaglich und sicher fühlt. Alles Gekünstelte wird falsch klingen und ihrem Patienten Unbehagen bereiten. Zu sich selbst aufrichtig zu sein ist manchmal der Schlüssel, der Ihrem Patienten die Tür öffnet, dasselbe zu tun.

Es gibt natürlich viel mehr Strategien und Techniken, die man in der Konsultation einsetzen kann. Das ist es, was die Fallaufnahme in der Homöopathie zu einem so faszinierenden Gebiet macht. Homöopathen kommen von unterschiedlichen Kulturen und Hintergründen und haben verschiedene Lebenserfahrungen.

Ein Homöopath, der verheiratet ist und Kinder hat, wird auf eine andere Weise eine Beziehung zu Familien herstellen, als einer, der Single ist. Ich glaube nicht, dass mir bewusst war, was Patienten mit „Schlafentzug" meinten, bis mein Sohn geboren wurde – gute 15 Jahre nachdem ich begonnen hatte, homöopathisch zu praktizieren. Das ist der einfache Unterschied zwischen Mitgefühl und Empathie. Das intellektuelle Verstehen ist dem Verstehen als Ergebnis von Erfahrung selten gleichzusetzen. Wenn Sie selbst einen schmerzlichen Verlust erlitten haben oder durch eine traumatische Erfahrung gegangen sind, zum Beispiel eine Scheidung, wird es für Sie leichter sein, für jemanden, der eine ähnliche Erfahrung macht, Empathie zu empfinden. In dieser Weise können Ihnen alle Ihre Lebenserfahrungen, angenehme oder schmerzliche, bei den Gesprächen mit Ihren Patienten helfen. Wenn wir klassischen Homöopathen älter werden (und hoffentlich weiser durch unsere eigene Lebenserfahrung), wird das empathische Verstehen spontaner. Die Zeit macht bessere Homöopathen aus uns allen.

11 Zeit

Wie viel Zeit haben Sie für Ihre Patienten? Wie viel dieser Zeit besteht aus hochklassigen homöopathischen Gesprächen?

Die Menge an Zeit, die Homöopathen für ihre Konsultationen reservieren, unterscheidet sich sehr. Ich kenne viele Homöopathen, die zweieinhalb Stunden mit der ersten Konsultation verbringen, und habe von einem gehört, der sogar vier Stunden für den ersten Besuch aufwenden kann. Diese Homöopathen reservieren gewöhnlich zwischen einer halben und einer Stunde für ihre Follow-up-Termine. Dieser Typus Homöopath sieht wahrscheinlich nicht mehr als zehn Patienten pro Tag. In der westlichen Welt kann man so einen guten Lebensunterhalt verdienen. In Indien aber, dem Land, das sicher die meisten homöopathischen Behandler in der Welt hat, ist das schlichtweg nicht möglich. Es ist für einen indischen Homöopathen nicht ungewöhnlich, nahezu 100 Patienten pro Tag zu sehen. Damit kann die tatsächliche Zeit, die mit einem Patienten verbracht wird, vier Stunden lang oder nur zwei bis drei Minuten kurz sein. Homöopathen, die unter Zeitdruck stehen, werden es für einen unvorstellbaren Luxus halten, ein paar Stunden mit einem Patienten zu sprechen. Andererseits können Homöopathen, die langsamer arbeiten, es „unmöglich" finden, 100 Patienten am Tag zu sehen.

Bei diesem Punkt möchte ich nicht auf Hahnemann verweisen, sondern auf Einstein. Es ist wirklich alles relativ. Es ist nicht die Menge, die den Unterschied ausmacht – das, was in dieser Zeit *geschieht*, ist das Wesentliche des homöopathischen Gesprächs.

Im berühmten Eröffnungsvers seiner „Weissagungen der Unschuld" beweist William Blake (1757-1827), der kurz vor Hahnemann, aber wenigstens ein Jahrhundert vor Einstein schrieb, ein intuitives Verstehen der Relativität (Blake, 1954).

> Die Welt zu sehn im Korn aus Sand,
> Das Firmament im Blumenbunde,
> Unendlichkeit halt' in der Hand
> Und Ewigkeit in einer Stunde.

Die beiden ersten Zeilen können auch als äußerst prägnante Beschreibung des homöopathischen Konzepts der Infinitesimaldosen und der unsichtbaren Kraft gelesen werden, die in Mineralien und Blumen steckt.

Man fragt sich, was Blake vom *Organon* gehalten hätte. Ich war fasziniert zu entdecken, dass der berühmte englische Homöopath John Henry Clarke einige Bücher zu Blakes Werk geschrieben hatte. Man muss sich wundern, woher der profilierte Autor klassischer homöopathischer Texte wie des riesigen *Dictionary of Practical Materia medica* (deutsch: *Der Neue Clarke – eine Enzyklopädie für den homöopathischen Praktiker*, 1990), der *Homöopathischen Verschreibung* (Clarke, 2002) und vieler anderer die Zeit nahm, Bücher über das Verständnis von Poesie zu schreiben! Vielleicht hatten die Menschen in den Tagen, bevor das Fernsehen sich in den Großteil unseres Lebens einschlich, die Neigung, kreativer zu sein.

Im Kontext des homöopathischen Gesprächs ist die Länge der Konsultation weniger wichtig als die Qualität der Zeit, die Sie mit Ihrem Patienten verbringen. „Qualitätszeit" zwischen Homöopathen und Patient beschreibt die Zeit in der Konsultation, in der eine gute Beziehung besteht.

Nach meiner Erfahrung ist eine Minute wirklicher Beziehung mehr wert als eine Stunde Fakten sammeln. In dieser Minute, in einem Aufblitzen empathischen Verstehens, können Sie plötzlich das „Zentrum des Falles" erkennen. Mit mehr Erfahrung werden Sie während dieser besonderen Augenblicke manchmal wissen, was das Mittel des Patienten ist. Das heißt nicht, dass Sie das Mittel ohne weiteres Zutun verschreiben. Sie müssen immer noch überprüfen, ob das Mittel, das Sie im Kopf haben, wirklich auf den Fall passt.

Eine meiner Homöopathieschülerinnen, eine erfahrene Allgemeinmedizinerin, stellte einer Gruppe von Ärzten, die Homöopathie studierten, ein hervorragendes Beispiel dieser Art plötzlicher, wirklicher Beziehung vor. Unglücklicherweise war der Fall aufgenommen worden, bevor sie begann Homöopathie zu lernen. Und doch ist die Tatsache auffallend, dass er ihr im Gedächtnis geblieben war und sie die Notwendigkeit empfand, in dieser homöopathischen Supervisionsgruppe darüber zu sprechen. (Viele Homöopathen leiden immer wieder unter der Frustration, plötzlich intuitiv zu wissen, welches Mittel ein Mensch braucht – ein paar Jahre zu spät!)

Ein Ehepaar, dessen Ehe in ernsthaften Schwierigkeiten steckte, hatte sie um Hilfe gebeten. Ich fand ihren Bericht über die Konsultation so bewegend und hilfreich, dass ich sie bat, ihn auf Band zu sprechen. Hier ist die wörtliche Transkription von ihrer Beschreibung dessen, was in der kurzen, typischen Konsultation in der Allgemeinpraxis geschah:

Homöopathische Ärztin (in der Supervisionsgruppe): Es war eine normale allgemeinmedizinische Konsultation. Der Mann und seine Frau traten ein. Von Anfang an redete nur die Frau und sagte, dass sie beschlossen habe, mit ihrem Mann nicht mehr leben zu können. Er erdrücke sie mit seiner Bedürftigkeit und sie wolle ihn verlassen, hätte aber Angst, dass er dadurch suizidal geworden wäre, und ob ich das bitte ausschließen könnte?

Ich war an diesem Punkt schon reichlich verärgert und ungehalten über diese Frau und ihren Mann, der bis zu diesem Zeitpunkt noch kein einziges Wort von sich gegeben hatte, und hatte vor, Ihnen zu sagen, sie sollten sich vertragen und mich einfach in Ruhe lassen. Da sie aber von Selbstmord gesprochen hatte, dachte ich, wiederum voller Ärger, dass ich wenigstens das Selbstmordrisiko des Mannes abschätzen müsste, aber ich war durch die ganze Situation so ärgerlich und wütend, dass sie begann, in meinem Kopf Alarmglocken in Gang zu setzen. Das führte dazu, dass ich etwas tat, was ich in einer Situation tue, wenn ich das Gefühl habe, zu sehr in meinem eigenen Stoff verwickelt zu sein und nicht den des Patienten wahrzunehmen. Ich sprach ein kleines Gebet, das ich dann zu mir spreche, und das heißt: „DEINE Augen bitte?“ Das ist meine Art zu sagen: „Kann ich diesen Menschen so sehen, wie DU ihn sehen würdest?“ Und ohne dass mein ganzer eigener Mist im Weg war, fast unmittelbar, fand in meiner Wahrnehmung eine große Änderung in der Energie im Raum statt und ich fühlte mich viel zentrierter in mir. Ich schaute zu diesem Mann auf und anstatt großen Ärger über ihn zu empfinden, wie ich ihn zuvor verspürt hatte, konnte ich einfach einen sehr ängstlichen Menschen dasitzen sehen, der bei mir Mitgefühl statt Ärger hervorrief; damit war ich für ihn plötzlich präsent und versuchte nicht, ihn aus dem Zimmer zu werfen.

Dann, aus keinem ersichtlichen Grund, es war einfach die Frage, die mir direkt in den Sinn kam, fragte ich: „Könnten Sie mir etwas über die Ehe Ihrer Eltern erzählen?“

Er verhielt sich noch immer recht defensiv, Beine übereinander geschlagen, mürrisch zurückgelehnt, und sagte etwas wie: „Ich verstehe nicht, wieso das von Bedeutung ist.“

Ich sagte: „Hmh, könnten Sie es mir trotzdem erzählen, ich wüsste gerne etwas darüber, es kann von Bedeutung sein.“ Er sagte: „Soweit ich weiß, war sie glücklich“, und alle seine Antworten waren sehr einsilbig und verschlossen und schotteten mich wirklich noch weiter ab, aber ich reagierte nicht darauf. Ich glaube, dass ich noch immer in dieser nachfragenden, milden Weise präsent war. Ich blieb dran und stellte ganz vorsichtig weitere Fragen und sagte: „Sie sagten, dass sie glücklich war, leben Ihre Eltern noch?“, worauf er nur sagte: „Nein, mein Vater ist tot, er starb, als ich 12 war.“

Ich sagte: „Das ist lange her, das muss sehr schwer für Sie gewesen sein, wissen Sie, was passiert ist?“

„Er beging Selbstmord."

Darauf sagte ich: „Das muss eine schreckliche Sache gewesen sein, können Sie mir etwas mehr darüber erzählen?"

Und es gab immer diese sehr langen Schweigeperioden vor meinen Fragen. Ich wartete immer ein bisschen, er ging nicht wirklich aus sich heraus, und dann erzählte er mir, wie er von der Schule nach Hause gekommen war und seinen Vater in der Küche hängend gefunden habe, und nachdem er mir das erzählt hatte, hielt er wieder inne, da war keine Emotion, die Arme immer noch verschränkt, ganz sachlich, deshalb war ich ziemlich erschrocken, so etwas zu hören. Ich erinnere mich aber, in diesem Moment nicht das Gefühl von Erschrecken gehabt zu haben, es war irgendwie in Ordnung so, deshalb sagte ich: „Wie alt war Ihr Vater?", und er antwortete: „44" und ich sagte: „Wie alt sind Sie?", wiederum mit langen Pausen zwischen jeder Frage, und er sagte: „44" und ich fragte: „Haben Sie Angst, die 45 nicht zu schaffen?", wonach er völlig ... er begann zu schluchzen und schluchzen und schluchzen und es brach alles aus ihm heraus, eine große Befreiung, und nachdem er eine recht lange Zeit geschluchzt hatte ... es kam alles heraus, die Geschichte, wie er seinen Vater gefunden hatte, wie er an diesem Tag nicht direkt von der Schule nach Hause gegangen war, seinen Eltern nicht gehorcht hatte und mit seinen Freunden im Park Fußball gespielt hatte, und wenn er das nur nicht getan hätte, wenn er nach der Schule direkt nach Hause gegangen wäre, dann wäre er früh genug hingekommen, und wie dieses Gefühl, dass alles sein Fehler gewesen ist, weil er ein so ungehorsames Kind war .. und dann erzählte er von einem wiederkehrenden Albtraum, den er hatte, in dem er, es ging nie um seinen Vater, er sagte, die Situationen waren jedes Mal anders, aber er hatte immer das gleiche Ende und das Ende des Albtraums war, dass er immer gerade etwas zu spät kam, und dann, ich machte zu der Zeit noch keine Homöopathie, deshalb hatte ich kein Mittel, das ich hätte geben können, noch nicht einmal die Kenntnis eines Mittels, aber es war ein wirklicher Ausbruch innerhalb von ... einem normalen allgemeinmedizinischen Gespräch, 15 Minuten ... es ging in sehr kurzer Zeit direkt in das Zentrum des Falles, irgendwie in einen intensiven Austausch, aber es wurde alles von dieser zusätzlichen Energie erzeugt, die irgendwie von woanders her kam, als ich mich aus meiner Haltung begab, und eine Menge Raum frei gab, in dem die Dinge geschehen konnten ...

Brian Kaplan (als Supervisor): Sie haben es irgendwie geschafft, den Fall ohne den Filter Ihres eigenen Egos, Ihrer Persönlichkeit, zu betrachten.

Homöopathische Ärztin: Ja, mit Sicherheit, und ich hatte beinahe das Gefühl, das war nicht ich, denn ich bin normalerweise ein ziemlich emotionaler

Mensch, aber ich kann mich erinnern, dass ich mich äußerst gelassen fühlte und sehr gut in der Lage war, mit dem, was er mir erzählte, umzugehen ...

Sie wusste nun, dass:

- der Mann nicht nur suizidal war, sondern auch Angst vor dem Tod hatte und eher nicht wütend war,
- er diese Furcht hinter einer Maske passiver Aggression versteckte und wahrscheinlich noch mit niemandem darüber gesprochen hatte,
- er einen bedeutenden Kummer in seinem Leben erlitten hatte, der wahrscheinlich auch unterdrückt wurde,
- er sich schuldig und irrationalerweise für den Tod seines Vaters verantwortlich fühlte.

Selbst wenn Sie damals eine homöopathische Anfängerin gewesen wäre, wären diese Informationen für eine homöopathische Verschreibung ganz offensichtlich von zentraler Bedeutung. (Natrum muriaticum fiel ihr ein, als sie über den Fall nachdachte, obwohl andere Mittel wie Aurum metallicum auch in Betracht kommen. Ein paar Fragen zu Allgemeinsymptomen und körperlichen Beschwerden würde die Mittelwahl wahrscheinlich deutlich machen.)

Alle entscheidenden Informationen waren in einer Sekunde zu erhalten. Es war nicht die Länge der Konsultation, die sie lieferte, sondern die Veränderung in der Ärztin, als sie zu sich sagte: „DEINE Augen, bitte?" Ich kenne die Konfession dieser Schülerin nicht und fragte sie nicht, da das nicht wichtig ist, denn die tatsächlichen Worte ihres Gebets waren eindeutig nichtkonfessionell. Was sie erbeten oder worum sie gebetet hat, war einfach, ohne Vorurteil zu sein. Ihr kleines Gebet hatte funktioniert und für einen glorreichen Augenblick hatte sie es geschafft, sich und ihr Ego aus dem Prozess herauszunehmen. Für einen Moment war sie in der Lage, völlig objektiv und nicht subjektiv zu sein. In diesem Moment war alles klar und sie wusste, dass sie in ihrem Verständnis des Falles einen Quantensprung gemacht hatte. Das war ein wundervoller Durchbruch in der Konsultation. In Zeiten wie diesen fühlen wir Homöopathen uns wirklich im Einklang mit uns und verstehen, was es heißt, in unserem Beruf nützlich zu sein.

Als diese Schülerin „DEINE Augen, bitte?" erwähnte, erinnerte ich mich an einen Hinweis auf Gott im Vers eines Gedichts von Louis MacNeice.

> God or whatever means the Good
> Be praised that time can stop like this,
> That what the heart has understood

Can verify in the body's peace
God or whatever means the Good.[2]

(*Meeting Point* von Louis MacNeice;
Houghton-Hawksley und Eaton, 1986)

Das Gedicht, das ich Ihnen empfehle, ganz zu lesen, handelt vom Treffen eines Mannes und einer Frau in einem Café. Die Beziehung ist so stark, dass für die beiden die Zeit still zu stehen scheint. Das ist ein wirklicher „Treffpunkt" und unterscheidet sich nicht sehr von dem Augenblick, als meine Schülerin plötzlich den obigen Fall verstand. Mir gefällt MacNeices Satz: „Gott oder was immer das Gute bedeutet". Er ist spirituell ohne sich auf eine besondere Religion zu beziehen. Das ist das Gefühl, das ich bei Hahnemanns Haltung gegenüber Religion und Homöopathie bekomme, wenn ich bestimmte Abschnitte im Organon lese.

Wie stellen wir also diese Qualitätszeit in unseren Konsultationen her? Mir ist es wichtig, für jede Konsultation genügend Zeit zu reservieren um dem möglichen Eintreten dieser besonderen Augenblicke Raum zu geben. Wenn Sie zwei Stunden mit der Erstkonsultation verbringen, werden Sie mit größerer Wahrscheinlichkeit Qualitätszeit mit Ihrem Patienten erleben, als wenn Sie eine halbe Stunde für dieses wichtige erste Treffen reservieren – wahrscheinlich, aber nicht in jedem Fall. Es hängt alles von Ihnen und Ihrem Gemütszustand bei der Konsultation ab.

Ich habe als homöopathischer Arzt in der Ambulanz eines betriebsamen Krankenhauses gearbeitet, mit höchstens zehn Minuten Zeit für eine Konsultation. Am Anfang meiner Laufbahn hatte ich allerdings viele ruhige Tage, an denen ich nur drei oder vier Patienten zu beraten hatte. Ich beschloss, an diesen Tagen die Fälle über den ganzen Tag zu verteilen um mir den Luxus einiger sehr langer Konsultationen zu gönnen. Zur Zeit reserviere ich eine Stunde für den ersten Besuch – es sei denn, der Patient ist aus großer Entfernung angereist um mich zu sehen und es wird einen großen Abstand zwischen der ersten und der zweiten Konsultation geben. Wenn ich am Ende der ersten Konsultation das Gefühl habe, nicht genügend Informationen erhalten zu haben, aus welchem Grund auch immer, bitte ich den Patienten, bald zu einer zweiten Konsultation von einer Stunde Dauer wiederzukommen. Wenn der Patient spürt, dass dieser Vorschlag nur zu seinem eigenen Besten gemacht wurde, wird er das nicht übel nehmen. Wirklich, ich habe Patienten gesehen, die vor Erleichterung aufseufzten, wenn Sie mich diesen Vorschlag machen hörten.

2 Sinngemäße Übersetzung des bisher nicht ins Deutschen übersetzten Gedichtes: Gott oder was immer das Gute bedeutet/Sei gepriesen, dass die Zeit so stehen bleiben kann,/Dass sich, was das Herz verstanden hat,/Im Frieden des Körpers verwirklichen kann/Gott oder was immer das Gute bedeutet.

Einigen Patienten wird es nicht gefallen, zu einem weiteren Besuch gebeten zu werden, ohne dass ein Mittel verschrieben wurde. Damit kann man auf unterschiedliche Weise umgehen. Sie können aufrichtig sein und ihnen sagen, dass Sie sich nicht sicher sind, was zu tun ist, und sie besser kennen müssen, bevor Sie für sie verschreiben können. Ich sage manchmal, dass ich den Fall auf meinem Computer analysieren werde (was ich auch tue!), aber die Ergebnisse meiner Computeranalyse mit Ihnen überprüfen müsste, bevor ich daran denken könnte, Ihnen ein Mittel zu geben.

Ich sehe Patienten lieber eine Stunde lang. Die Leute sind an eine „Arbeitsstunde" von jemandem gewöhnt und manchmal wird der Fall in weniger als einer Stunde klar. Was hätte ich mit meinem rasenden Nux-vomica-Patienten noch zwei Stunden lang tun sollen, nachdem ich nach weniger als zehn Minuten wusste, dass ich dieses Mittel als erstes zu verschreiben hätte?

Der Homöopath Jeremy Sherr (Leiter der Dynamis Schule und berühmt für die Prüfungen von Skorpion, Sauerstoff, Schokolade und vieler anderer Mittel) gab kürzlich einen Fortgeschrittenenkurs für die Homoeopathic Physicians Teaching Group. Ich interviewte ihn 40 Minuten lang zu Prüfungen und zur Homöopathie im Allgemeinen und befragte ihn unvermeidlicherweise zur Fallaufnahme. Seine Antwort war fundiert und elegant formuliert. Da das Interview auf Video aufgezeichnet wurde, hier eine genaue Transkription dessen, was er sagte:

Brian Kaplan: Es ist fast so, als wären andere Dinge völlig ausgeschaltet. Manchmal sagt der Patient etwas oder lässt dich an etwas denken, was zu deinem eigenen Leben gehört, und doch ist es wichtig, bei dem zu bleiben, was der Patient als nächstes sagt, und nicht abzudriften, nur weil dir die Menschen Auslöser bieten, die emotionale Erfahrungen in dir hervorrufen.

Jeremy Sherr: Es geht um das Loslassen. Ich denke, es dreht sich um das Loslassen des Wollens ... weißt du, ich habe eine Übung .. für mich ist die homöopathische Fallaufnahme meine beste Form der Meditation, deshalb befasse ich mich sonst nicht mit Meditation, für mich ist jede Fallaufnahme eine Übung in Meditation wie eine japanische Teezeremonie. Wie man es macht, zentriert bleibt und locker und entspannt ist, es aber trotzdem tut und gleichzeitig präsent ist, wie Tai Chi. Um so mehr für mich, weil ich Videosprechstunden halte. In diesen Videosprechstunden sitzen 40 Leute im Zimmer oder einem Nebenraum und wollen sehen, wie Jeremy den Fall anpackt oder das Mittel findet und das macht mir natürlich noch viel mehr Druck. Innerhalb einer Stunde muss mir etwas Nützliches und Interessantes und hoffentlich für den Patienten Heilsames einfallen. Das ist eine andere Liga. Und für mich ist das sogar noch eine bessere Meditation, weil ich diesen Druck loslassen muss und mich nicht darum sorgen darf, es gut machen zu wollen. Nicht darum sorgen, aber nicht auf eine gleichgültige Weise, sondern nur um mich nicht davon erfassen zu lassen, dass ich losgehen muss und etwas abliefern ... wenn es nicht passiert, passiert es nicht. Und das Entscheidende bei der ganzen Geschichte ist für mich der Glaube. Den Glauben zu haben, dass es so gut ausgeht, wie es auszugehen hat, dass ich die Symptome kriege, dass sich das Mittel zeigt. Falls es nicht an der Zeit ist, dass es sich zeigt, was kann ich tun? In jedem Fall mein Bestes geben und den Glauben haben, dass sich alles gut fügt.

Mir gefällt die Art, wie Jeremy die homöopathische Konsultation mit Meditation oder der japanischen Teezeremonie vergleicht. Sie beinhaltet Respekt und Stille – Eigenschaften, nach denen alle im Gesundheitswesen Tätige streben sollten.

Die ideale Homöopathie wäre für mich, die Patienten wie ein psychologischer Berater oder Psychotherapeut einmal pro Woche für eine Stunde zu sehen. Ich würde eine Verschreibung machen, wenn ich, basierend auf dem kontinuierlichen Gespräch und der Fallanalyse, ein starkes „Gefühl im Bauch" für ein bestimmtes Mittel hätte. Ich finde, es ist lächerlich, dass wir uns überhaupt unter irgendeine Art von Druck setzen, um das Mittel des Patienten in der ersten Konsultation zu finden, wie viel Zeit wir auch immer dafür veranschlagen. Der Patient braucht vielleicht etwas Zeit, um über Sie nachzudenken und darüber, ob er Ihnen genug vertraut, um über seine verletzlichsten Bereiche zu sprechen. Bei vielen Gelegenheiten haben mir Patienten Dinge gesagt, wie: „Das letzte Mal, als Sie mich zu meinem Sexualleben befragten, habe ich gesagt, da wäre alles in Ordnung, aber ..." Sie können nicht willens gewesen sein, mit einem völlig Fremden über Sex oder andere verletzliche Bereiche zu sprechen. Wenn eine Woche vergeht und sie über Sie und die Konsultation nachdenken, erkennen sie vielleicht, dass es in ihrem Interesse sein könnte, während der zweiten Konsultation aufrichtiger zu Ihnen zu sein. Das ist ein wichtiger Punkt, den es zu verstehen gilt. Wenn Sie es problematisch finden, einen Patienten zu bitten, zu einer zweiten Konsultation zu kommen, bevor Sie ein Mittel verschreiben, empfehle ich Ihnen ein kleines Gespräch mit einem Berater oder Psychotherapeuten über Zeit. Sie werden erfahren, dass eine einzige Stunde oder Konsultation nur als Beginn eines Prozesses verstanden wird, der aus einer Stunde pro Woche über sechs bis zwölf Wochen (Kurzzeittherapie), oder mehreren Wochenstunden über mehrere Jahre (Psychoanalyse) bestehen kann. Und dieser Berufsstand ist noch nicht einmal gezwungen ein homöopathisches Mittel zu verschreiben! Wenn wir die Kraft des Konstitutionsmittels kennen, warum sollten wir die Zeit beschränken, die wir brauchen, um es zu finden? Die einzige Alternative ist, ein Placebo zu verschreiben oder dem Patienten ein Mittel zu geben, bei dem wir irgendwie unsicher sind. Was würden Sie für sich wollen, wenn Sie Patient wären? Das ist eine rhetorische Frage, oder?

Die Menge an Zeit, die wir mit Patienten verbringen, ist eine höchst individuelle Angelegenheit. Es liegt an Ihnen, wie viel Zeit Sie mit jedem Patienten verbringen und wie viele Patienten Sie an einem Tag sehen. Ich weiß, dass viele von Ihnen dabei nicht viel Flexibilität haben. Sie können unter den gegebenen Umständen nur ihr Bestes tun. Wenn Sie in einem System arbeiten, bei dem Sie jeden Tag viele Patienten sehen müssen, dann zögern Sie nicht, diese zu mehreren Konsultationen einzubestellen, bevor Sie verschreiben. Falls Sie versucht sind, Ihre Konsultationszeit zu verkürzen, um mehr Geld zu verdienen, würde ich Ihnen empfehlen noch einmal darüber nachzudenken. Wenn ich das sage, denke ich an Ihre Lebensqualität und die Ihrer Patienten!

Das letzte Wort über die Zeit möchte ich Jiddu Krishnamurti überlassen. Nachdem ich ihn hatte sprechen hören und Mitschriften seiner Vorträge gelesen hatte, bekam ich eine Ahnung, welche Beziehung zwischen Gedanken, Gedächtnis, Bewusstsein und Zeit besteht.

> Um es ganz einfach auszudrücken: Wie stellt der Sinn sich ein, wenn man etwas verstehen oder jemanden begreifen will?[3] Dann analysiert, verurteilt oder kritisiert man nicht mehr; man hört zu, was der andere sagt. Unser Sinn befindet sich in einem Zustand, in dem der Denkvorgang nicht aktiv, sondern äußerst wachsam ist. Und diese Wachsamkeit hat nichts mit Zeit zu tun. Man ist lediglich aufmerksam, passiv empfangsbereit und dennoch voll bewusst. Nur in einem solchen Zustand kann Verständnis kommen, nicht aber wenn man erregt ist, Fragen stellt, sich abquält, zerlegt und analysiert. Ein auf Verständnis eingestellter Sinn ist ruhig.
> Sie dürfen nun meine Worte nicht einfach hinnehmen, sondern müssen hierin selbst experimentieren. Man kann jedoch soviel erkennen: Je mehr man analysiert, desto weniger wird man verstehen. Mag man auch Einzelheiten begreifen, der gesamte Inhalt unseres Bewusstseins lässt sich durch den analytischen Vorgang nicht beseitigen.[4] Es gelingt nur dann, wenn man den Zugang durch Analyse als falsch erkennt.

3 Hier fehlt in der deutschen Übersetzung ein Satz: „When you want to understand your child, when you want to understand somebody, something that someone is saying, what is the state of your mind?" – „Wenn Sie ihr Kind verstehen wollen, wenn Sie jemanden verstehen wollen, etwas, was jemand sagt, wie ist dann Ihre geistige Haltung?" (Anm. d. Übers.)

4 Dieser Satz der deutschen Übersetzung ist unverständlich. Im englischen Text heißt es (zit. n. Kaplan): „ ... but the whole content of consciousness cannot be emptied through the analytical process." Übersetzt: „ ... aber der ganze Inhalt des Bewusstseins kann durch den analytischen Prozess nicht entleert (im Sinne von: verstanden) werden." (Anm. d. Übers.)

> Sieht man das Falsche als falsch, dann beginnt man zu erkennen, was wahr ist; und nur die Wahrheit kann uns von unserem Hintergrund befreien. (Krishnamurti, o.J.)

Die Länge der in einer Konsultation verbrachten Zeit ist bei weitem nicht so wichtig wie die Menge an Zeit, die im Zustand der hier beschriebenen Aufnahmefähigkeit zugebracht wird. Im Kontext der Homöopathie ist es kaum überraschend, dass die Qualität wichtiger ist als die Quantität.

12 Kinder

Was kann man über die Gespräche mit Kindern sagen? Es hilft, wenn Sie selbst welche haben – aber nicht so sehr. Kinder und Säuglinge sind so verschieden voneinander wie Erwachsene. Natürlich haben sie kürzere Lebensgeschichten und das macht die Sache für den Homöopathen etwas einfacher. Andererseits gibt es viele zusätzliche Fertigkeiten, die der Homöopath lernen muss, um wertvolle Gespräche mit Kindern zu führen.

Dem ganze Bereich der Behandlung von Kindern muss in der Homöopathie viel mehr Aufmerksamkeit geschenkt werden. Das große Problem ist, dass alle Prüfungen an Erwachsenen durchgeführt wurden, und somit haben wir keine guten Arzneimittelbilder für Kinder. Was wir über die Behandlung von Kindern wissen, basiert auf klinischer Erfahrung. Eines der nützlichsten Kindermittel von allen, Carcinosinum, wurde von Dr. Donald Foubister nur auf dem Boden dessen entwickelt, was er in seiner pädiatrischen Ambulanz im Royal London Homoeopathic Hospital beobachtet hatte. Paul Herscus hervorragendes Buch *Die homöopathische Behandlung der Kinder* (Herscu, 1993) ist im Grunde genommen eine Materia medica von nur acht sehr nützlichen Konstitutionsmitteln für Kinder. Das Buch ist voll mit Beispielen homöopathischer Diagnosen und Symptome, die durch Beobachtung gewonnen wurden.

Die homöopathische Welt braucht eindeutig mehr Literatur über die Behandlung von Kindern. Falls ein Kind klare Symptome hat, die repertorisiert werden können, können wir das indizierte Mittel verschreiben. Das ändert aber nichts an der Notwendigkeit einer umfassenden Materia medica für Kinder. Es ist sehr wahrscheinlich, dass jedes Mittel, das bei Erwachsenen nützlich ist, auch Kindern helfen kann. Wir müssen wissen, welche Art von Kindern auf die verschiedenen Mittel reagieren. Wir müssen auch lernen, wie wir mit Kindern zu sprechen haben, um zuverlässige homöopathische Daten zu erheben.

Die emotionale Reaktion der Kinder auf das Kranksein kann man von ihren Eltern und Betreuern erfahren. Ein Kind, dessen Mutter bei jeder Erkältung und jedem Husten sehr ängstlich wird, kann diese elterliche Reaktion nachahmen und lernen, selbst jedes Mal ängstlich zu sein, wenn es krank wird. Daher ist es wertvoll, die Haltung der Eltern zu kennen, um einzuschätzen, was das Kind wohl erlebt. Wenn Sie mit den Eltern sprechen, beobachten Sie die Reaktion des Kindes auf die Aussagen der Eltern. Besteht eine vermehrte Angst, Reizbarkeit oder vielleicht Gleichgültigkeit gegenüber den Eltern?

Kinder sind hochsensibel und empfänglich für ihre Umgebung. Ihre körperliche Gesundheit kann durch stresshafte Ereignisse wie Scheidung, Todesfall in der Familie, Geschwisterrivalität, Umzug oder finanzielle Probleme beeinträchtigt werden. Chronische Krankheiten sind häufiger, wenn der Stress anhält, und manchmal kann es notwendig sein, die Familie darüber aufzuklären um dem Kind zu helfen.

Neugeborene und Säuglinge

Das Erstgeborene ist im Allgemeinen am schwierigsten zu behandeln, weil Sie innerhalb der Familie keine Bezugsgröße haben. Zudem können frisch gebackene Eltern mehr Angst um die Gesundheit ihres Kindes haben, die dann an das Kind weitergegeben wird. Wenn das Kind kein Erstgeborenes ist, stelle ich immer die Frage: „Wie ist er im Vergleich zu seinem Bruder/seiner Schwester im selben Alter?“ Meine Erfahrung ist, dass alle Eltern die Persönlichkeitsunterschiede ihrer Kinder fast vom Moment ihrer Geburt an kennen. Die von ihnen beobachteten Unterschiede liefern wertvolle homöopathische Informationen.

In seinem klassischen Text *Geburt ohne Gewalt* gibt Leboyer dem Leser eine Vorstellung davon, was für ein Gefühl es ist, sich der traumatischen Reise der Geburt selbst zu unterziehen (Leboyer, 1998). Sie beginnen in einer idyllischen Umgebung mit sanften Kontrasten, wo Sie in einer beruhigend warmen Amnionflüssigkeit dahintreiben und sich mühelos bewegen. Und dann! Nun, ich rate Ihnen, für die Details das Buch zu lesen. Es soll genügen zu sagen, dass die Verhältnisse zunehmend weniger behaglich werden. Schließlich endet die Reise und Sie landen wirklich in einer völlig anderen Welt! Viele Jahre lang war das eine Welt von grellen Lichtern und rauen Handtüchern. Glücklicherweise ist dank der Anstrengungen von Leboyer, Odent und anderen in den letzten Jahren vieles besser geworden. Das gilt für England und Frankreich und besonders für Holland, wo etwa ein Drittel aller Babys zu Hause geboren werden.

Die Gebärmutter zu verlassen kann eine sehr verletzende Reise sein. Falls Zange oder Saugglocke verwendet werden, sind die Prellungen des Neugeborenen nur allzu deutlich sichtbar. In diesen Fällen ist eine Gabe Arnica eine gute Idee.

Ich glaube, alle Mütter sollten nach der Geburt eine Gabe Arnica für die unvermeidliche innerliche Prellung erhalten. Wenn eine Episiotomie oder ein Kaiserschnitt stattgefunden hat, ist eine Gabe Staphisagria oft hilfreich. Der Körper „ärgert sich“ darüber, auf diese Weise geschnitten zu werden, selbst wenn die Mutter psychisch damit einig ist. Dieser körperliche „Ärger" ist der Grund, warum Staphisagria so einen guten Ruf bei der Behandlung von Schnittwunden hat.

Ich rede immer mit Neugeborenen. Obwohl sie sich in einem vorsprachlichen Zustand befinden, sind sie für die Gefühle hinter den Worten sehr empfänglich. Man muss mit ihnen in einer offenen, ehrlichen und freundlichen Art sprechen. Das Baby ist für die Handlungen und Gefühle des Homöopathen empfänglich, also denken Sie an Rogers Eigenschaften von Authentizität, Empathie und Wärme. Es ist bestimmt keine zu große Aufgabe, Wärme gegenüber einem Neugeborenen zu empfinden. Sie schauen Sie mit solch bedingungslosem Vertrauen an und sind so wertfrei, dass es schwierig ist, sie nicht zu lieben.

Was wir bei Babys übersehen können, ist die Notwendigkeit, eine Beziehung zwischen Homöopath und Patient aufzubauen. Die Versuchung ist, nur mit den Eltern in Beziehung zu treten. Das ist ein ganz natürlicher Irrtum, weil sie die einzigen sind, die das Gespräch führen. Es ist wichtig, die Eltern zu beruhigen und ihnen zu erklären, was Sie mit der Homöopathie erreichen wollen – vergessen Sie aber das Baby nicht!

Kinder

Selbstverständlich ist eine gute Beobachtungsgabe wichtig, wenn man Kinder und Babys sieht. Die Beobachtung sollte im Wartezimmer beginnen und weitergehen, bis das Kind das Sprechzimmer verlässt. Ich bekomme durch meine Wahrnehmung oft interessante Informationen, wie sich das Kind zu seiner Mutter verhält oder welche Spielzeuge es auswählt. Es lohnt sich, darauf zu achten, wie das Kind zu seinen Eltern in Beziehung steht. Ist es anhänglich oder strebt es nach Unabhängigkeit? Fordernd oder nachgiebig? Eine Spielkiste im Sprechzimmer ist von großer Wichtigkeit. Dr. Anne Wynne-Simmons gibt in *The Children's Toy Box*, einer handlichen Broschüre, eine Menge nützlicher Informationen dazu, wie sich verschiedene Babys und Kinder zu verschiedenen Spielzeugen verhalten (Wynne-Simmons, 1993).

Die gegenwärtige homöopathische Literatur, auf detaillierter Beobachtung basierend, ist hilfreich, aber es werden mehr Informationen über die Gespräche mit Kindern im homöopathischen Kontext gebraucht. Ich hoffe, dass von homöopathischen Kinderärzten, von denen es viel zu wenige gibt, Bücher zu diesem Thema geschrieben werden. Es ist sehr schade, dass Kinderpsychiater sich im Allgemeinen nicht für Homöopathie interessieren. Alle klassischen Homöopathen kennen die unglaublichen Verhaltensänderungen, die bei einem „schwierigen Kind“ durch eine einzige Gabe von Mitteln wie Stramonium, Hyoscyamus oder Tuberculinum hervorgerufen werden können.

Didier Grandgeorges Buch *The Spirit of Homoeopathic Medicine* (Grandgeorge, 1998) ist im Wesentlichen eine Materia medica, enthält aber viele Fälle zur Erläuterung. Ein guter Teil davon handelt von Kindern und Babys, und von seinen Gesprächen mit ihnen und ihren Eltern kann man viel lernen.

Hier ein paar Tipps zum Gespräch mit Kindern, die ich über die Jahre gesammelt habe:

Begeben Sie sich auf das Niveau des Kindes

Ich meine natürlich körperlich! Wenn das Kind Ihr Zimmer betritt, gehen Sie auf die Knie, so dass ihr Gesicht auf derselben Höhe ist wie seins. Wir wissen alle, was es heißt, zu jemandem zu sprechen, der viel größer ist als wir.

Beobachten Sie das Kind genau

Was Sie im Sprechzimmer hören, kann möglicherweise mit dem, was Sie beobachten, nicht übereinstimmen. Ein ADHS-Kind (Aufmerksamkeits-Defizit-Hyperaktivitäts-Störung) wird im Sprechzimmer nicht unbedingt hyperaktives Verhalten zeigen, weil diese Kinder dazu neigen, viel besser zu funktionieren, wenn von ihnen nur verlangt wird, sich auf eine einzige Person zu beziehen.

Sprechen Sie leise

Das hat mir ein Augenoptiker beigebracht und es hat sich als unschätzbarer Rat erwiesen. Kinder und Babys haben ein empfindliches Gehör und eine laute Stimme kann verwirren, auch wenn sie freundlich ist. Klar, wenn das Kind eine Hörstörung hat (in den meisten Fällen durch ein „verklebtes Ohr“), müssen Sie Ihre Stimme entsprechend anpassen. In diesen Fällen ist es wichtig, einen sanften Ton zu bewahren – was etwas Übung erfordert.

Stellen Sie irgendeine Art von körperlichem Kontakt her

Streicheln Sie das Gesicht eines Babys und geben Sie den Kindern die Hand. Wenn diese es umgehen wollen, notieren Sie es sich als homöopathisches Symptom. Andererseits brauchen Kinder, die Sie umarmen oder auf Ihrem Schoß sitzen wollen, oft eine Gabe Phosphorus.

Respektieren Sie das Kind

Kinder werden es spüren, wenn Sie herablassend sind, von oben herab zu ihnen reden oder mit ihren Eltern sprechen und sie aus dem Gespräch ausschließen. Sie brauchen es, dass Sie freundlich sind und ihnen erklären, was abläuft und was geschehen kann. Letztlich haben sie das Bedürfnis, dass Sie aufrichtig zu ihnen sind. Unterschätzen Sie nicht die psychische Wirkung einer beruhigenden Art.

Stellen Sie einfache Fragen

Seien Sie sehr direkt und vereinfachen Sie Ihre Sprache. Es kann sein, dass Sie etwas sagen müssen, wie: „Ich möchte dir helfen, dass es dir besser geht, und wir müssen eine gute Medizin für dich finden. Ich muss dich verstehen und deshalb stelle ich jetzt gleich viele Fragen, aber wir sind nicht in der Schule, wo du mir richtige oder falsche Antworten geben kannst. Sag, was immer du willst."

Wir sollten versuchen, geschlossene Fragen mit „Ja/Nein"-Antworten zu vermeiden. Bei jüngeren Kindern können wir Fragen mit Auswahlmöglichkeiten stellen, die eine dritte, offene Option beinhalten oder es dem Kind erlauben, eine der beiden Optionen zu bestätigen, falls es nötig ist: „Wenn du abends ins Bett bist, möchtest du dann ganz arg geknuddelt werden oder bist du lieber alleine oder gibt es etwas anderes, was du gerne machen willst?"

Kinder werden über Dinge sprechen, mit denen sie vertraut sind. Anstelle von „Gefällt dir die Schule?" (eine bestimmte Antwort erwartend) können wir fragen: „Was ist dein Lieblingsfach in der Schule?" und „Was magst du am wenigsten in der Schule?" Diese sehr einfachen Fragen erlauben es dem Kind, aufrichtig zu antworten ohne jemanden zu verraten. Solche Fragen können auch alle Arten nützlicher Informationen erbringen.

Das Kind muss wissen, dass es verstanden wird, und die richtige Frage wird Ihnen helfen, sowohl Vertrauen beim Kind hervorzurufen als auch relevantes Material zu erhalten. Bei Fragen, die auch „schlechtes" Verhalten legitimieren, wird das Kind entspannter werden und spüren, dass Sie es verstehen. Hier sind einige Beispiele:

„Habt ihr Tiere zu Hause? Magst du Tiere?"

„Verträgst du dich gut mit deiner kleinen Schwester und teilst dein Spielzeug mit ihr oder ärgerst du dich, wenn sie es wegnimmt, während du spielst?"

„Wirst du auch mal so zornig, dass du sie schlagen willst?"

„Wirst du manchmal in der Schule drangsaliert oder bist du einer, der andere drangsaliert?"

„Wenn du aufgebracht bist, rennst du dann weg und versteckst dich oder schimpfst und schreist du und wirfst dein Spielzeug herum?"

Hören Sie sich die Ansicht des Kindes über seine Erkrankung an

Während Sie mit einem Kind sprechen, achten Sie auf seine Stimme und seine Sorgen. Kinder können recht intuitiv und verständig für ihre Krankheiten sein. Sie können manche Kinder nach einer Interpretation der Erkrankung fragen. Als Antwort auf eine Frage wie: „Warum denkst du, hast du Asthma bekommen?“, können sie Ihnen einen wichtigen psychosomatischen Hinweis geben, wie: „Ich kriege das oft, wenn ich in den Schulbus steige und meiner Mama tschüs sage.“

Teenager

Von der Adoleszenz an können manche Kinder eine Konsultation ohne ihre Eltern benötigen oder vorziehen. Ich gebe ihnen nicht nur meine Karte, sondern biete ihnen auch Kontakt über E-Mail an und gebe ihnen somit die Möglichkeit, eigenständig mit mir Kontakt aufzunehmen.

Herausforderungen

Wenn schwere emotionale Probleme und Verhaltensstörungen vorliegen, bitte ich die Eltern immer um alle Bewertungen, die das Kind bekommen hat. Das können jährliche Schulzeugnisse sein oder eine Aussage zu besonderen erzieherischen Maßnahmen einschließlich Berichten von Psychologen, Sprech- und Sprachtherapeuten, Audiologen, Beschäftigungstherapeuten und so weiter. Ich schlage auch selbst solche Bewertungen vor. Eines der nützlichsten Werkzeuge ist eine kunsttherapeutische Einschätzung. Viele Kinder lieben es zu malen und zu zeichnen und einige werden es leichter finden, in Bildern darzustellen, was mit ihnen ist. In der Kunsttherapie steht das Kind nicht unter dem Druck, mit Worten zu kommunizieren oder Fragen zu beantworten, sondern kann spontan ausdrücken, was es empfindet.

Ich erinnere mich an den Fall eines sechsjährigen Mädchens mit Verhaltensstörungen. Ich hatte die homöopathische Anamnese von dem Mädchen und seiner Mutter erhoben, konnte mich aber nicht zwischen Lachesis, Stramonium, Belladonna und Hyoscyamus entscheiden. Die Mutter nahm meinen Vorschlag einer kunsttherapeutischen Einschätzung an. Dabei malte das Kind einige Bilder, die sexuell frühreif und exhibitionistisch waren. So konnte ich zuversichtlich Hyoscyamus verschreiben und es half ihr sehr gut.

Geben Sie dem Kind ihre Karte

Ich gebe Kindern ab einem Alter von acht oder neun Jahren oft gleichzeitig mit den Eltern meine Karte. Ich erkläre dem Kind, dass es gut ist, mit seinen Eltern über seine Probleme zu sprechen, dass aber eine Zeit kommen mag, wo es mich privat sprechen will. Ich habe die Erfahrung gemacht, dass sowohl das Kind als auch die Eltern das immer zu schätzen wissen. Die meisten Kinder nutzen diese Karte nicht, aber einige schon, vielleicht ermutigt durch ihre Eltern.

Sehen Sie sich Kinder wenigstens einmal im Jahr an

Selbst wenn das Kind völlig „geheilt" ist, bitten Sie es, zu einem jährlichen „Check-up" wiederzukommen. Dieses Gespräch ist sein Gewicht in Aurum metallicum wert. Kinder wachsen so schnell auf und verändern sich so sehr, dass unsere Beziehung zu ihnen anfällig ist. Ein jährlicher Besuch hilft uns, mit ihrem Leben im Kontakt zu bleiben. Das gilt besonders vor, während und nach der Pubertät, wo das Kind eine Achterbahn körperlicher und seelischer Veränderungen durchmacht.

Ich möchte einen Fall berichten, bei dem ich genau das lernte, und noch mehr. Ein Junge, den ich sehr erfolgreich bis zum 13. Lebensjahr behandelt hatte, kam vier Jahre lang nicht mehr wieder. Seine Mutter war bei der nächsten Konsultation dabei, wie sie es in der Vergangenheit immer getan hatte. Bedauerlich für mich war, dass ich nicht erkannte, dass er mit 17 Jahren ein ziemlich anderer Mensch war als der, den ich zu kennen glaubte. Ich war freundlich und plauderte mit ihm über die Fächer, die er in der Schule hatte, und über die Sportarten, die er trieb. Ich verschrieb ein Mittel aufgrund ein paar nützlicher Keynotes. Einige Wochen später war ich überrascht und erschrocken, einen Brief von seiner Mutter zu erhalten, in dem sie mir mitteilte, wie enttäuscht er von der Konsultation gewesen sei. Offensichtlich hatte ich nicht gehört, worüber er wirklich sprechen wollte, und hatte über Themen gesprochen, die mehr für mich von Interesse waren als für ihn. Er war „zu höflich" gewesen um mich zu unterbrechen. (Und zu schüchtern um mir selbst zu schreiben, wie ich feststellte.) Nun zogen sie in Erwägung, einen neuen Homöopathen zu suchen. Als ich den Brief las, spürte ich eine Mischung aus Enttäuschung, Ärger und Selbstkritik. Trotzdem beschloss ich, etwas damit anzufangen. Ich schrieb einen Brief, adressiert an beide, Mutter und Sohn, und entschuldigte mich dafür, nicht richtig zugehört zu haben. Ich bat sie jedoch zu bedenken, dass der Junge, den ich kannte, in den vier Jahren, seit ich ihn zum letzten Mal gesehen hatte, ein junger Mann geworden war. Ich schrieb, ich würde es völlig verstehen, wenn er einen anderen Homöopathen suchen wollte. Ich wäre bereit, ihnen jemand anderes zu empfehlen und eine Kopie meiner Aufzeichnungen zu schicken, falls sie das wollten. Innerhalb einer Woche erhielt ich einen Brief von der Mutter, die mir für meinen Brief dankte und meine Entschuldigung akzeptierte. Sie schrieb, sie und ihr Sohn hätten meinen Brief gelesen und sie fühlten sich in Bezug auf das, was geschehen war, nun viel besser. Sie hielten es für großzügig von mir, dass ich bereit war, den Fall einem anderen Homöopathen zu übergeben, aber sie hätten beschlossen mich als ihren homöopathischen Arzt zu behalten.

Dieser Fall war sehr lehrreich für mich. Der Briefwechsel erwies sich als ungeheuer wertvoll. Die Mutter hatte wahrscheinlich erwartet, dass ich in eine Verteidigungsposition gehen und mich vielleicht noch nicht einmal bemühen würde, ihren Brief zu beantworten. Mein Entschuldigungsschreiben, welches auch die mildernden Umstände für mein Verhalten in der Konsultation darlegte, wurde gut angenommen. Ich glaube, das kam daher, weil der Brief mit Wärme und Verständnis geschrieben und mit Sicherheit aufrichtig war. Es hatte über eine Stunde gedauert ihn zu schreiben, aber diese Zeit war gut angelegt. Später erkannte ich, dass der Briefwechsel zwischen uns für sich genommen einfach ein homöopathisches Gespräch gewesen war, gleichwohl ein viel authentischeres als dasjenige, das in meinem Sprechzimmer stattgefunden hatte. Wenn ich den Briefwechsel homöopathisch betrachtete, sah ich, dass ich eine Menge nützlicher Informationen über den jungen Mann erhalten hatte:

- Er war empfindsam und recht schüchtern,
- er war eher ein verschlossener als ein offener Mensch,
- er war emotional leicht verletzlich,
- wenn er emotional verletzt war, würde er eine Beziehung lieber beenden, auch wenn diese viele Jahre lang gut gewesen war,
- er war für die Gefühle anderer empfänglich. Als er erkannte, wie sehr mich diese Konsultation reute, hatte er Mitleid mit mir und erkannte zudem, dass mir mehr an ihm lag, als er gedacht hatte.

Ich musste über diese ganze Geschichte nicht lange nachdenken um Natrum muriaticum zu verschreiben. Das ist ein weiteres Beispiel dafür, wie die Beobachtung des Verhaltens eines Patienten oft zuverlässiger ist als seine eigene Beschreibung von sich. Wenn ein Patient über Sie ärgerlich oder erschrocken ist, denken Sie nicht über sich und Ihr Ego nach und gehen Sie nicht in Verteidigungsposition. Denken Sie über den Patienten nach und betrachten Sie die homöopathischen Symptome, die er vor Ihren Augen ausagiert. Das ist eine harte Lektion, weil wir uns verletzt fühlen, wenn wir unser Bestes tun und dann kritisiert und angegriffen werden. Aber wie sonst sollte sich nach Ihrer Erwartung ein Patient verhalten, der Nitricum acidum braucht?

Ich halte es für eine große Ehre, Kinder zu behandeln. Ich habe nun einige Kinder von der Geburt bis zum 18. Lebensjahr behandelt. Diese jungen Erwachsenen sind gewöhnlich die am leichtesten zu behandelnden Patienten.

Das überrascht nicht: ich kenne sie schon ihr ganzes Leben lang, ich empfinde echte Zuneigung zu ihnen, und sie hatten Zeit, über die Jahre Vertrauen zu mir aufzubauen. Das ist das Schöne an der Homöopathie. Wir können unsere Patienten über Jahre und Jahrzehnte beobachten, ihnen gratulieren, wenn sie Erfolg haben, und ihnen mit der Homöopathie helfen, wenn sie ins Straucheln kommen. Zwischen Patient und Arzt oder Homöopath kann eine Zuneigung bestehen, die angemessen ist und sich völlig auf das Sprechzimmer beschränkt. Es ist ein Gefühl, das jeder Arzt gegenüber einem Patienten in dem Moment empfunden hat, wenn er erkennt, was es heißt, dass dieser ihm vollkommen vertraut.

Die Öffentlichkeit ist zu Recht schockiert, wenn dieses Vertrauen in irgendeiner Weise missbraucht wird und deshalb waren Ärzte viele Jahre lang verpflichtet den Hippokratischen Eid abzulegen. Ich habe den Eid oben erwähnt und lenke Ihre Aufmerksamkeit absichtlich wieder auf ihn. Er hat viel zur Arzt-Patienten-Beziehung zu sagen und ist unmissverständlich in dem, was erlaubt ist und was nicht. Ich habe eine Kopie davon in meinem Sprechzimmer und lese ihn immer mal wieder. Das tue ich nicht, um mich auf dem rechten Pfad zu halten, sondern um mich daran zu erinnern, wie glücklich ich bin, dass ich einem so noblen Berufsstand angehöre. Seit ich mich auf Homöopathie spezialisiert habe, ist der Eid für mich sogar noch bedeutungsvoller geworden. Wenn es jemals einen ganzheitlichen Arzt gegeben hat, war es Hippokrates.

Kinder müssen ihren Ärzten und Homöopathen bedingungslos vertrauen können. Manchmal, besonders als Teenager, erzählen sie uns Sachen, die sie ihren Eltern nicht im Traum erzählen würden, besonders in Bezug auf sexuelle Dinge. Ärzte und Beschäftigte im Gesundheitswesen sind privilegiert, dass man ihnen auf diese Weise Vertrauen entgegenbringt. Zu sehen, wie sich ein Kind langsam zu einem Erwachsenen entwickelt, kann ein wundervolles Erlebnis sein. Bei diesem kritischen Übergang ein klein wenig hilfreich sein zu können, ist für jeden eine sehr große Ehre. Ich habe die Erfahrung gemacht, dass wir und unsere Mittel für Kinder wirklich eine Hilfe sein können. Es ist ein Amt mit hoher Verantwortung – aber das ist das Homöopathsein immer.

13 Andere Homöopathen

Wie viele Homöopathen kennen Sie, die sich ihres eigenen Konstitutionsmittels sicher sind? Nicht viele, da bin ich sicher. Die Homöopathen, die ihr Konstitutionsmittel kennen, sind gewöhnlich jene, die beschlossen haben, die Homöopathie bis ins Kleinste zu studieren, weil sie von der Wirkung dieses Mittels so beeindruckt waren. Es ist eine allgemeine Erkenntnis, dass es schwer ist, eine gute homöopathische Behandlung zu erhalten, wenn Sie selbst Homöopath sind. Das ist sehr bedauerlich, weil es auf andere Methoden ganzheitlicher Medizin, wie Akupunktur und Naturheilkunde, nicht zutrifft.

Meiner Meinung nach liegt der Grund, warum es schwierig ist, für andere Homöopathen zu verschreiben, darin, dass eine homöopathische Verschreibung auf Worten basiert. Ein Symptom ist die Beschreibung einer körperlichen oder seelischen Empfindung durch den Patienten, die er als von der Gesundheit abweichend wahrnimmt. Um dieses subjektive Erleben zu beschreiben, muss er Worte verwenden. Der Homöopath, der Patient ist, weiß unglücklicherweise, welche Worte, Ausdrücke und Sätze auf den Homöopathen, der die Fallaufnahme macht, Eindruck machen. Er weiß, dass es bei der Fallanalyse als wichtige Information betrachtet wird, wenn er zum Beispiel eine Furcht vor Dunkelheit angibt. Er kann es nicht verhindern, dass er entscheidet, wie sehr er es hervorhebt, wenn er über seine Furcht und jedes andere Symptom spricht. Damit findet ein subtiler Filtrationsprozess der Information statt, bevor diese dem Homöopathen präsentiert wird, der den Fall aufnimmt. Ich nenne diesen Vorgang einen „Verlust der Unschuld".

Der Patient, der auch Homöopath ist, ist einfach nicht in der Lage, mit der schlichten Unschuld eines Patienten, der keine Ahnung von Homöopathie hat, seine Symptome zu beschreiben und Fragen zu beantworten. Ein Patient kann Ihnen das unbezahlbare Geschenk eines seltenen und auffallenden Symptoms machen, ohne zu realisieren, dass er irgendetwas von geringster Bedeutung gesagt hat. Ein Homöopath, oder selbst ein Schüler der Homöopathie, kann das wegen seines Wissens und Verstehens der Homöopathie nicht.

Das scheint so unfair zu sein. Ein Akupunkteur hat eine viel größere Chance, eine wirksame Akupunktur zu bekommen als ein Homöopath eine passende Verschreibung. Das kommt daher, dass die Akupunktur besondere Zeichen wie den Puls und den Zustand der Zunge benutzt, um eine Diagnose zu stellen, während Homöopathen sich hauptsächlich auf Symptome verlassen müssen. Aufgrund ihrer Objektivität sind Zeichen zuverlässiger als Symptome, die eher subjektiv sind.

Natürlich können wir versuchen für uns selbst zu verschreiben, aber ich fürchte, es ist noch alberner, dass ein Homöopath für sich selbst verschreibt, als dass ein Rechtsanwalt vor Gericht sich selbst verteidigt. Der Anwalt mag seinen Fall gelegentlich gewinnen, aber der Homöopath, der sich selbst behandelt, hat fast unvermeidlich „einen Narren zum Patienten". Die Wahrheit ist, dass wir uns selbst nicht so sehen können wie andere. Fallaufnahme, Fallanalyse und Mittelwahl erfordern Objektivität. Wir können in Bezug auf uns selbst einfach nicht objektiv genug sein, um irgendeine dieser Aufgaben gut genug zu bewältigen und uns erfolgreich zu behandeln. Wie gehen wir also damit um?

Wenn ein Homöopath zu Ihnen kommt, müssen Sie das als großes Kompliment ansehen. Er kennt natürlich andere Homöopathen und hat aus irgendeinem Grund Sie ausgewählt. Vielleicht bewundert er die Art, wie Sie homöopathisch denken, oder hat Ehrfurcht vor Ihrem enzyklopädischen Wissen der Materia medica. Vielleicht sind Sie nur jemand, bei dem er das Gefühl hat, dass er ihm wirklich trauen kann. Wenn mich ein Homöopath konsultiert, denke ich immer daran, wie lange es gedauert hat, bis ich ein Mittel bekam, das klinisch wirkte. Ich erinnere mich auch, wie frustrierend es war, Mittel zu nehmen, die überhaupt nicht halfen, während ich selbst in meiner Praxis ein paar sehr erfolgreiche Verschreibungen für meine Patienten machte.

Anfangs höre ich mir die Geschichte des Homöopathen ganz normal an, ohne ihn zu unterbrechen. Ich achte aber auch aufmerksam auf die richtige Zeit um abzuschweifen. Mein Ziel ist es, den Homöopathen in ein Gespräch zu verwickeln, das scheinbar nichts mit Homöopathie oder der Beschreibung seiner selbst zu tun hat. Ich versuche ihn dazu zu bringen, frei über irgendein Thema zu sprechen, das ihn interessiert. Dann versuche ich ihn absichtlich in irgendeiner Weise zu provozieren, wobei ich die in Kapitel zehn beschriebenen Techniken anwende. Mein Ziel ist es, hier und da im Sprechzimmer zuverlässige Reaktionen zu erhalten und mich nicht auf Worte zu verlassen, die unbewusst durch einen in Homöopathie ausgebildeten Intellekt gefiltert wurden.

Eine beliebte Methode der Provokation ist es, den Homöopathen zu fragen ob er für sich selbst ein Mittel verschrieben hat. Wenn er das getan hat – und die meisten haben es getan – kann ich mich über die Wahl des Mittels lustig machen, unter der Annahme, dass es nicht gewirkt hat – warum würde er mich sonst konsultieren? Falls er niemals für sich selbst verschrieben hat, frage ich ihn, was er denkt, was sein Konstitutionsmittel sein könnte. Was auch immer er sagt, ich lache darüber und nenne ihm die Gründe, warum das eine lächerliche Wahl ist. Ich mache das auch, wenn er ein Mittel erwähnt, das ich für ihn ernsthaft in Erwägung ziehe. Ich kann ihm plötzlich und scheinbar inadäquat intime Fragen zu seinem Sexualleben stellen. Die ganze Zeit beobachte ich seine Reaktionen auf meine Provokationsversuche und versuche, für die Atmosphäre im Raum so empfänglich wie möglich zu sein. Mein Ziel ist, ihn so zu provozieren, dass er sein Mittel genau hier vor meinem Schreibtisch ausagiert! Das kann eine Anzahl von Konsultationen dauern, aber Homöopathen ertragen das, weil sie wissen, wie leicht es ist, ein Mittel zu verschreiben, und wie schwierig, eins zu verschreiben, das auch wirkt.

Wenn ich spüre, dass der Homöopath anfängt, sich mit dieser ungewöhnlichen Art von Gespräch wohl zu fühlen und mich auch ein bisschen zurückärgert, fange ich an, ihm mit ernster, offensichtlich gekünstelter Stimme „langweilige" homöopathische Fragen zu stellen, über Temperaturvorlieben, Nahrungsmittelverlangen und -abneigungen und Standardfragen zu Ängsten und Befürchtungen. Hier liegt die Chance, ihn in einem unbedachten Moment zu erwischen und einige „ungefilterte" Antworten zu erhalten. Es steckt Methode in diesem Wahnsinn und es kann ganz vergnüglich sein. Solange Sie die ganze Zeit daran denken, was für ein Kompliment Ihnen Ihr Patient macht, indem er Sie als Homöopath wählt, halte ich es für durchaus ethisch, die unverschämtesten Kommentare abzugeben und die lächerlichsten Fragen zu stellen – alles im Namen des indirekten Erhebens nützlicher homöopathischer Informationen.

Wenn Sie spüren, dass sie nicht in der Lage oder nicht willens sind, so mit einem homöopathischen Kollegen zu sprechen, müssen Sie versuchen, Ihrem Patienten auf andere Weise zu helfen. Ehe ich begann, die von mir beschriebene provokative Methode auszuprobieren, riet ich Homöopathen gewöhnlich, traditionelle chinesische Akupunkteure oder Heiler anderer Disziplinen aufzusuchen. Doch es gibt noch einen anderen Weg, das richtige Mittel für einen Patienten zu bestimmen, der selbst klassischer Homöopath ist. Sie können dem Homöopathen raten, einen anderen Homöopathen aufzusuchen, der zudem ein vertrauter persönlicher Freund von ihm ist. Selbst wenn dieser Freund als Homöopath ziemlich unerfahren ist, hat er den Vorteil, Ihren Patienten im Alltag beobachtet zu haben und das kann für seine Fähigkeit, den Patienten einzuschätzen, ein entscheidender Unterschied sein. Auf diese Weise wurde mir selbst zum ersten Mal ein wirksames Mittel verschrieben. Ein guter Freund, der ein hervorragender klassischer Homöopath ist und in einem anderen Land wohnt, willigte ein, meinen Fall aufzunehmen. Ich freute mich, dass er mit meiner Frau sprach, die unvermeidlicherweise einigen meiner eigenen Ansichten über mich selbst widersprach. Am Ende verschrieb er mir ein Mittel, das eine sehr gute Wirkung hatte.

„Was war das Mittel?", kann ich Sie fragen hören. Lassen Sie mich Ihnen hier ein paar Ratschläge zur homöopathischen Ethik geben. Meiner Meinung nach ist es unethisch, aus reiner Neugierde einem Patienten irgendeine Frage zu stellen, wenn Sie ziemlich sicher sind, dass die Antwort Ihnen keine nützlichen homöopathischen Informationen bringen wird. Es ist aber ziemlich ethisch, Ihrem Patienten jede Frage zu stellen, wenn eine berechtigte Chance besteht, dass seine Antwort Ihnen hilft, sein Mittel zu finden. Ihnen zu erzählen, welches Mittel bei mir half, wird Ihre homöopathischen Fertigkeiten nicht verbessern, und deshalb sage ich Ihnen nicht, was es ist. Ich weigere mich, Ihnen zu erlauben sich irgendeiner voyeuristischen Tendenz hinzugeben, die Sie möglicherweise haben.

Ich hoffe, Sie wurden durch den vorherigen Absatz wenigstens *leicht* provoziert. Beantworten Sie nun die folgende Multiple-Choice-Frage:

Bezeichnen Sie sich als
a) Psychopath?
b) Allopath?
c) Homeopath?
d) Homoeopath?
e) Homœopath?[5]

Wenn Sie sich für einen ***klassischen*** Verschreiber halten, ist *e)* die richtigste Antwort: ein ***Homœopath.*** Der Diphthong „œ" kommt aus dem klassischen Griechisch und deshalb muss dies die beste Antwort sein. ***d),*** ein ***Homoeopath,*** ist eine vernünftige Antwort, besonders, wenn Sie nicht wissen, wie Sie „œ" auf der Tastatur finden, aber *c),* ein ***Homeopath,*** ist eine unannehmbare Weise um einen klassischen ***Homœopathen*** zu beschreiben.

Übrigens, es interessiert mich besonders, wie Sie sich in Ihren Briefköpfen und Visitenkarten beschreiben, nicht wie Sie die Frage spontan beantworten. Wenn Sie den absolut unannehmbaren Begriff „Homeopath" verwenden, empfehle ich Ihnen, Ihr ganzes Briefpapier und Ihre Visitenkarten zu ändern und den richtigen Begriff „Homœopath" einzusetzen. Machen Sie es jetzt, ehe Sie ein weiteres Wort in diesem Buch lesen!

5 In der englischen Sprache gibt es aufgrund der fehlenden Umlaute verschiedene Schreibweisen für das deutsche Wort „Homöopath": Homeopath (entspricht c), Homoeopath (entspricht d) und Homœopath (entspricht e). Der Autor bezieht sich hier auf die Diskussion, die in den letzten Jahren bezüglich der korrekten Schreibweise entbrannt ist. (Anm. d. Übers.)

Gut, gut, ich weiß, ich habe in diesem Buch die moderne Schreibweise *Homöopath* (englisch: *Homeopath*) verwendet. Herausgeber, Verleger, Suchmaschinen im Internet und das 21. Jahrhundert überzeugten mich, es so zu machen. Ich bin aber innerlich immer noch ein klassischer *Homoeopath* und emotional an die klassische englische Schreibweise des Wortes *Homoeopathy* gebunden. Was Autoren wie Julian Winston betrifft, die so herrliche Bücher wie *The Faces of Homœopathy* (Winston, 1999) geschrieben und den Diphthong beibehalten haben – ich gestehe, dass ich sie wegen ihrer Weigerung, Kompromisse einzugehen, heimlich beneide.

Ich hoffe, Sie haben eine Vorstellung vom provokativen Stil des homöopathischen Gesprächs bekommen. Es ist schwierig, andere Homöopathen zu behandeln, aber was in der Klassik gesagt wird, gilt auch für die klassische Homöopathie: „Man wächst an der Herausforderung."

14 Ärzte und Wissenschaftler

Wenn ein Arzt Sie als Homöopathen konsultiert, können Sie sicher sein, eine Herausforderung vor sich zu haben. Mit „Arzt" meine ich einen konventionell ausgebildeten Mediziner, der sich nicht besonders für „alternative" oder „komplementäre" Medizin interessiert. Wir können in dieselbe Allgemeinrubrik auch orthodoxe paramedizinische Berufe mit einschließen, wie Physiotherapeuten und Wissenschaftler (in Fächern wie Chemie, Physik und Biologie). Die meisten dieser Menschen glauben an die medizinische Wissenschaft und es ist unwahrscheinlich, dass sich ihr Intellekt mit dem so verwirrendem homöopathischen Prinzip der Potenzierung anfreundet. In Kapitel 1 habe ich den mechanistischen Ansatz zu Gesundheit und Krankheit, wie er in der schulmedizinischen Ausbildung gelehrt wird, beschrieben. Der menschliche Körper wird als eine hochkomplizierte Maschine angesehen. Wenn er eine Panne hat, muss er durch anatomische Intervention (Chirurgie), physiologische Maßnahmen (die Chemie der orthodoxen Medikation) oder durch den Ersatz von Dingen, die dem Körper fehlen (z. B. Hormone, Vitamine, Mineralien und Blut) repariert werden.

Die Ansicht des Wissenschaftlers zu einem homöopathischen Mittel ist, dass man einen Tropfen Medizin an einem Ende eines großen Swimmingpools hineinkippt und am anderen Ende einen Teelöffel Wasser daraus trinkt. Homöopathische Mittel, die über die Avogadro'sche Zahl ($6{,}0225 \times 10^{23}$) hinaus verdünnt sind, können keine Moleküle der Originalsubstanz enthalten und sind daher mit Sicherheit nicht in der Lage, irgendeine physiologische Wirkung hervorzurufen. Homöopathie muss die edle Kunst des Placebos sein.

Da ich selbst Arzt bin, werde ich zu verschiedenen medizinischen Konferenzen und Abendessen eingeladen. Ich gehe selten hin, denn das Thema ist gewöhnlich irgendeine Krankheit und die neueste Methode, diese mit Medikamenten oder chirurgisch zu behandeln. Bei einem dieser Abendessen plauderte ich jedoch mit einem Urologen über das Problem der benignen Prostatahypertrophie (BPH). Ich hörte mir voller Interesse seine Ansichten über die neuesten Medikamente an, und darüber, wie eine chirurgische Intervention in Zukunft vermieden werden könne. Nach einer Viertelstunde urologischen Gesprächs, ohne ein Wort über Sabal serrulata von mir, fragte er mich schließlich, wie ich meinen Lebensunterhalt verdiente. Ich sagte, ich hätte mich auf Homöopathie spezialisiert. Er sprach kein weiteres Wort mit mir. Ich bekam nicht einmal ein höfliches „Auf Wiedersehen".

Also, warum um alles in der Welt sollten diese Leute Sie aufsuchen? Die Antwort ist fast immer, dass Sie jemand sehr wärmstens empfohlen hat und sie zu Recht beschlossen haben, dass sie wenig zu verlieren haben, wenn sie Sie konsultieren. Sie können sogar wirklich Zeuge einer wunderbaren Besserung des Gesundheitszustandes eines Verwandten oder Freundes gewesen sein, der mit Homöopathie behandelt wurde. Sie können auch verzweifelt sein. Ich habe die fanatischsten Kritiker der Alternativmedizin sich der Homöopathie und anderen komplementären Therapien zuwenden sehen, wenn ihnen von ihren wissenschaftlichen Kollegen gesagt wurde, dass „es nichts mehr gibt, was wir noch für Sie tun können". Das Problem bei der Behandlung von Ärzten und Wissenschaftlern ist, dass sie wahrscheinlich nicht mehr wiederkommen, wenn Sie auf ihre erste Verschreibung keine gute Reaktion haben. „Ich habe die Homöopathie probiert und sie hat nicht funktioniert", so beschreiben sie meist das ganze Erlebnis. Deshalb ist es von größter Bedeutung, dass Sie Ihr Bestes geben, um eine Reaktion auf die erste Verschreibung zu bekommen. Der beste Weg, dies zu erreichen, ist natürlich das richtige Konstitutionsmittel zu verschreiben – aber das ist leichter gesagt als getan!

Wenn ich Ärzte behandle, verbringe ich gewöhnlich viel Zeit damit, über die gegenwärtigen Beschwerden und ihre Modalitäten zu sprechen. Sie sind meist ziemlich fasziniert davon, warum es mich so sehr interessiert, wie sie ihre Erkrankung erleben. Ich achte darauf, nicht zu früh im Gespräch über die Gemüts- und Allgemeinsymptome zu sprechen, weil das zu einer Zurückweisung der gesamten Konsultation als unsinnig führen kann. Empathisches Interesse an den Details ihres Leidens wird von den meisten Menschen geschätzt – auch von Ärzten.

Nach der detaillierten Besprechung ihrer gegenwärtigen Symptome klingt die Frage: „Was macht das (Symptom) mit Ihnen?" nicht so irrational und kann einige wertvolle Informationen über ihre Persönlichkeit bringen. Empathie ist hier der Schlüssel. Wenn Sie versuchen zu verstehen, wie sich ein schulmedizinisch ausgebildeter Arzt während der Konsultation fühlen mag, werden Ihre Chance auf eine gute Beziehung sehr viel besser. Wenn Sie ein Arzt wegen Arthritis aufsucht, werden ihm Fragen zu Speisenverlangen und -abneigungen sinnlos erscheinen und sollten wahrscheinlich am besten für den Schluss der Konsultation aufgehoben werden. Bis dorthin sollten Sie die Informationen haben, die Sie brauchen, um eine Verschreibung zu machen. Wenn Sie scheinbar „irrationale" Fragen zu früh stellen, könnte er beschließen, dass Homöopathie wirklich Hokuspokus ist, und sein Interesse am Rest der Konsultation verlieren.

Die Konsequenz dieser Methode der Fallaufnahme ist, dass die erste Verschreibung ein Mittel sein kann, das mehr auf die Hauptbeschwerde und ihre

Modalitäten passt als auf den Patienten als Ganzes. Daran ist an sich nichts falsch. Wenn sie eine kleine, aber signifikante Besserung bei den Symptomen des Patienten erreichen, wird er wiederkommen. Dann können Sie es sich leisten, bei den Fragen, die Sie stellen, etwas mutiger zu sein und eine gemeinsame Anstrengung zu unternehmen, das Konstitutionsmittel zu finden.

Wenn Sie einen Arzt erfolgreich behandeln, sollten Sie nicht zuviel Dankbarkeit erwarten und nicht überrascht sein, wenn er seine Besserung auf etwas anderes als das verschriebene homöopathische Mittel zurückführt. Versuchen Sie zu verstehen, dass es für ihn schwer ist, zu akzeptieren, dass ihm Pillen geholfen haben könnten, in denen nichts drin ist.

Ein junger Mediziner, der an Hepatitis C litt, suchte mich vor vielen Jahren auf. Bevor er zu mir kam, hatte er schon Top-Ärzte und Virologen konsultiert. Ich hörte mir seine Geschichte in Ruhe an und bemerkte bald, wie ängstlich und furchtsam er war, weil er diesen potentiell tödlichen Virus in sich trug. Ich verschrieb ein Mittel und er fuhr in sein Heimatland, weit weg von England. Ein paar Monate später erhielt ich eine Postkarte von ihm, in der er mir dankte, dass ich ihn behandelt hatte, und schrieb: „Meine Konsultation bei Ihnen war bei weitem die wirkungsvollste, aber ich habe keine Ahnung warum." Ich sah ihn niemals wieder, aber ich bekomme immer noch Karten von ihm, welche die Geburt von Kindern anzeigen und mir alles Gute wünschen. Ich würde gerne daran glauben, dass das Mittel, welches ich ihm gab, ihn noch gesund hält, aber ich habe keine Möglichkeit, das zu bestätigen. Was ich weiß, ist, dass die Kombination des Mittels und des homöopathischen Gesprächs einen Eindruck auf ihn als Person gemacht hat und dass das Virus sein Immunsystem bislang nicht besiegen konnte. Vielleicht ist es unbedeutend, ob er an die Homöopathie glaubt oder nicht.

Ärzte und medizinische Wissenschaftler verdienen eine gute homöopathische Behandlung, so wie jeder andere auch. Sie müssen nur etwas anders angefasst werden. Das empathische Verstehen davon, wie ihre Sicht von Gesundheit und Krankheit von unserer abweicht, ist der Schlüssel um eine gute Beziehung herzustellen und die Chance einer passenden Verschreibung zu erhöhen.

15 Psychotherapeuten und ihre Patienten

Psychotherapeuten

Es ist schwer von einem Psychotherapeuten oder Psychoanalytiker eine direkte Antwort zu bekommen. Was Sie voraussichtlich bekommen, ist eine *Interpretation* ihrer selbst. Das kommt daher, dass sie sich alle selbst einer Analyse oder Psychotherapie unterzogen und ihre Probleme „durchgearbeitet" haben. Das bedeutet, dass sie viele Stunden damit verbracht haben, bei anderen Psychotherapeuten über sich zu sprechen. Sie sind es gewohnt, über sich zu sprechen. Wenn Sie sie fragen, wie sie als Mensch sind, können Sie nicht sicher sein, welche Art von Person sie beschreiben werden: die Person, die sie vor der Psychotherapie waren, oder diejenige, die sie jetzt sind. Gewöhnlich bekommen Sie eine Mischung aus beiden.

Das andere Problem bei der Behandlung von Menschen mit einer Ausbildung in Psychotherapie ist, dass sie die Tendenz haben, eine leicht veränderte Sprache zu benutzen, wenn sie über sich sprechen. Sie können Begriffe wie „Verleugnung" und „Projektion" verwenden. Dieser Jargon ist etwas unfreundlich als „Psychogelaber" bezeichnet worden, aber ich finde ihn recht interessant und amüsant. Und wirklich, ich habe ein Wörterbuch zu diesen Begriffen, in das ich oft einen Blick werfe (Rycroft, 1995). Auch hier ist Empathie der Schlüssel zur Öffnung des Falles. Wenn Sie etwas Interesse an ihrer Art, das Leben zu betrachten, zeigen, werden sie sich Ihnen viel eher öffnen – gerade so wie Einheimische Ihnen gegenüber mehr Interesse zeigen, wenn Sie ein anderes Land besuchen und tapsige Versuche machen, die Sprache zu sprechen.

Psychotherapeuten haben mit Homöopathen mehr gemeinsam als mit orthodoxen Ärzten. Sie sind in der Art, wie Sie Gemüt, Körper und Symptome verstehen, ganzheitlicher. Ein großer Unterschied zwischen dem homöopathischen Gespräch und einer Psychotherapiesitzung ist, dass der Homöopath sich viel mehr unter Druck fühlt, schon am Ende der ersten Sitzung etwas zu unternehmen. Psychotherapeuten verstehen, wie schwierig es ist, ein anderes menschliches Wesen in einer einzigen Sitzung zu bewerten. Sie werden sich im Allgemeinen mehr freuen als der Durchschnittspatient, zu einer zweiten Sitzung wiederzukommen, bevor sie eine Verschreibung bekommen. Wenn Sie von einem Psychotherapeuten konsultiert werden, ist es wertvoll sich daran zu erinnern, dass Hahnemann im Paragraphen 209 des *Organon* „mehre Unterredungen" empfohlen hat.

In Psychotherapie befindliche Patienten

Patienten, die sich einer Psychotherapie unterzogen haben oder noch dabei sind, haben mit Psychotherapeuten, die als Teil ihrer Ausbildung durch denselben Prozess gegangen sind, viel gemeinsam. Auch sie werden viel offener dafür sein, ein paar Gespräche zu führen, bevor sie ein Mittel bekommen. Das ist eine Erleichterung für den Homöopathen, weil das eine Menge Druck aus der ersten Konsultation nimmt.

Wenn ein Patient zur gleichen Zeit in Psychotherapie ist, in der er zur homöopathischen Behandlung kommt, kann man es diesen beiden Methoden erlauben, sich gegenseitig zum offensichtlichen Wohl des Patienten zu ergänzen.

Wenn Sie das richtige Konstitutionsmittel für einen Patienten verschreiben, kann er sich auf verschiedene Arten verändern. Körperliche Symptome können sich bessern oder verschwinden, aber der Patient selbst kann auch auf einer psychischen Ebene davon profitieren. Das klingt in der Theorie gut und wird von den Menschen aus der Umgebung des Patienten oft gewürdigt. Das kann aber auch zu Problemen führen. Die Familie und Freunde können sich an die Eigenarten ihres Patienten gewöhnt haben. Eine plötzliche Veränderung in seiner Persönlichkeit könnte eine bestimmte Balance in seiner Ehe oder Familie stören, mit der jeder zu leben gelernt hat.

Ein typisches Beispiel für ein Mittel, das Brüche hervorrufen kann, ist Staphisagria. Ein Patient, der seit Jahren oder Jahrzehnten seinen Zorn unterdrückt, könnte unter der Behandlung richtig wütend und durchsetzungsfähig werden, falls es die Situation erfordert. Dieser plötzliche Wechsel in der Haltung und im Benehmen kann wichtige Beziehungen im Leben Ihres Patienten bedrohen. Seine Partnerin kann ihn sogar wegen seiner Staphisagria-Persönlichkeit geheiratet haben. Wenn Ihr Patient nach Einnahme des Mittels selbstsicherer und durchsetzungsfähiger wird, kann er den Eindruck bekommen, dass sich seine Partnerin weniger zu ihm hingezogen oder sogar von ihm bedroht fühlt. In diesen Zeiten kann etwas Psychotherapie oder Beratung höchst hilfreich sein, da der Patient die Zeit, den Raum und den Ansporn erhält, die inneren Veränderungen, die er erlebt, durchzuarbeiten.

Die homöopathische Behandlung kann auch den psychotherapeutischen Prozess unterstützen. Eine Freundin von mir, die eine hervorragende Psychotherapeutin ist, zog vor einigen Jahren ernsthaft in Erwägung, Homöopathie zu erlernen. Sie hatte eine Patientin einige Monate lang gesehen, als diese plötzlich eine ungeheure und unerwartete Besserung ihres psychischen Zustandes erfuhr. Meine Freundin konnte solch einen plötzlichen Wechsel nicht der Psychotherapie zuschreiben, deshalb fragte sie ihre Patientin, ob irgendetwas anderes in ihrem Leben geschehen sei (und dachte dabei an Dinge wie, dass sie sich verliebt oder eine Menge Geld geerbt haben könnte.). Was aber geschehen war, war, dass die Patienten einen Homöopathen aufgesucht hatte. Von da an wurde die Psychotherapie für beide Seiten lohnend und erfolgreich. Nach diesem Fall empfahl sie, wann immer sie bei einem Patienten feststeckte, eine homöopathische Behandlung.

Wir hatten ein interessantes Gespräch über Homöopathie und Psychotherapie und ich riet ihr, sich nicht zu einer professionellen Homöopathin ausbilden zu lassen. Ich sagte ihr, sie wäre eine hervorragende Psychotherapeutin – und gute Psychotherapeuten sind schwer zu finden. Wir erfanden aber eine Methode, bei der wir Psychotherapie und Homöopathie auf interessante Weise verbinden konnten. Wenn ich ihr einen Patienten überwies, fragte ich ihn, wie es für ihn wäre, wenn ich nach ein paar Psychotherapiesitzungen mit meiner Freundin vertraulich über seinen Fall spräche. Kein einziger Patient hatte etwas dagegen und nach ein paar Psychotherapiesitzungen plauderten wir am Telefon miteinander. Manchmal gab sie mir höchst wichtige homöopathische Hinweise, die sich aus den Psychotherapiesitzungen ergeben hatten, und das führte zu einigen ermutigenden Ergebnissen.

Nach einer Weile begann sie zu verstehen, welche Informationen für mich die nützlichsten waren. Ich riet ihr, sich ein paar homöopathische Bücher zu kaufen, welche die psychischen Profile der Mittel zum Thema hatten. Wenn ich an ein paar mögliche Mittel für unsere gemeinsamen Patienten dachte, schlug ich vor, dass sie die Beschreibung des Persönlichkeitstyps dieser Mittel in den Büchern, die ich ihr empfohlen hatte, durchlas. Wir führten dann weitere Gespräche über den Patienten in Bezug auf diese Mittel. Das erwies sich als sehr hilfreich und wurde von unseren Patienten sehr geschätzt.

Mir war klar, dass das ein recht ungewöhnliches Vorgehen für unsere beiden Disziplinen war, aber da unsere Patienten davon zu profitieren schienen, hielten wir es einer weiteren Exploration für würdig. Also fragte ich meine Patienten, wenn sie angaben, sich in Psychotherapie oder einer anderen Form psychologischer Beratung zu befinden, wie es für sie wäre, wenn ich mit ihrem Therapeuten spräche. Die große Mehrheit war einverstanden und sogar erfreut, dass ich das tat. Ich kooperiere mit Psychotherapeuten und Beratern immer noch auf diese Weise und bin zu dem Schluss gekommen, dass klassische Homöopathie und eine gute Psychotherapie zum Vorteil des Patienten synergistisch wirken können.

Wenn Sie mit dem Psychotherapeuten eines Patienten über ihn sprechen, reden Sie mit einem Menschen, der eine enge Beziehung zu Ihrem Patienten hat und viele Gesprächsstunden mit ihm verbracht hat – eine Sache, die uns als Homöopathen versagt ist. In einer abschließenden Beurteilung erscheint es lächerlich, diese vielen Stunden des Gesprächs nicht dafür zu nutzen, dem Homöopathen zu helfen das Mittel das Patienten zu finden.

Ein mir nahe stehender Kollege (der verstorbene Dr. Lee Holland), der vor seinem Homöopathiestudium Psychiater war, dachte immer an eine Patientin, der er als junger Psychiater nicht hatte helfen können. Der Grund, warum er sich an sie erinnerte, war, dass ihm, als er viele Jahre später begann, Homöopathie zu studieren, bald klar wurde, dass sie ein klassischer Sepia-Fall war. Er musste sich immer wieder fragen, was geschehen wäre, wenn er ihr eine Gabe Sepia hätte geben können.

Es ist wirklich schade, dass die Stunden, die von so vielen Patienten in der Psychotherapie verbracht werden, keine homöopathischen Verschreibungen zur Folge haben. Aber Sie müssen klassischer Homöopath sein, um dieses Bedauern zu haben. Vielleicht können Homöopathen und Psychotherapeuten lernen, in Zukunft mehr miteinander zu arbeiten.

Im Falle einer Psychoanalyse ist die Situation anders. Der Analysand und der Analytiker treffen sich drei bis fünf Mal pro Woche für eine Stunde und entwickeln eine sehr besondere und private Beziehung, die höchst vertraulich ist. Ich frage Patienten in Analyse nicht nach ihrer Erlaubnis, mit ihrem Psychoanalytiker sprechen zu dürfen, weil ich es als unpassend und aufdringlich empfinde. Bei den meisten Formen von Psychotherapie und Beratung halte ich es aber für höchst ethisch, die Patienten zu fragen, wie sie es empfänden, wenn ich mit ihrem Therapeuten Kontakt aufnehmen würde. Falls der Patient im geringsten zögert oder Zweifel äußert, sollte das Thema nie wieder angesprochen werden. Meine Erfahrung ist aber, dass die meisten Patienten glücklich und sogar geschmeichelt sind, dass zwei Fachleute bereit sind, um ihretwillen Zeit in eine Zusammenarbeit zu stecken.

16 Nonverbale Hinweise, Zeichen und „Symptome“

Hahnemanns berühmte Maxime „Similia similibus curentur“ (Ähnliches möge durch Ähnliches geheilt werden) steht stolz über allem anderen, was über Homöopathie geschrieben wurde. Es ist vielleicht das einzige Prinzip, auf das sich alle Homöopathieschulen einigen können. Praktisch bedeutet es, dass Substanzen, die in der Lage sind, bei gesunden Freiwilligen („Prüfern“) Symptome hervorzurufen, diese Symptome bei Patienten heilen können, wenn sie eine ähnliche Sammlung an Symptomen aufweisen. Aber ist das wirklich alles, was wir Homöopathen einsetzen um Mittel für unsere Patienten auszusuchen?

Bei strenger Definition ist ein Symptom etwas, was vom Patienten subjektiv erfahren wird, im Gegensatz zu einem Zeichen, welches etwas ist, das vom Arzt oder Homöopathen gesehen werden kann. Aus praktischen Gründen werden Zeichen in der Homöopathie jedoch oft als Symptome verwendet und wahrscheinlich hat Hahnemann sie in sein Verständnis des Wortes „Symptom“ miteinbezogen. Deshalb können Varizen, Hämorrhoiden, die wie Trauben aussehen, geschwollene Tonsillen und Warzen unterschiedlicher Arten eingehend betrachtet und homöopathisch als Symptom verwendet werden. Das scheint nicht ungerechtfertigt, weil die Substanzen, die verwendet werden, um diese Zeichen zu behandeln, sie bei gesunden Freiwilligen hervorgebracht haben können.

Klassische Homöopathen haben aber immer viel mehr als diese Symptome und Zeichen verwendet, um Mittel zu verschreiben. Wie kam es, dass Charaktereigenschaften und nicht Symptome benutzt wurden, um Mittel zu verschreiben? Nicht ohne großen Kampf – heißt die Antwort. In seinem unterschätzten Buch, *The Two Faces of Homoeopathy* (Campbell, 1984), erläutert Anthony Campbell, wie sich gelehrte englische Homöopathen wie Hughes und Dudgeon viel lieber an echte Symptome hielten (das heißt Symptome, die bei Prüfern hervorgerufen wurden oder in toxikologischen Untersuchungen auftauchten), während jenseits des Atlantiks Homöopathen, besonders Kent, begannen, der Materia medica andere Informationen hinzuzufügen als nur die Symptome, die in den Prüfungen auftauchen. Diese Informationen stehen im Mittelpunkt fast aller Materiae medicae, die wir heute benutzen. Kents *Homöopathische Arzneimittelbilder* (Kent, 1998–2001) bleiben ein Klassiker, während Bücher, die von Hughes (besonders das gelehrsame *A Cyclopedia of Drug Pathogenesy* – Hughes, 1886), Dudgeon und anderen geschrieben wurden, kaum gelesen werden. Ich glaube, der Grund dafür ist, dass die Amerikaner sehr exakt waren, was ihre Sorgfalt in der Klinik betrifft, und gut beobachteten, welche Arten von Patienten auf die unterschiedlichen Mittel zu reagieren schienen.

Homöopathen in England dagegen gingen eher wissenschaftlich korrekt vor, um die Materia medica vor wahllosen Nachträgen, besonders solchen, die keine echten Symptome waren, zu schützen. Doch allmählich fanden auch die klinischen Symptome ihren Weg in die Materia medica und stehen nun im Mittelpunkt der meisten homöopathischen Arzneimittelbilder, die wir Homöopathen als gegeben betrachten.

Es ist sehr wichtig, dass wir damit fortfahren, neue Mittel zu prüfen und vielleicht noch wichtiger alte nachzuprüfen. Es ist auch genauso wichtig für uns, weiterhin aufmerksam zu sein, welche Art von Patienten auf diese Mittel in der Praxis reagieren, und diese Informationen mit anderen Homöopathen zu teilen. Wenn wir anfangen, Patienten auf diese Weise zu betrachten, und nicht versuchen, nur „wahre Symptome“ zu erheben, wird die Homöopathie noch faszinierender.

Wir werden nun diejenigen Eigenschaften von Patienten untersuchen, welche uns, obwohl sie streng genommen keine Symptome sind, äußerst nützlich sein können, das passende Mittel zu finden.

Wir betrachten:

- die körperliche Erscheinung
- die Kleidung
- die Bewegungen des Körpers
- Kunst und Bilder

Körperliche Erscheinung

- Blaue Augen und blondes Haar können zu einer Verschreibung von Pulsatilla ermutigen. Ich denke nicht, dass Sie diese „Symptome“ bei einer dunkelhaarigen, braunäugigen Prüferin hervorbringen könnten, selbst wenn Sie ihr für den Rest ihres Lebens täglich Pulsatilla 10M geben würden.
- Von Arsenicum album wird gesagt, es passe auf anspruchsvolle Menschen, aber die fortgesetzte Anwendung von Arsenicum am Menschen wird eher tödlich ausgehen, als dass sie einen „Gentleman mit einem mit Goldknauf versehenen Spazierstock“ hervorbringt!
- Gleichermaßen soll Nitricum acidum auf Menschen mit „dunkler Komplexion“ passen; Calcarea auf „Dicke, Blonde, Schlaffe“; Bryonia auf Men-

schen mit „robuster, fester Faser und dunkler Komplexion“; Asterias rubens auf „Schlaffe mit rotem Gesicht“; Chimaphila umbellata auf „Frauen mit großen Brüsten“; und Phosphorus auf „große, schlanke Menschen, schmalbrüstig, mit dünner, durchscheinender Haut“. [Die Ausdrücke in Anführungszeichen stammen alle aus Boerickes *Handbuch der homöopathischen Materia medica*, einem homöopathischen Bestseller (Boericke, 1992). Im Jahr 1900 geschrieben, erreichte es 1927 eine neunte Auflage und es bleibt einer der nützlichsten einbändigen Texte in der homöopathischen Literatur.]

- Die Wahrheit ist, dass die meisten Materiae medicae, die im allgemeinen Gebrauch sind, voll von körperlichen Beschreibungen von Patienten sind, die auf keinem Fall durch Arzneimittelprüfungen hervorgebracht werden konnten. Ich sehe darin keinen Nachteil, auch wenn es sich nicht völlig mit dem Ausspruch „Similia similibus curentur“ deckt. Wir können an der Tatsache nicht vorbei, dass sich diese Beschreibungen von Patienten (mit einer Prädisposition, auf bestimmte Mittel zu reagieren) für einige Generationen von klassischen Homöopathen als unschätzbar erwiesen haben.

Kleidung

In einem wunderbaren Artikel, genannt „Homoeopathy a la mode“, ohne Namen in *Homoeopathy* veröffentlicht, untersucht Marianne Harling die Beziehung von gewissen Kleidungsstilen zu bestimmten homöopathischen Mitteln (Harling, 1980). Sie bestätigte mir kürzlich in einem Telefonat, dass der Artikel Informationen aus der Materia medica, dem Repertorium und darüber hinaus aus ihren persönlichen Beobachtungen enthält.

Hier ein paar Beispiele von „Bekleidungssymptomen“ und die Mittel, die sie indizieren können:

- Phosphorus: eher wunderschön als elegant, sieht in fast allen Kleidern gut aus, mit einer möglichen Vorliebe für helle Rottöne.
- Calcarea phosphorica: trägt teure Kleider mit Eleganz, wobei die Männer in Freizeitkleidung am besten aussehen.
- Calcarea carbonica: gedämpfte Pastellfarben, teure Kleider, viel Puder und trägt saubere Unterwäsche „für den Arzt“.
- Arsenicum album: warme Unterwäsche (für dieses frostige Mittel!), wirkt pedantisch. Trotzdem weist Dr. Harling darauf hin, dass dieser Pedanterie „die Harmonie wirklicher Eleganz fehlt“.
- Nux vomica: der, im formalen Sinne, wirklich gut Gekleidete, es sei denn Sie treffen ihn am „Morgen danach“.

- Ignatia: kleidet sich wie die „Königin im Drama“, mehr mit Mühe als mit Eleganz, dramatische Farbkombinationen oder, paradoxerweise, ganz in Schwarz.
- Sulphur: Ich stimme mit Dr. Harling überein, dass die Idee des „Philosophen in Lumpen“ sehr irreführend ist. Sie trifft gelegentlich zu, aber häufiger trägt der Patient helle Farben, die oft nicht zusammenpassen, und möglicherweise ein Übermaß an Schmuck. Sie strengen sich oft an, elegant auszusehen, kriegen es aber niemals wirklich hin. Dr. Harling merkt an, dass Sulphur keine Unterwäsche trägt, während Psorinum es tut, aber das sollte nicht zu ernst genommen werden!
- Natrum muriaticum: Menschen, die dieses Mittel brauchen, haben die Neigung, sich unauffällig zu kleiden und es kann ihnen am Sinn für Farben mangeln. Dr. Harling erwähnt, dass die Kleidung bei Männern ungebügelt sein kann und Knöpfe fehlen.
- Sepia: trägt Kleider, die schmutzig-braun aussehen.
- Silicea: so frostig, dass sie unwillig sein können, sich für eine klinische Untersuchung überhaupt auszuziehen, während
- Hyoscyamus „nackt sein will“ (Kent), deshalb können sie für jegliche vom Arzt erbetene Untersuchung ihre ganzen Kleider ablegen. Im Repertorium steht: „Pelze, hüllt sich im Sommer in“. Dr. Harling schrieb 1980, dass sie noch auf einen Patienten wartet, der sie an einem heißen Sommertag aufsucht und der unter einem Pelzmantel nichts anhat. Ich glaube, sie wartet immer noch.

Die folgenden Ausdrücke aus dem Repertorium beziehen sich alle auf Kleidung: „Eleganz, Mangel an; Bizarre Kleidung; Unordentlich gekleidete Frauen“.

Man scheint in der Homöopathie berechtigt zu sein, eine Sache von außen zu beurteilen, aber der Inhalt der Sache, das heißt die detaillierte Geschichte des Falles, sollte sicherlich viel höher bewertet werden.

Haltung und Bewegung

Die Art, wie sich ein Patient bewegt und wie er sitzt, sollte vom Homöopathen immer sorgfältig notiert werden. Das gilt für das Warte- und das Sprechzimmer. Eine sichtbare Ruhelosigkeit ist eine bessere Indikation für Mittel wie Rhus toxicodendron und Arsenicum album als alles, was der Patient sagen mag. In meinem Sprechzimmer hat der Patient die Wahl zwischen zwei Sitzmöglichkeiten. Das eine ist ein niedrigerer und bequemer Lehnsessel, während das andere ein höherer Stuhl ist, gerade und mit einer hölzernen Rückenlehne versehen. Die größere Mehrheit von Patienten wählt den unbequemeren Stuhl, vielleicht, weil er sie auf das gleiche Niveau mit mir bringt und sie damit weniger „verletzlich“ macht. Einige Patienten aber lieben es im Lehnsessel zu versinken und ich habe es noch nicht erlebt, dass sich ein Sulphur-Patient den weniger komfortablen Stuhl aussucht!

Bücher über „Körpersprache“ sind leicht zu besorgen und jeder Homöopath sollte sich für das Thema zumindest interessieren.

Kunst und Bilder

Ich bitte Patienten immer, mir jegliche Art von Kunst zu zeigen, die sie gemacht haben. Wenn Sie Berufskünstler sind, bitte ich sie, zu ihren Ausstellungen eingeladen zu werden. Ich habe das oft nützlich gefunden, um in Bezug auf den Patienten neue Anhaltspunkte zu bekommen. Ein Patient, der ein Talent zum Malen hat, kann auf diese Weise viel mehr zeigen als in einem normalen homöopathischen Interview.

Selbst Patienten, die behaupten, überhaupt nicht zeichnen oder malen zu können, können wertvolle Hinweise geben, wenn sie gebeten werden, dem Homöopathen irgendein Kunstwerk oder Bild zu zeigen, das sie angefertigt haben. Bei einem Kind kann das eine unschätzbare Methode sein um höchst wichtige homöopathische Informationen zu erhalten. Wenn ich mit der Mutter eines kleinen Patienten spreche, gebe ich dem Kind oft Malsachen und bitte es etwas zu malen, oft ein Bild seiner Familie. Das entstandene Bild bietet unabhängig von seiner Qualität einen Anknüpfungspunkt für ein Gespräch mit dem Kind über wichtige Themen, was notwendige homöopathische Informationen erbringen kann.

Gelegentlich weist ein Kunstwerk alleine stark auf ein spezifisches homöopathisches Mittel hin. Meine Frau ist Kunsttherapeutin und Berufskollegin; manchmal kann sie mir einige von den Bildern zeigen, die ihre Patienten gemacht haben. Obwohl diese Menschen gewöhnlich keine homöopathischen Patienten sind, ist es oft recht verblüffend, wie einige Bilder spezifische homöopathische Mittel höchst nahe legen können.

Die folgenden Bilder (Abb. 1–4) sind Kopien vom Kunstschaffen eines bestimmten Patienten.

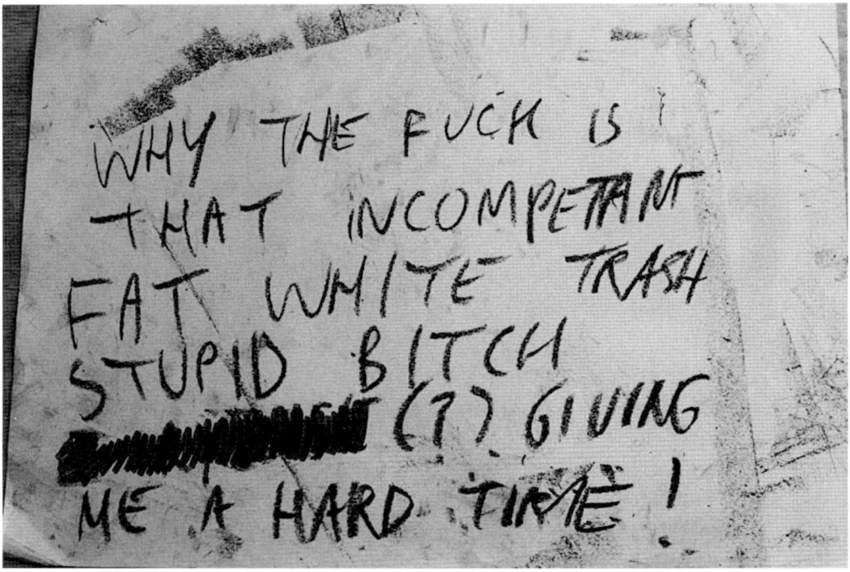
WHY THE FUCK IS
THAT INCOMPETANT
FAT WHITE TRASH
STUPID BITCH
[redacted] (?) GIVING
ME A HARD TIME !

Abb. 1: Das Bild ist voll mit Flüchen, obwohl der Patient gebeten worden war, Bilder zu malen und keine Worte aufzuschreiben. Die Worte lassen auf heftigste Aggression und sogar Gewalttätigkeit schließen. Da sie auch obszön sind, erscheint es gerechtfertigt, diesem „Bild“ das Symptom „Fluchen“ zu entnehmen.

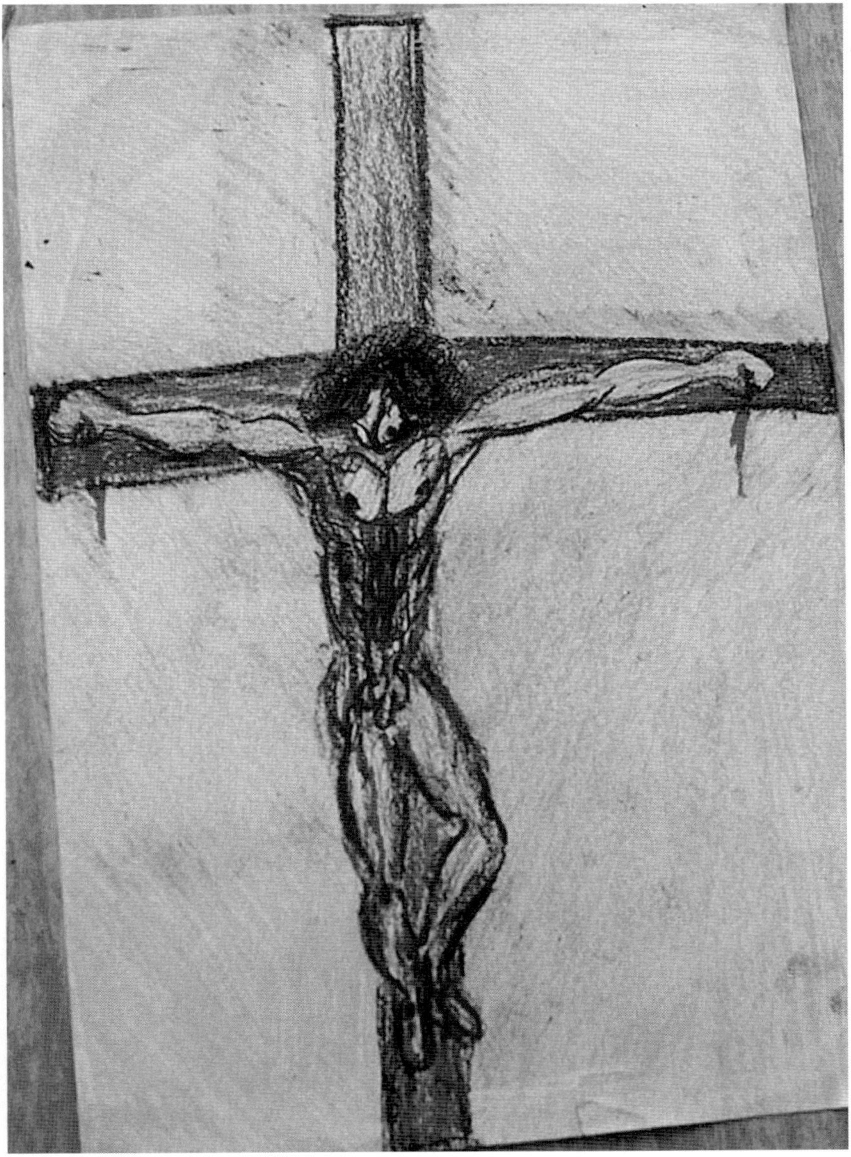

Abb. 2: Diese Kreuzigung hat offensichtlich religiöse Bedeutung, aber die Darstellung des Blutes und der Genitalien weist auf eine gewalttätige Veranlagung mit sexuellem Unterton hin.

Abb. 3: Der Klient hat das Wort „Engel“ geschrieben, aber die Figur hat ein eindeutig dämonisches Äußeres. Von einem jungianischen Standpunkt aus betrachtet ist das sicherlich die Darstellung des „Schattens“. Das Bild zeigt den Patienten, wie er zwischen engelhaften und teuflischen Eigenschaften seiner Persönlichkeit hin- und hergerissen wird.

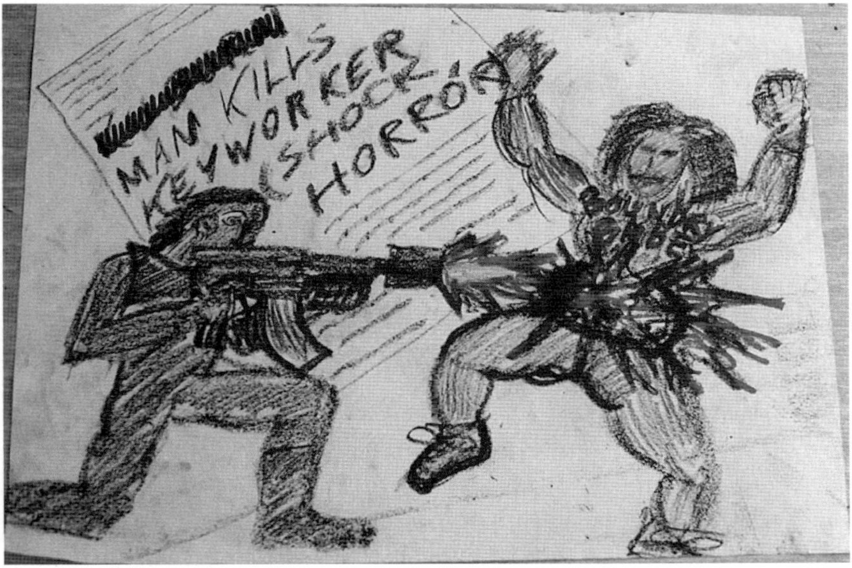

Abb. 4: Wenn man bedenkt, dass das Bild in derselben Sitzung gemalt wurde wie Abb. 1, kann man vernünftigerweise annehmen, dass es eine Phantasie des Patienten über ihn und seine Schlüsselperson beschreibt (den Fachmann, der am meisten für sein Wohlergehen verantwortlich ist).

Abb. 4 zeigt den Patienten, wie er mit etwas, das wie ein automatisches Gewehr aussieht, auf die weibliche Schlüsselperson schießt. Das ist kein spontanes Verbrechen aus Leidenschaft. Das ist aus der vorsätzlichen, militärähnlichen Haltung des Schützen ganz klar ersichtlich. Es sieht mehr aus wie der Mord eines Attentäters, der überhaupt keine Gewissensbisse zeigt, obwohl das Leben seines Opfers eindeutig als in völliger Verwirrung befindlich dargestellt wird. Es ist noch am Leben, aber sicherlich bald tot. Daraus können wir zu Recht das Symptom „Grausamkeit“ ableiten.

Damit bekommen wir alleine aus den Bildern folgende Symptome:

- Fluchen,
- Verwirrung in Bezug auf gute und schlechte Anteile des Selbst (ein Engel auf einer Schulter, ein Teufel auf der anderen),
- religiöse Vorstellungen sind immer von dunklen Aspekten belastet,
- eine sich durchziehende Sexualität, die mehr mit Gewalt als mit Liebe verknüpft ist.

Das reicht, um gute Argumente für das Mittel Anacardium zu haben. Als ich erkannte, dass die Bilder Anacardium nahe legten, bat ich um mehr Informationen über den Fall. Tatsächlich war der Patient als schizophren diagnostiziert worden und hatte eine Vorgeschichte von Grausamkeiten. Er hatte sogar eine Katze getötet. Ich erfuhr, dass er in kunsttherapeutischen Gruppensitzungen sehr höflich sein und sanft reden konnte, auch typisch für die Art von paradoxer Persönlichkeit, die auf Anacardium reagiert.

Verschreibungen homöopathischer Mittel basieren darauf, wie der Patient seine Krankheit mit seinen eigenen Worten beschreibt. Aber Worte sind nur Worte. Sie sind nicht die Sache selbst, die genau darin besteht, wie der Patient seine Krankheit erlebt. Die meisten unserer Patienten fühlen sich mit dem Medium Sprache ganz wohl. Wenn man ihnen eine Frage stellt, ist oft genug Zeit für das Unbewusste, die Antwort zu filtern, und infolgedessen bekommt der Homöopath nicht die ganze Wahrheit. Wenn solche Patienten aufgefordert werden, ein Bild zu Papier zu bringen, sind sie gewöhnlich mit dem Medium des Malens weniger vertraut als mit dem gesprochenen Wort. Das Unbewusste kann sich auf ein Stück Papier ergießen und dem Homöopathen unbezahlbare „Symptome“ liefern.

Es ist klar, dass Homöopathen seit vielen Jahren klinische Symptome (ebenso wie Symptome, die in der Prüfung auftauchen) zu Hilfe genommen haben, um das beste Mittel zu finden. Es gibt keinen Ersatz für die Erhebung einer homöopathischen Anamnese, bei der man dem Patienten in der sorgfältigen, respektvollen und unaufdringlichen Weise zuhört, wie sie von Hahnemann, Kent und allen klassischen Homöopathen seit langem empfohlen wird. Viele Informationen können jedoch nonverbal erhalten werden. Die allgemeine Erscheinung von Patienten, die Art, wie sie sich kleiden, sich bewegen und jegliches Kunstwerk, das sie hervorgebracht haben (oder Bilder, die ein Kind im Sprechzimmer gemalt hat), geben alle dem beobachtenden Homöopathen wertvolle Hinweise. Sie können sogar für die homöopathische Diagnose entscheidend sein.

Musikgeschmack

Es ist bekannt, dass die Auswirkungen von Musik auf Patienten in der Homöopathie nützlich sind. Wir wissen, dass Patienten, die Tarantula hispanica brauchen, sich besser fühlen, wenn sie laute, rhythmische Musik hören, während solche, die Natrium carbonicum benötigen, sich schlechter fühlen, wenn sie Klaviermusik hören.

Man kann den Musikgeschmack des Patienten jedoch auf subtilere Weise verwenden. Kürzlich war ich eingeladen, um in Berlin ein eintägiges Seminar über „Fallaufnahme“ abzuhalten. Ich nahm ein paar Tage frei, um in der Praxis meines guten Freundes und Kollegen Dr. Hans Zwemke zu hospitieren, meiner Meinung nach einer der am meisten unterschätzten klassischen Homöopathen der Region. Hans und ich verbrachten viele schöne Stunden damit, über verschiedene Aspekte der Homöopathie zu reden (und unvermeidlicherweise zu streiten) und aus irgendeinem Grund zog er ein Buch hervor, von dem ich noch nie gehört und das ich noch nie gesehen hatte. Es heißt: *Musik in der Homöopathie* und ist von dem deutschen klassischen Homöopathen Dr. Sohn (Sohn, 1996).

Es ist ein Repertorium der Reaktionen der Menschen auf Musik und, nach den Erfahrungen dieses Arztes, der Mittel, die auf sie passen. Dieser Arzt hatte sich sehr für den Musikgeschmack seiner Patienten interessiert und sich notiert, auf welches Mittel sie gut reagiert hatten. Ich fand das wirklich sehr aufregend, weil ich sofort erkannte, dass der Musikgeschmack die Menschen mit Sicherheit individualisiert und deshalb bei der homöopathischen Fallaufnahme nützlich sein müsste. Es gibt nur ein Problem: das Buch ist nur auf deutsch erhältlich – keine Sprache die ich spreche!

Glücklicherweise für mich neigen homöopathische Freunde dazu, gute Freunde zu sein. Hans bot mir, an das ganze Buch noch einmal zu lesen und ein paar Beispiele herauszupicken, die ihm seiner Erfahrung nach plausibel erschienen. Hier sind die Rubriken und die dazugehörigen Mittel, die mir von Hans Zwemke aus Dr. Sohns Buch herausgesucht wurden.

Militärmusik (Marschmusik), liebt: ars.
 ..., liebt nicht: nat-m.
Pink Floyd, liebt es, Musik von P. F. zu hören: nux-v.
Rolling Stones, liebt es, Musik von den R. S. zu hören: lyc., nat-m., nux-v.
Rock'n'Roll, liebt es, R. zu tanzen: nat-m., puls., sep.
Musiker, verheiratet mit einem: phos.
Verdi, liebt es, Musik von V. zu hören: calc., lach., nat-m., phos., *sulph.*
 Opern von V.: sulph.

Rigoletto: sulph.
Wagner, liebt es Musik von W. zu hören: nux-v., *sulph.*
den *Ring:* sulph.
Anspruchsvoll, in Bezug auf Musik: carc., med., nux-v.
Information, hört Musik, um sich zu informieren: lyc.
Langsam, liebt langsame Musikstücke: calc.
Streichquartette, liebt es, S. zu hören: sep.
Tanzt, nachts auf dem Friedhof: stram.
nackt: camph.
halbnackt: bell.
Faulheit, zu faul um eine Platte aufzulegen: sulph.
Erschöpfung, singt, bis er erschöpft ist: tarent.
Alkoholiker, Singen bei A.: cocc., op.
Antwortet, singt, wiederholt jede Frage singend: zinc.
Angst, Kirchenglocken, beim Hören von: lyss.

Es machte mir wirklich Spaß, diese Auswahl durchzulesen. Das Bild des intellektuellen Lycopodiumtyps, der Musik hört, „um sich zu informieren“, ist urkomisch, hat aber den echten Klang der Wahrheit. Der Gedanke, dass Ehepartner von Musikern wahrscheinlich eine höhere Inzidenz an Phosphorus-Fällen haben als der Rest von uns, klingt ebenfalls höchst plausibel. In der Tat fielen mir sofort ein paar solcher Fälle aus meiner eigenen Praxis ein. Ich würde gerne mehr darüber wissen, und wenn Sie ein Homöopath sind, der deutsch versteht, bin ich sicher, dass Ihnen das Buch Spaß machen wird. Und wenn Sie Ihren Spaß haben, während Sie Homöopathie studieren, werden Sie entdecken, dass Ihr Gedächtnis gar nicht so schlecht ist, wie Sie dachten!

17 Aufzeichnungen

> Bloß langsam zu sprechen ermahne sie der Arzt gleich Anfangs, damit er dem Sprechenden im Nachschreiben des Nöthigen folgen könne.
>
> *(Organon § 84)*

Von allen Ratschlägen, die uns von Hahnemann im *Organon* gegeben wurden, ist das derjenige, der heute am wenigsten zeitgemäß ist. Mir fällt keine Rechtfertigung ein, um Patienten zu bitten aus irgendwelchen Gründen langsamer oder schneller zu sprechen. Wenn ein Patient gebeten wird, in einer Geschwindigkeit zu sprechen, die nicht natürlicherweise von ihm kommt, kann er möglicherweise Worte verwenden, die er nicht verwenden würde, wenn er normal spräche. Worte sind wesentlich in der Homöopathie und somit bekommen wir unter Umständen ein leicht verzerrtes Bild von unserem Patienten und seinem Problem.

Natürlich stimme ich Hahnemann zu, dass es unumgänglich ist, alle wichtigen Informationen, die der Patient erzählt, aufzuschreiben, aber nicht auf Kosten der Authentizität. Der Grund, warum Hahnemann seine Patienten anwies, langsam zu sprechen, ist, dass er lange brauchte, um das, was sie sagten, aufzuschreiben. Möglicherweise lag das an der Tatsache, dass er es vorzog mit einem Federkiel zu schreiben, der immer wieder ins Tintenfass getaucht werden musste! Ich habe Hahnemanns Originalmanuskript der *Chronischen Krankheiten* (Hahnemann, 1991) gesehen. Es ist von Hand geschrieben, in einer wunderschönen, gestochen scharfen Schrift. Er hätte unmöglich mit einem Patienten mithalten können, der in normaler Geschwindigkeit redete. Der Homöopath des 21. Jahrhunderts hat das Glück, dass der Federkiel durch eine Anzahl viel benutzerfreundlicherer Utensilien ersetzt worden ist.

Wenn ich bemerke, dass mich ein Patient beim Schreiben beobachtet und zwischen den Sätzen Pausen macht, mache ich es mir zum Prinzip, ihn zu bitten, sich keine Sorgen um meine Aufzeichnungen zu machen und mit seiner normalen Stimme zu sprechen. Moderne Homöopathen sollten in der Lage sein, genaue Aufzeichnungen zu machen, ohne den Patienten zu bitten langsam zu sprechen. Lassen Sie uns die verschiedenen Arten, Aufzeichnungen zu machen, untersuchen.

Fragebögen

Einige Homöopathen schicken ihren Patienten vor der ersten Konsultation einen Fragebogen zum Ausfüllen. Diese Fragebögen unterscheiden sich enorm, beschränken sich in der Regel aber auf Routineinformationen wie Alter, Adresse, Familienanamnese, Gewohnheiten, Vorerkrankungen und Impfungen. Sie stellen selten Fragen zu Allgemein- und Gemütssymptomen. Der Homöopath verwendet den Fragebogen um Zeit zu sparen, damit er sich in der ersten Konsultation auf die wichtigeren persönlichen Informationen konzentrieren kann.

Trotzdem muss er den ausgefüllten Fragenbogen vor oder während der ersten Konsultation lesen – und das dauert. Ich habe niemals einen Fragebogen verwendet, weil ich neugierig bin, wie mir ein Patient Informationen mitteilt, selbst sein Alter und seine Adresse. Ich kann nicht vorhersagen, wann der passende Augenblick kommt, um eine persönliche Frage zu stellen. Einige Menschen sind sehr empfindlich, wenn sie nach ihrem Alter gefragt werden und diese Empfindlichkeit (und der Grund dafür) ist auch eine homöopathische Information. Falls der Patient es auf einen Fragebogen geschrieben hat, verpassen Sie es, wie er reagiert, wenn er nach seinem Alter gefragt wird. Dasselbe gilt für Vorerkrankungen und Gewohnheiten, wie Rauchen und Alkoholgenuss.

Mein Freund und Lehrerkollege Dr. Charles Forsyth hat mir freundlicherweise die Erlaubnis gegeben, den Fragebogen anzufügen, den er über viele Jahre modifiziert und entwickelt hat. Charles schickt allen neuen Patienten diesen Fragebogen vor ihrem ersten Besuch, um ihnen die Zeit zu geben, nach Dingen wie Familienanamnese, Kinderkrankheiten und Impfreaktionen zu forschen. Trotz der damit gesparten Zeit reserviert er immer noch eine Stunde für den ersten Besuch und bittet die Patienten häufig, zu weiteren Konsultationen wiederzukommen.

Es ist der beste homöopathische Fragebogen, den ich je gesehen habe, und die Sorgfalt, die auf seine Erstellung verwandt wurde, ist augenfällig. Ich persönlich habe mich entschieden, keine Fragebögen zu verwenden und kann weder für ihre Verwendung plädieren, noch sie völlig ausschließen. Es ist alles eine Frage des Stils und Geschmacks. Der große Vorteil eines Fragebogens ist, dass er sicher stellt, dass Sie bestimmte Basisfakten über Ihren Patienten erhalten und immer wissen, wo diese zu finden sind.

ANMELDEBOGEN

Datum: ____________________

Titel: Herr ☐ Frau ☐ andere: ________________________________

Nachname: ________________________________

Vorname(n): ________________________________ (Rufnamen bitte markieren)

Adresse: ________________________________

____

Tel. privat: ____________________ Tel. geschäftl.: ____________________

Fax. privat: ____________________ Fax geschäftl.: ____________________

Mobiltel.: ____________________ E-Mail: ____________________

Zweitwohnsitz (*falls vorhanden*) ________________________________

____

____________________ Tel.: ____________________

Geburtsdatum: __________ Geburtsland: __________ Alter: __________

Familienstand: verheiratet ☐ alleine lebend ☐ in Partnerschaft lebend ☐

getrennt lebend ☐ geschieden ☐ verwitwet ☐

Mädchenname ____________________ Religion ____________________

Berufe *(oder frühere Berufe, falls berentet oder arbeitslos)*; Schule oder Universität *(bei Kindern oder Studenten)*:

____

Name des (Ehe-)Partners: ____________________ Beruf: ____________________

Name des Vaters: ____________________ Beruf: ____________________

Name der Mutter: ____________________ Beruf: ____________________

Name ihres Hausarztes: ________________________________

Adresse: ________________________________

Haben Sie eine Überweisung von Ihrem Hausarzt? ja ☐ nein ☐

Möchten Sie, dass Dr. Forsyth Ihrem Hausarzt einen Arztbrief schickt? ja ☐ nein ☐

Haben Sie eine Krankenversicherung? ja ☐ nein ☐

(Name der Versicherung) ____________________

Möchten Sie Ansprüche bei der Versicherung geltend machen? ja ☐ nein ☐

Name Ihres Facharztes: ____________________

Adresse: ____________________

Haben Sie eine Überweisung von Ihrem Facharzt? ja ☐ nein ☐

Möchten Sie, dass Dr. Forsyth Ihrem Facharzt einen Arztbrief schickt? ja ☐ nein ☐

Name ihres Osteopathen / Chiropraktikers *(falls vorhanden)*: ____________________

Adresse: ____________________

Sind Sie bei anderen Komplementärtherapeuten in Behandlung?

Name: ____________________ Fachgebiet: ____________________

Adresse: ____________________

Name: ____________________ Fachgebiet: ____________________

Adresse: ____________________

Woher haben Sie Dr. Forsyths Name und Adresse? *(Bitte geben Sie so viel an wie möglich)*

Patient von Dr. Forsyth ☐ anderer homöopathischer Patient ☐ Ihr Hausarzt ☐

British Homoeopathic Association ☐ Homöopathische Fakultät ☐

Homoeopathic Development Foundation ☐ Osteopath ☐ Gelbe Seiten ☐

Thompson's Directory ☐ Medien ☐ Gesundheitsladen ☐ Vorlesung ☐

Apotheker ☐ anderer Therapeut ☐

Details / andere: ____________________

____

____

____

____

____

PERSÖNLICHER MEDIZINISCHER FRAGEBOGEN

Bitte geben Sie kurz die Hauptgründe, Symptome oder Probleme an (mit Datum des ersten Auftretens), wegen derer Sie Dr. Forsyth zu sehen wünschen:

1) ______________________________
2) ______________________________
3) ______________________________
4) ______________________________
5) ______________________________

Welche sonstigen Probleme haben Sie (auch geringfügige)? Bitte mit Datum des ersten Auftretens anführen:

____
____
____
____
____

FRAGEBOGEN ZUM LEBENSSTIL

An wie vielen Tagen der Woche trinken Sie Alkohol? ______________

Wie viel Alkohol trinken Sie pro Tag / Woche? ______________

Wie viel rauchen Sie? ______________ Seit welchem Alter? ______________

Wenn Sie das Rauchen aufgegeben haben – von welchem bis zu welchem Alter haben Sie geraucht? ______________

Wie viel haben Sie geraucht? ______________

Wie viel Sport treiben Sie und in welcher Form? ______________

____

Wie viel Zeit nehmen Sie sich zur Entspannung und in welcher Form? ______________

____

Was sind Ihre Hauptinteressen, Hobbys und Freizeitbeschäftigung? ______________

____

Leiden Sie unter Müdigkeit, Erschöpfung oder Energielosigkeit? ______________

Seit wann? ______________________________

Was sind die Hauptbelastungen in Ihrem Leben und wie beeinträchtigen Sie diese?

____
____

Gab es in Ihrer Kindheit besonders belastende oder unglückliche Zeiten? ______________

____
____
____

FRAGEBOGEN ZUR ERNÄHRUNG

Halten Sie irgendeine besondere Diät? (z. B. vegetarisch, für Diabetiker, fettarm, vollwertig, ballaststoffreich, kalorienreduziert, makrobiotisch, glutenfrei etc.) – Seit wann?

____

Gibt es irgendwelche Nahrungsmittel, Getränke oder Medikamente, die Ihnen nicht bekommen? Auf welche Weise?

____

____

Bitte schätzen Sie ab, so genau Sie es können, welche Mengen der folgenden Dinge Sie in einer durchschnittlichen Woche zu sich nehmen:

Kaffee	______	Tassen/Becher pro Tag
Koffeinfreier Kaffee	______	Tassen/Becher pro Tag
Tee	______	Tassen/Becher pro Tag
Kohlensäurehaltige Getränke	______	Gläser pro Woche
Einfaches Wasser	______	Gläser pro Woche
Zucker	______	Teelöffel pro Woche
Süßigkeiten und Schokolade	______	Menge pro Woche
Süße Kekse	______	Anzahl pro Woche
Kuchen	______	Stücke pro Woche
Puddings/Desserts	______	Anzahl pro Woche
Weißbrot	______	Scheiben pro Woche
Vollkornbrot	______	Scheiben pro Woche
Fleisch von Säugetieren (Rind, Schwein, Lamm etc.)	______	Mahlzeiten pro Woche
Geflügel (Huhn, Pute etc.)	______	Mahlzeiten pro Woche
Fisch	______	Mahlzeiten pro Woche
Eier	______	Anzahl pro Woche
Käse	______	wie oft in der Woche
Milch	______	Liter pro Woche
Hülsenfrüchte (Bohnen und Linsen)	______	wie oft in der Woche
Frisches Gemüse	______	wie oft in der Woche
Rohes Gemüse und Salat	______	wie oft in der Woche

Frisches Obst.. ______ Menge pro Woche

Nahrungsmittel aus Dosen, verpackt oder tiefgefroren.... ______ wie oft in der Woche

Fast food.. ______ wie oft in der Woche

Wie oft salzen Sie auf Ihrem Teller nach?.................... ______ mal in der Woche

Wie oft kochen sie in Aluminiumgeschirr oder -folie? .... ______ mal in der Woche

Wie viele Aluminiumtöpfe und -pfannen haben Sie?...... ______

Haben Sie jemals regelmäßig in Aluminiumgeschirr
gekochte Speisen zu sich genommen?........................ ______

(Kochgeschirr aus Aluminium ist nicht magnetisch und gewöhnlich matt an der Oberfläche, wenn es keine Antihaft-Beschichtung hat, wie z.B. Teflon.)

FRAGEBOGEN ZUR WOHNSITUATION

Wann wurde Ihr Haus etwa gebaut? ______________________________

Wann sind Sie eingezogen? ______________________________

Welche Art zu heizen nutzen Sie in den Wintermonaten regelmäßig? *(Sie können mehr als eine angeben)*

Zentralheizung: Gas ☐ Öl ☐ Kohle ☐ Holz ☐ Elektrisch ☐ Andere ☐

Heizstrahler ☐ Warmluftumwälzung ☐ Speicheröfen ☐

Feuerstellen: Gas ☐ Elektrisch ☐ Holz ☐ Kohle ☐

Bestehen irgendwo am Haus Probleme mit Feuchtigkeit, Schimmel oder modrigen Stellen?

____

____

____

Haben Sie Haustiere? ______________________________

____

____

VERSCHIEDENES

Welche Blutgruppe haben Sie? 0 ☐ A ☐ B ☐ AB ☐

Rhesus: negativ ☐ positiv ☐

Sind Sie? Legastheniker ☐ farbenblind ☐

Linkshänder ☐ Linksfüßler ☐ linksäugig ☐

KRANKHEITSVORGESCHICHTE

Schwangerschaft Ihrer Mutter: ______

Ihre Geburt: ______

Nach wie vielen Wochen? ______ Geburtsdatum: ______

Eingeleitet: Riss der Membran □ Pessar □ Tröpfeln □

Zange □ Saugglocke □ Kaiserschnitt □

Penthidin □ Lachgas/Sauerstoff □ Periduralanästhesie □ Vollnarkose □

Ihr Zustand bei der Geburt:

Ihr Geburtsgewicht:

Dauer der Stillzeit:

Alter, als das Abstillen begann:

Alter, in dem Sie zum ersten Mal:

lächelten ______ krabbelten ______ liefen ______ sprachen ______

IMPFUNGEN (mit Datum)

POCKEN:
DIPHTHERIE:
KEUCHHUSTEN:
TETANUS:
Hib:
POLIO:
MASERN:
RÖTELN:
MUMPS:
MENINGITIS:
BCG (TB):
GRIPPE:
HEPATITIS A:
HEPATITIS B:
CHOLERA:
TYPHUS:
GELBFIEBER:
TOLLWUT:

Datum	Alter	

Pertussis = Keuchhusten
DPT = Diphtherie, Pertussis, Tetanus
DT = Diphtherie, Tetanus

Impfreaktionen

Empfindlichkeiten gegen Arzneimittel

Empfindlichkeiten gegen Nahrungsmittel

Atmungsallergene

Hautallergene

FAMILIENANAMNESE

Bitte geben Sie das Geburtsjahr und Todesalter der folgenden Familienmitglieder an, zusammen mit ihren vergangenen und derzeitigen Störungen der Gesundheit, einer allgemein schlechten Gesundheit, Operationen etc. Die Probleme, die Sie selbst auch haben oder hatten, sind von besonderer Bedeutung. Schließen Sie alle unten genannten Störungen mit ein:

Addison'sche Erkrankung, Aids, Alkoholismus, Allergien, Angina pectoris, Ängste und Phobien, Arterienverkalkung, Asthma, Brusterkrankungen, Colitis, Demenz, Depression, Dermatomyositis, Diabetes, Drogenabhängigkeit, Ekzeme, Epilepsie, Fettleibigkeit, frühes Grauwerden der Haare, Geburtsfehler, geistige Entwicklungsverzögerung, Haarausfall, Herzinfarkt, Heuschnupfen, hoher Blutdruck, Krebs, Lebererkrankung, Leberzirrhose, Legasthenie, Leukämie, Medikamentenallergien, Migräne, Morbus Crohn, Morbus Hodgkin, Morbus Parkinson, Multiple Sklerose, Nebenschilddrüsenerkrankung, Nervenerkrankung oder Nervenzusammenbruch, Nierenerkrankung, Operationen, Osteoarthritis, perniziöse Anämie, Porphyrie, Psoriasis, rheumatoide Arthritis, Schilddrüsenerkrankung, Schizophrenie, Schlaganfall, Selbstmord, Syphilis, systemischer Lupus erythematodes, Tripper, Tuberkulose, Urtikaria (Nesselsucht),Weißfleckenkrankheit, Zöliakie, Zystische Fibrose.

	Geburtsjahr:	Sterbealter:	Details
MUTTER			
Großmutter			
Großvater			
VATER			
Großmutter			
Großvater			
SCHWESTERN			
BRÜDER			
Tanten und Onkel mütterlicherseits			
Tanten und Onkel väterlicherseits			

Formblätter zur Mitschrift

Das ist einfach ein Blatt Papier, das mit allen wichtigen homöopathischen Überschriften versehen ist. Der Vorteil der Verwendung von Formblättern ist, dass die Überschriften sicherstellen, dass die grundlegenden homöopathischen Informationen immer notiert werden, während Sie völlig frei sind, jederzeit über jeden Aspekt des Falles zu sprechen. Sie können Ihre Formblätter auch neu zusammenstellen, da sich Ihr Vorgehen bei der Fallaufnahme über die Jahre ändert.

Der Nachteil von Formblättern liegt darin, dass Sie die Seiten für die betreffenden Abschnitte umblättern müssen, weil Ihr Patient über verschiedene Aspekte seiner Gesundheit spricht. Das kann bei einigen Patienten etwas Missstimmung hervorrufen.

Hier ein Beispiel eines Formblattes zur Mitschrift, entworfen von meinem Schüler Dr. Dapinder Rattan Singh.

Fallnummer	
Überwiesen von	
Hausarzt	
Datum d. Erstkonsultation	

Vorname	
Nachname	
Geburtsdatum	
Alter	
Familienstand	

Adresse:

Telefon:
Mobil:

Ethnische Zugehörigkeit / Aspekt:

Kindheit

Familienanamnese

Impfungen

DTP MMR Mening. Grippe Typhus Hep. A/B	

Medikamente (homöopathische, frei verkäufliche)

Vorerkrankungen / chronologische Reihenfolge

Pathologie / Untersuchungen

Gegenwärtige Beschwerden / Anamnese

Concomitantes
Lokalisation
Causa
Modalität
Empfindung

charakteristisch
§ 153

Gemütssymptome – Emotionen/Verständnis/Gedächtnis

Allgemeinsymptome
Zeiten <, >
Temperatur
Schweiß
MODALITÄTEN
Zeit
Periodizität
Temperatur
Wetter
Position
Bewegung
Ruhe
Berührung
Druck
Seiten/Lokalisation
Causa/nie mehr wohl seit
EMPFINDUNGEN
NAHRUNGSMITTEL
Verlangen/Abneigung/Durst

Sexuelle Funktionen/
Verlangen

Menses

Schlaf/Träume

Besonderheiten
Kopf
Augen
HNO
Gesicht
Mund
Gatrointestinal
Harnwege/Genitalien
Urin
Atmung
Kardiovaskulär
Bewegungsapparat

UNTERSUCHUNGSERGEBNISSE

Repertorisation / Rubriken

MIASMA: PSORA TUBERKULOSE SYKOSE SYPHILIS KREBS AKTIV / OFFEN / SCHLAFEND

Totalität
Miasmatisch
Ätiologisch
§ 153
Nosode
Schicht
Pathologisch
Keynote

BEHANDLUNG/VERSCHREIBUNG

1

2

3

100 %
90 %
80 %
70 %
60 %
50 %
40 %
30 %
20 %
10 %

MONATE

Kurzschrift

Ein in Kurzschrift ausgebildeter Homöopath kann die Fälle penibel genau mitschreiben und dabei einen guten Augenkontakt mit dem Patienten behalten. Das ist so sehr von Vorteil, dass es überrascht, dass in den homöopathischen Ausbildungskursen nicht routinemäßig Kurzschrift gelehrt wird.

Homöopathische Kurzschrift

Alle Homöopathen wenden eine eigene Art von Kurzschrift an. Hier sind ein paar bekannte homöopathische Abkürzungen:

<	das Symptom wird schlimmer durch
<<	das Symptom wird deutlich schlimmer durch
>	das Symptom wird besser durch
>>	das Symptom wird deutlich besser durch
//	das Symptom wird nicht beeinflusst durch

Verlangen nach süß +, oder: Verlangen nach süß, oder: VERLANGEN NACH SÜSS

Sie können sich natürlich entscheiden, so oft zu unterstreichen, wie Sie wollen, oder jegliche Anzahl von Pluszeichen zu verwenden.

Ich verwende auch folgende Abkürzungen:

HB	Hauptbeschwerde
VEK	Vorerkrankungen
OP	frühere Operationen
Vac.	Impfungen
KVS	Kardiovaskuläres System
Resp.	Lunge und Atmung
UGS	Urogenitalsystem
GIT	Gastrointestinaltrakt
HNO	Hals-Nase-Ohren
ZNS	Zentralnervensystem
Allg.	Allgemeinsymptome
Ps.	Gemütssymptome
Δ	medizinische Diagnose

Med.	gegenwärtige schulmedizinische Medikamente
Hx.	homöopathische Verschreibung
Rx.	schulmedizinische Verschreibung

? Puls.	An Pulsatilla denken, falls das Mittel der ersten Wahl nicht wirkt.
?? Puls.	Pulsatilla könnte in einem bestimmten Behandlungsstadium gebraucht werden.

Die Mittel selbst haben konventionelle Abkürzungen, wie z.B.:

Sulph.	Sulphur
Nat-m.	Natrum muriaticum

Diese können noch weiter verkürzt werden, z.B.

NM	Natrum muriaticum

Was die Mittel angeht, so ist es in Ordnung, wenn Sie diese in Ihren Unterlagen abkürzen. Viele Homöopathen betrachten es jedoch als schlechten Stil, diese Abkürzungen zu verwenden, wenn sie einen Fall diskutieren. Es ist immer besser, „Magnesium carbonicum" zu sagen, als „Mag-carb." Latein ist die offizielle Sprache der homöopathischen Nomenklatur. Es ist für alle Homöopathen eine brauchbare, elegante und internationale Art und Weise, um unsere Mittel zu bezeichnen. Wenn Homöopathen aus unterschiedlichen Ländern anfangen, bei internationalen Konferenzen ihre eigenen Kurzformen der Mittel zu verwenden, werden wir schlimmstenfalls einen homöopathischen Turmbau zu Babel errichten und bestenfalls eines der letzten Anwendungsgebiete einer schönen klassischen Sprache beseitigen.

Computer

Ich habe bei einem Kollegen hospitiert, der alle seine Fälle in den Computer eingibt. Weil er blind schreiben kann, ist er in der Lage, mit dem Patienten einen guten Augenkontakt aufrecht zu halten, wobei er gelegentlich auf den Monitor schaut. Die obere Hälfte des Bildschirms steht für die Aufzeichnungen zur Verfügung, die untere wird von der homöopathischen Software benutzt, die ein ausgeklügeltes Repertorisationsprogramm sowie eine vielfältige Materia medica umfasst, die nach jedem Symptom „durchsucht" werden kann.

Es hat noch viele andere Vorteile, alle seine Fälle im Computer zu haben. Sie können alle Ihre Fälle mit sich nehmen, wann immer Sie zu einer Konferenz oder einem Treffen gehen. Sie können per Knopfdruck alle Ihre Fälle aufrufen, bei denen irgendein Mittel half, das Sie überarbeiten oder über das Sie eine Fortbildung halten wollen. Es ist einfach, Kollegen einen schwierigen Fall (mit Ergebnis der Computerrepertorisation) mit der Bitte um Hilfe zu mailen. Sicherheit und Vertraulichkeit sind wichtig, können aber mit der Verwendung von Passwörtern recht leicht sichergestellt werden.

Denken Sie daran, alle Ihre Fälle auf einer Diskette oder einem ZIP-Laufwerk zu sichern um eine Katastrophe zu vermeiden, Sie können die Fälle aber auch immer ausdrucken und archivieren. Die Technik mag manche Patienten aus der Fassung bringen – wo man doch erwartet, dass ein klassischer Homöopath einen klassischen Kugelschreiber und Papier verwendet. Es besteht aber, nachdem die digitale Generation zunehmend die Mehrheit stellt, eine gute Chance, dass Systeme wie diese in der Homöopathie zur Norm werden.

Ich persönlich liebe es immer noch, einen altmodischen Füllfederhalter und unliniertes, weißes Papier zu verwenden. Mir gefällt der Gedanke, jeden Fall mit einem weißen Blatt Papier zu beginnen. Ich kann Organe des Körpers darauf zeichnen, um meinem Patienten etwas zu erklären, und ganz leicht Überweisungen von Ärzten und Aufzeichnungen meiner Patienten der Akte hinzufügen. Die Bilder, die Kinder gemacht haben, bewahre ich immer zusammen mit ihren Fällen auf. Natürlich habe ich einen Computer mit der allerneusten homöopathischen Software, aber ich ziehe es vor, ihn außerhalb des Gesichtskreises meiner Patienten aufzubewahren. Ich halte auch mein Stethoskop, mein elektronisches Thermometer und mein Blutdruckmessgerät gut versteckt. Ich finde Apparate ästhetisch nicht besonders ansprechend. Sie sind unverzichtbar, können aber in Schreibtischschubladen aufbewahrt werden. Für mich ist das ideale Setting für das homöopathische Gespräch ein Zimmer, das wie ein behagliches Wohnzimmer aussieht und auch solch ein Gefühl vermittelt. Die homöopathischen Bücher auf den Regalen sind mittlerweile zu guten Freunden geworden und ich würde sie vermissen, wenn sie auf einer Festplatte verschwänden. Ich vermute, Sie könnten sagen, dass ich noch etwas am 20. Jahrhundert festhalte. Ich mag noch „digitalisiert" werden – aber es ist noch nicht geschehen.

18 Die Kunst der Fallaufnahme lernen und lehren

Die meisten homöopathischen Ausbildungskurse bringen ihren Schülern bei, welche Art von Informationen sie mit der Anamnese herausholen müssen. Was selten gelehrt wird, ist, wie man an diese Informationen kommen kann.

Schüler der klassischen Homöopathie wissen alle, wie wichtig es ist, ein genaues psychisches Profil des Patienten zu bekommen. Das ist aber leichter gesagt als getan. Die Kunst der Fallaufnahme in der Homöopathie ist einer psychischen Einschätzung viel näher als einer durchschnittlichen Konsultation bei einem Arzt. Klinische Psychologen werden Ihnen bestätigen, dass solche Einschätzungen ein hohes Maß an Geschick erfordern. Sich die notwendigen Fertigkeiten anzueignen erfordert Übung und Supervision. Eine psychotherapeutische Lehranstalt wird das routinemäßig in ihrem Programm haben. Bis heute haben sich die homöopathischen Ausbildungskurse noch nicht auf die Kunst der Fallaufnahme konzentriert, es gibt aber einige ermunternde Zeichen, dass dieser lebenswichtige Teil des homöopathischen Prozesses zukünftig mehr von der Aufmerksamkeit bekommt, die er verdient. Vielleicht kommt das von einem allgemeinen Trend hin zum klassischen Ansatz in homöopathischen Kreisen.

Die Fertigkeiten des Counselling

In Kapitel 9 habe ich erwähnt, wie wertvoll ein kurzer Kurs in Beratung nach Rogers für meine Ausbildung als Arzt und Homöopath war. Ich würde dafür plädieren, ähnliche Übungsprogramme in alle homöopathischen Ausbildungen aufzunehmen. Der Kurs, den ich besuchte, richtete sich nicht gezielt an Homöopathen und doch fand ich die Theorie und besonders die praktischen Übungen äußerst nützlich. Es könnten leicht Lehrer dieser Methode angestellt werden, um ähnliche Kurse als einen integralen Bestandteil aller klassisch homöopathischen Ausbildungsprogramme abzuhalten. Es wäre nicht schwer, diesen Lehrern zu erklären, welche Art von Informationen wir von unseren Patienten brauchen. Sie könnten ihre Kurse dann nach den Ansprüchen der Schüler der klassischen Homöopathie modifizieren.

Praktische Übungen

Die Fallaufnahme wird am besten mithilfe praktischer Beispiele gelehrt. Eine einfache Methode, dies zu tun, ist es, die Klasse in Gruppen von dreien aufzuteilen. Jedes Trio bekommt eine kurze Aufgabe, um eine spezifische Übung als Rollenspiel zu machen.

Ein Beispiel: Der Klasse wird gesagt, sie sollten üben, wie man mit einem Patienten umgeht, der sehr zornig wird, während er von etwas spricht, was sich in der Vergangenheit zugetragen hat. Jedes Trio teilt sich in drei Rollen: Patient, Homöopath und Zeithüter/Beobachter. Der zum „Patienten" bestimmte Schüler beginnt die Übung, indem er im Rollenspiel einen Menschen darstellt, der über einen besonderen Vorfall seiner Wahl sehr wütend ist. Wenn der „Patient" dazu bereit ist, über etwas zu sprechen, das ihm wirklich zugestoßen ist, wird die Übung noch eindrucksvoller. Der „Homöopath" hört zu, beruhigt oder bietet Papiertaschentücher an; er macht im Allgemeinen das, von dem er denkt, dass es in einer wirklichen Konsultation passend wäre.

Wenn die Zeit, die für die Übung angesetzt wurde, um ist, sagt der Zeithüter/Beobachter einfach „Zeit". Der „Patient" gibt einige Minuten lang ein Feedback, wie er den Umgang des „Homöopathen" mit der Situation fand. Dann sagt der „Homöopath", wie er den Verlauf der Übung empfand. Schließlich gibt der Zeithüter/Beobachter eine objektivere Einschätzung dessen, was sich vor seinen Augen ereignete. Die Gruppe rotiert dann, so dass jedes Mitglied die Möglichkeit bekommt, jede Rolle zu spielen. Die ganze Übung kann in weniger als einer halben Stunde durchgeführt werden. Ein homöopathischer Tutor kann durch die Gruppen wandern und die Übung im Ablauf beobachten. Wenn die Übung fertig ist, können die verschiedenen Gruppen austauschen, was sie mit der ganzen Klasse zusammen gelernt haben.

Hier sind ein paar mehr Beispiele von Übungen, die in Gruppen von drei Schülern durchgeführt werden können:

- Umgang mit einem Patienten mit einem Ekzem, der nicht versteht, warum ihm Fragen zu Ängsten und Phobien gestellt werden.
- Einen Patienten über seine Libido und sein Sexualleben befragen.
- Was man tun kann, wenn ein Patient zusammenbricht und weint.
- Umgang mit Patienten, die den Behandler mit regelmäßigen Telefonaten quälen, eine Reihe von Mobiltelefonen als Requisiten verwendend.
- Einem Patienten erklären, wie er das verschriebene homöopathische Mittel einnehmen soll.

- Ein Patient, der zu einem zweiten Besuch kommt, ist enttäuscht, dass es ihm nicht besser geht. Er möchte wissen, wie viele Besuche noch nötig sind und was ihn das alles kosten wird.
- Ein Patient beschwert sich bitterlich über eine Verschlimmerung. Der Homöopath ist nicht überzeugt, dass es eine wirkliche Verschlimmerung ist.
- Der Homöopath hat den Eindruck, dass der Patient für eine schulmedizinische Diagnose zu einem orthodoxen Arzt gehen sollte. Der Patient besteht darauf, nur mit Homöopathie behandelt zu werden.
- Der Homöopath spricht mit der Mutter eines siebenjährigen Jungen mit emotionalen Problemen. Der Homöopath vermutet, dass die Ehe der Eltern festgefahren ist und dass das der Grund ist, warum es dem Kind nicht besser geht.
- Eine Patientin fühlt sich ganz eindeutig vom Homöopathen angezogen und möchte sich mit ihm zum Essen treffen.
- Die zweite Konsultation: Rollenspiele der Szenarios, die mit jeder der möglichen Reaktionen auf die erste Verschreibung verbunden sein können. (Diese sind bei Kent in seiner *Theorie der Homöopathie*, und bei Vithoulkas in *Die wissenschaftlichen Homöopathie* gut dokumentiert.) (Kent, 2001; Vithoulkas, 1987)

Das sind alles praktische Beispiele von Situationen, wie sie in der Karriere eines jeden Homöopathen vorkommen. Eine andere Methode, um eine Übung auszusuchen, ist, dass ein Schüler der Gruppe von einem Problem erzählt, das er bei einer Konsultation hatte. Jedes Trio spielt dann im Rollenspiel die Situation nach.

Gruppenarbeit

Wenn eine homöopathische Gruppe zwölf Schüler oder weniger umfasst, kann sie als eine einzelne Gruppe arbeiten. Größere Klassen können in Gruppen von acht bis zwölf Studenten aufgeteilt werden. Diese Gruppen sollten sich jeden Monat mindestens eineinhalb Stunden treffen, um über schwierige Erfahrungen mit Patienten zu sprechen und ihre Gefühle mit der Gruppe zu teilen. Die Gruppe sollte im Idealfall von einem Homöopathen geleitet werden, der mit Gruppenarbeit Erfahrung hat. Falls solch ein Tutor nicht zur Verfügung steht, kann die Gruppe auch gut mit einem nichthomöopathischen Leiter arbeiten.

Es kann nötig sein, dass homöopathische Ausbildungskurse einen professionellen Gruppenanalytiker anstellen müssen. Im Laufe der Zeit werden die homöopathischen Tutoren (die selbst an der fortschreitenden Gruppenarbeit beteiligt sein sollten – siehe das nächste Kapitel über Supervision) lernen, wie sie selbst Gruppen leiten können. Schließlich wird es im Kurs erfahrene Homöopathen geben, die in der Gruppenarbeit mit Schülern ausgebildet sind.

Videofälle

Videofälle werden seit vielen Jahren in der homöopathischen Ausbildung eingesetzt, gewöhnlich, um den Schülern Fälle zu zeigen, die auf ein bestimmtes Mittel gut angesprochen haben. Die Videokamera ist unvermeidlicherweise auf den Patienten gerichtet und nicht auf den Homöopathen. Einen typischen Nux-vomica- oder Platinum-Fall zu sehen, ist eine wertvolle Lernerfahrung. Um aber etwas über die Fallaufnahme zu lernen, müssen wir die Kamera auf den Homöopathen richten.

Der ideale Einsatz von Video für diesen Zweck wäre, sowohl den Patienten als auch den Homöopathen ins Bild zu bekommen. Es kann technisch kompliziert sein, beide Gesichter mit nur einer Videokamera zu zeigen, doch Vorrang haben hierbei die Mimik und Körpersprache des Homöopathen.

Tutoren auf Video

Falls das Video einen erfahrenen homöopathischen Tutor bei der Fallaufnahme zeigt, kann es für diesen Tutor höchst lehrreich sein, die Schüler durch den Fall zu begleiten und seine Handlungen und den Ablauf seiner Fragen zu erläutern. Er kann das Video an entscheidenden Punkten der Konsultation anhalten und die Studenten um ihre Meinungen dazu bitten, wie er diesen besonderen Moment gehandhabt hat. Gegenstand dieser Übung wäre nicht, Perfektion bei der Fallaufnahme zu demonstrieren. Die Schüler sollten ermuntert werden, konstruktive Kritik an der Art der Fallaufnahme frei zu äußern. Sie sollten auch daran denken, dass es von einem erfahrenen Homöopathen Mut erfordert, sich zu filmen und jeden seine Fehler sehen zu lassen.

Homöopathieschüler auf Video

Homöopathieschüler sollten aufgefordert werden, ihren Tutoren und Mitschülern wenigstens einen Videofall zu zeigen. Sie sollten klare Anweisungen erhalten, wie sie diese besondere Konsultation aufnehmen sollen.

Man sollte sie bitten, keinen ihrer „erfolgreichen" Fälle auszuwählen. Sie sollten vielmehr einen Patienten auswählen, ihm erklären, dass der Fall zu

Lehrzwecken verwendet wird und dieses spezielle Video zeigen, was auch immer dabei herauskam. Es geht hierbei nicht um die Fallanalyse und das Ergebnis irgendeiner Verschreibung. Die ganze Übung dreht sich um die Fallaufnahme selbst und daher sollte die Videokamera hauptsächlich auf den Schüler gerichtet sein.

Diese Art der Videoübung ist natürlich nicht auf die erste Konsultation beschränkt. Sie ist eine gute Methode, um Schülern die Follow-ups nach der ersten Konsultation und die zweite Verschreibung zu unterrichten. Die ideale Videopräsentation umfasst die erste Konsultation und wenigstens ein Follow-up.

Studenten könnten ihren Klassen oder Tutorien Videos ihrer Konsultationen zur Diskussion stellen.

Hier sind die drei Arten, diese Videos zu verwenden, um Fertigkeiten in der Fallaufnahme zu lehren.

1. Das ganze Video wird gezeigt, zu bestimmten Zeiten aber vom Tutor angehalten. Der Tutor sollte ganz ungezwungen Dinge, die der Schüler tat oder sagte, positiv hervorheben, aber auch „Fehler“ aufzeigen und Wege vorschlagen, anders mit der Situation umzugehen. Diese Methode hat den Nachteil, dass sie wenigstens eine Stunde dauert. Praktisch bedeutet das, dass pro Lerneinheit nur ein Video gezeigt werden kann.

2. Das Video wird vom Tutor vorgespult und die Klasse betrachtet zufällig ausgewählte Abschnitte. Diese Methode ist gut, um den Fall zu analysieren, aber das Ziel der Übung ist, den Homöopathen und nicht den Patienten zu beobachten. Der Vorteil dieser Methode liegt darin, dass in einer einzigen Lerneinheit einige Fälle der Schüler gezeigt werden können.

3. Jeder Schüler wird gebeten, beim Tutor ein Video von sich einzureichen, das ihn bei der Fallaufnahme zeigt. Der Tutor schaut sich in seiner Freizeit alle Videos durch. Er kann dann eine Auswahl von bestimmten Abschnitten der Konsultation treffen, die seiner Meinung nach am besten geeignet sind, um Fertigkeiten der Fallaufnahme zu lehren. Das ist sicherlich die effektivste Methode. Ihr einziger Nachteil ist, dass sie für die homöopathischen Lehrer extrem zeitaufwändig ist!

Eine hervorragende Übung

Roger Neighbours *The Inner Consultation* (Neighbour, 1989) ist bei weitem das beste Buch zur allgemeinmedizinischen Praxis, das ich je gelesen habe. Ich empfehle es allen Ärzten, Homöopathen und anderen Beschäftigten im Gesundheitswesen als essenzielle Lektüre. Er hat mir freundlicherweise die Erlaubnis gegeben, das Folgende aufzunehmen.

In der Konsultation gibt es fünf Punkte, auf die man hinarbeiten muss. Ich nenne sie „Checkpoints". Es sind:

Checkpoint 1: Verbinden
Checkpoint 2: Zusammenfassen
Checkpoint 3: Aushändigen
Checkpoint 4: Sicherheitsnetz knüpfen
Checkpoint 5: Ordnung halten

Es ist praktisch, dass es fünf Checkpoints gibt, weil Sie sie sich merken müssen. Fünf ist im wörtlichen Sinne handlich, weil Sie fünf Finger an einer Hand haben. Die meisten Kinder benutzen ihre fünf Finger, wenn sie zählen lernen. Auch viele Erwachsene benutzen ihre Finger, wenn sie beispielsweise in einer Rede einige Punkte ansprechen oder sich an Einzelheiten aus einer Liste erinnern wollen, die sie für ihr Examen gelernt haben. Aus Gründen der Bequemlichkeit werden wir die fünf Checkpoints mit den Fingern und dem Daumen Ihrer linken Hand folgendermaßen verknüpfen (Abb. 5):

Zeigefinger: Verbinden
Mittelfinger: Zusammenfassen
Ringfinger: Aushändigen
Kleinfinger: Sicherheitsnetz knüpfen
Daumen: Ordnung halten

Gedächtnisübung

Jetzt ist genau der richtige Zeitpunkt für Sie, diese Checkpoints Ihrem Gedächtnis einzuprägen. Es ist wichtig, dass Sie so viele sensorische Modalitäten wie möglich in den Akt des Erinnerns mit einbeziehen, machen Sie es deshalb auf diese Weise. Betrachten Sie zuerst Abbildung 5 auf S. 183:

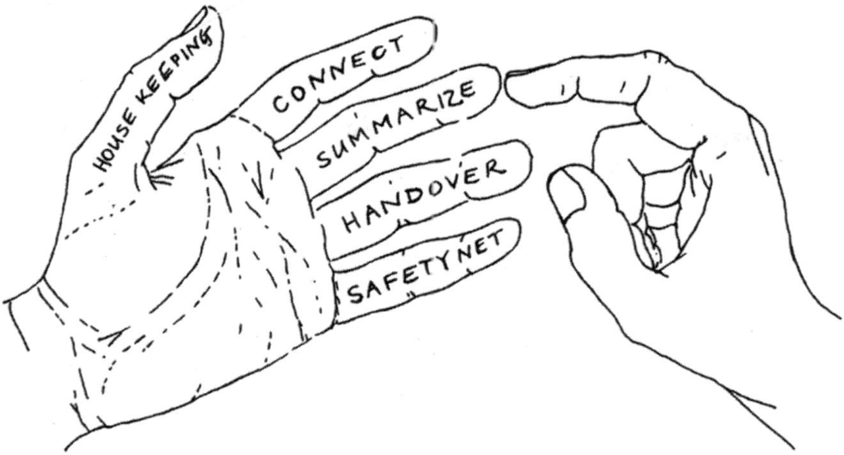

Abb. 5: Die Originalabbildung stammt von Dr. Roger Neighbour. Die Begriffe lauten in deutscher Übersetzung (von oben nach unten):
Ordnung halten, Verbinden, Zusammenfassen, Aushändigen, Sicherheitsnetz knüpfen

Bringen Sie nun Ihre linke Hand in dieselbe Stellung wie auf dem Bild. Stellen Sie sich mit Ihrem geistigen Auge vor, dass auf ihrem linken Zeigefinger das Wort „Verbinden" geschrieben steht. Wenn Sie es „sehen" können, sprechen Sie das Wort „Verbinden" einige Male laut aus und klopfen mit dem Zeigefinger der anderen Hand leicht auf die Fingerspitze. Auf diese Weise verknüpfen Sie die Sinnesmodalitäten des Sehens, des Hörens und der Berührung mit dem Konzept des „Verbindens" und prägen sie mit einer einfachen Mnemotechnik Ihrem linken Zeigefinger ein.

Benutzen Sie dieselbe „Sehen, Sagen, Klopfen"-Sequenz, um die Worte:

„Zusammenfassen" ihrem linken Mittelfinger,
„Aushändigen" ihrem Ringfinger,
„Sicherheitsnetz knüpfen" ihrem Kleinfinger,
„Ordnung halten" ihrem Daumen

einzuprägen.

Sagen Sie abschließend die Sequenz „Verbinden, Zusammenfassen, Aushändigen, Sicherheitsnetz knüpfen, Ordnung halten" einige Male still zu sich selbst, wobei Sie jeden Finger der Reihe nach anschauen und ihn ein oder zwei Mal mit Ihrer rechten Zeigefingerspitze berühren. Verstärken Sie diesen Lernvorgang ein oder zwei Mal in der nächsten halben Stunde, indem Sie die Checkpoints an den Fingern Ihrer linken Hand durchgehen, bis Sie damit zufrieden sind, dass die Gedächtnishilfe sitzt.

Um es zusammenzufassen: Betrachten Sie die Konsultation als eine Reise mit fünf Checkpoints, die entlang des Weges aufgesucht werden müssen. In dieser Reihenfolge markieren diese Checkpoints eine Route, welche die Aufgaben erfüllen wird, die in der Konsultation wichtig sind.

Ich rate Ihnen mit Nachdruck, Dr. Neighbours Rat anzunehmen und die Übung zu machen, die er Ihnen empfiehlt. Vor einigen Jahren tat ich es selbst und der Effekt ist mir seither geblieben.

Lassen Sie uns nun untersuchen, wie diese „Checkpoints" im Umgang mit homöopathischen Fällen nützlich sein können.

Checkpoint 1: Verbinden

Stellen Sie eine gute Beziehung zu Ihrem Patienten her. Es gibt nicht nur eine Methode das zu tun, wie nunmehr klar sein sollte. Jeder Homöopath muss sich auf die Reise begeben, um die Methode zu finden, die am besten zu seiner Persönlichkeit passt. In jedem Fall werden unterschiedliche Strategien nötig sein. Eine flexible Vorgehensweise ist unabdingbar.

Checkpoint 2: Zusammenfassen

- Ein empathisches Gespräch mit dem Patienten über seine orthodoxe, medizinische Diagnose.
- Eine Erklärung, wie Sie die Lage aus homöopathischer Sicht beurteilen.

Checkpoint 3: Aushändigen

- Dem Patienten das homöopathische Mittel in der Praxis tatsächlich aushändigen.
- Dem Patienten ein Rezept für ein homöopathisches Mittel geben.
- Dem Patienten genau erklären, wie und wann das Mittel eingenommen werden soll.
- Alle Fragen beantworten, die ein Patient zur Homöopathie und den homöopathischen Mitteln hat.

Checkpoint 4: Sicherheitsnetz knüpfen

- Einige Homöopathen warnen ihre Patienten vor möglichen Verschlimmerungen. Ich mache das nicht, weil es die Zahl der von meinen Patienten erlebten „homöopathischen Verschlimmerungen" zu vermehren scheint.

Wenn mich ein Patient dezidiert zu Verschlimmerungen befragt, erkläre ich, dass sie in etwa 10 Prozent der Fälle auftreten, die schließlich gut verlaufen.

- Geben Sie dem Patienten Ihre Telefonnummer und bitten Sie ihn, Sie anzurufen, falls er irgendein Problem hat oder eine Frage, die er vor dem nächsten Termin beantwortet haben möchte. Das ist die von mir gewählte Art des „Sicherheitsnetzes". Alle Patienten bekommen meine Mobiltelefonnummer und ich sehe mich nicht von zu vielen Anrufen belastet. Ich habe erkannt, dass ein paar wohl gewählte Worte am Telefon einen therapeutischen Effekt haben. Gelegentlich rufen mich Patienten zu unpassenden Zeiten mit Allerweltsproblemen an und in diesen Fällen weise ich darauf hin, dass meine Mobiltelefonnummer wirklich nur für medizinische Notfälle gedacht ist.

Checkpoint 5: Ordnung halten

- Regelmäßige individuelle und/oder Gruppensupervision Ihrer Fälle.
- Siehe „Projektive Identifikation" in Kapitel 20: Postgraduiertensupervision.

19 Über die Behandlung sprechen

Obwohl man bei den besten Konsultationen den Eindruck hat, sie seien zeitlich unbeschränkt, muss die Fallaufnahme zu einem Ende kommen oder zumindest eine Pause haben. Möglicherweise bemerken Sie, dass Ihr Patient auf die Uhr sieht, und dabei vielleicht an die Parkuhr oder seine nächsten Aufgaben des Tages denkt. Ein Blick auf die Uhr könnte Ihnen sagen, dass die veranschlagte Zeit zu einem Ende kommt. Es ist niemals, in keinem Stadium der Konsultation, eine gute Idee auf Ihre Uhr zu schauen. Es kann bei Ihrem Patienten das Gefühl hervorrufen, dass er Ihre Zeit vergeudet oder dass Sie ihm bedeuten, dass er gehen soll. Eine Andeutung ist unauthentisch und sollte in der Homöopathie vermieden werden. Ihr Patient sollte im Vorhinein wissen, wie viel Zeit er mit Ihnen verbringen wird – somit besteht kein Grund für Sie, peinlich berührt zu sein, wenn Sie sagen, dass das jetzige Gespräch nun zu einem Ende gekommen ist.

Die Fallaufnahme ist nicht vollständig

Es ist nicht zu vermeiden, dass Sie gelegentlich das Gefühl haben, mit ihrem Patienten gerne noch weiter sprechen zu wollen und dass der Prozess der Fallaufnahme nicht vollständig ist. Hahnemann kannte diese natürliche Reaktion, als er für „mehre Unterredungen" zwischen Homöopath und Patient eintrat. Nicht immer ist Zeitmangel der Grund dafür. Es kann auch wegen des Patienten selbst sein, der noch nicht bereit ist, mit Ihnen über bestimmte Bereiche seines Lebens zu sprechen, wie zum Beispiel über sein Sexualleben. Wenn dies so ist, gestehe ich mir ein, was ich empfinde und sage etwas, wie: „Wir hatten ein gutes Gespräch über Ihr Problem, aber ich habe den Eindruck, wir müssen noch etwas mehr miteinander sprechen, damit ich Sie besser kennen lernen kann. Ich würde Ihnen vorschlagen, dass Sie demnächst für eine weitere Stunde wiederkommen sollten. In der Zwischenzeit werde ich über das, was Sie gesagt haben, nachdenken."

Wie ich in Kapitel 11 erwähnt habe, erwarten einige Patienten die Behandlung nach der ersten Konsultation und sind enttäuscht, wenn sie diese nicht bekommen. Ich habe Verständnis für diese Patienten, aber ich lasse es nicht zu, dass ich dadurch zu einer schlechteren Verschreibung gedrängt werde. Falls ich spüre, dass der Patient in Bezug auf meine Motive misstrauisch ist, füge ich einfach das Wort „misstrauisch“ (in Kurzschrift) meinen Aufzeichnungen hinzu. Es ist ihr Symptom, nicht mein Problem.

Einige Homöopathen entscheiden, diesen Patienten Placebo zu geben. Obwohl ich nicht generell gegen die Verwendung von Placebos bin, fühle ich mich nicht wohl dabei, in dieser besonderen Situation eines einzusetzen. Obwohl er ein Mittel erwartet, ist dem Patienten bewusst oder unbewusst auch klar, dass die Konsultation unvollständig ist und dass Sie unsicher sind, wie Sie ihn behandeln sollen. Die Verschreibung eines Placebos an diesem Punkt kann ein unbehagliches Gefühl sowohl beim Homöopathen als auch beim Patienten hervorrufen, welches die Chancen auf eine gute Beziehung bei der nächsten Konsultation reduziert.

Wie im Schach kann die kluge Handhabung des Endspiels in der Homöopathie von erheblicher Bedeutung sein. Die Konsultation mag scheinbar „beendet“ sein, aber die Fallaufnahme sollte weiter gehen, bis der Patient das Gebäude verlassen hat. In dem Moment, wo er denkt, dass Sie den Fall nicht mehr aufnehmen, kann er seine Schutzvorrichtungen fallen lassen und Ihnen die Symptome liefern, welche die Diagnose entscheiden.

Die abschließende Frage

„Gibt es noch etwas, was Sie mich fragen wollen?“ ist meine Standardfrage. Was ist Ihre?

Ein Mittel verschreiben

Wenn Sie sich sicher genug fühlen, um eine sofortige Verschreibung zu machen, sollten sie Ihrem Patienten sagen, dass Sie sich für das erste Mittel entschieden haben, das er braucht. Es lohnt sich „das erste“ zu sagen, weil der Patient dann, falls dieses Mittel nicht wirkt, weniger geneigt sein wird, zu denken: „Jetzt habe ich die Homöopathie probiert und das hat auch nichts gebracht.“ Es ist wichtig zu erklären, wie er sich das Mittel besorgen kann und wie er es einnehmen soll.

Sie müssen auch über mögliche Antidote zu dem Mittel sprechen. Was auch immer Sie über die Wirkungen von Kaffee und Menthol glauben (nach meiner Erfahrung ist es schwer das richtige Mittel zu antidotieren), Sie müssen darüber sprechen, weil Ihr Patient davon gehört oder gelesen haben kann. Er wird überrascht sein, wenn Sie es nicht erwähnen. Man kann Zeit sparen, wenn man diese Informationen ausgedruckt zur Verfügung hat und dem Patienten am Ende der Konsultation geben kann.

In chronischen Fällen ist meine bevorzugte Methode, das Mittel zu geben, eine Reihe nummerierter Pulver zur täglichen Einnahme zu verschreiben. Die ersten paar Pulver sind immer Placebo. Ich habe es gerne, Placebos auf diese Weise zu verwenden, weil es wertvolle Informationen über den Patienten bringt. Falls nach dem ersten Pulver eine starke „Verschlimmerung" eintritt, wissen Sie, dass Ihr Patient sehr suggestibel ist und Sie bei der Interpretation seiner Reaktion auf jegliche folgende Verschreibung vorsichtig sein müssen.

Verschlimmerungen

Ein Gespräch über homöopathische Verschlimmerungen geht nie von mir aus. In den Tagen, als ich das tat, litten viel mehr meiner Patienten unter sehr störenden „Verschlimmerungen" und am Ende war ich es, der sich schlimmer fühlte.

Wenn Sie die Möglichkeit einer Verschlimmerung erwähnen, besteht die verständliche Gefahr, dass das auf Ihren Patienten wie eine hypnotische Suggestion wirkt und er kann sich nach Einnahme des Mittels schlimmer fühlen. Es wird dann schwierig, diese Art von „Verschlimmerung" von einer wirklichen homöopathischen Verschlimmerung zu unterscheiden, welche die Verschreibung des richtigen Mittels bestätigt. Es genügt, Ihrem Patienten zu sagen, wie er Sie erreichen kann, falls er weitere Fragen hat.

Falls ein Patient Sie dezidiert nach Verschlimmerungen oder Nebenwirkungen fragt, müssen Sie irgendetwas sagen. Ich halte folgende kleine Rede:

„Nach meiner Erfahrung, kann einer von zehn Patienten, denen es nach einem homöopathischen Mittel *gut geht*, nach der Einnahme des Mittels an einer milden Verschlimmerung leiden. Das ist eine gute Sache, weil es gewöhnlich die Bestätigung dafür ist, dass sie das richtige Mittel nehmen. Sie hält höchstens ein oder zwei Tage an."

Den Patienten, die wirkliche homöopathische Verschlimmerungen erleiden, sage ich dasselbe.

Häufig gestellte Fragen über das Mittel

Diese Fragen scheinen immer und immer wieder aufzutauchen. Sie sollten Ihre eigenen Antworten bereit haben, doch ich habe die Art von Entgegnungen, die ich gewöhnlich verwende, aufgeführt.

Frage: Welches Mittel geben Sie mir?

Antwort: Ich sage es Ihnen, falls Sie es wirklich wissen wollen. Ich würde es Ihnen aber lieber beim nächsten Mal sagen, weil ich nicht will, dass Sie es nachlesen und sich darüber Gedanken machen. Mein Homöopath sagt mir die Namen der Mittel, die er mir gibt, erst lange nachdem ich eine gute Wirkung verspürt habe.

Frage: Was ist in dem Mittel drin? (Gewöhnlich von Patienten gestellt, die Lachesis oder Medorrhinum brauchen.)

Antwort: Homöopathische Mittel enthalten äußerst kleine Mengen von Mineralien, Metallen, Pflanzen und sogar Giften.

Frage: Ist das Mittel sicher?

Antwort: Falls das Mittel auf Sie passt, kann es Ihren Körper dazu anregen, sich selbst zu heilen. Das homöopathische Mittel kann der Anlasser sein, der die Heilungskräfte in Fahrt bringt, aber es weiß niemand genau, wie es das bewerkstelligt.

Frage: Hat es irgendwelche Nebenwirkungen?

Antwort: Nein. Das homöopathische Mittel wirkt vielmehr, indem es Ihren Körper zur Selbstheilung stimuliert. Es kann Ihrem Körper nicht sagen, wie er es anpacken soll um sich in Ordnung zu bringen. Ihr Körper heilt sich auf seine Weise und der Heilungsprozess kann Ihnen einige ungewöhnliche Empfindungen bereiten. Das sind keine Nebenwirkungen, nur Dinge, die mit ihrem Körper geschehen, wenn es besser wird.

Frage: Sollte ich aufhören die Medizin meines Arztes zu nehmen, wenn ich mit dem homöopathischen Mittel anfange?

Antwort: Nein. Nehmen Sie alle Ihre Medikamente zunächst weiter. Andernfalls werden wir die Wirkung des Mittels nicht einschätzen können. Wenn es Ihnen besser geht, können wir Sie langsam von Ihrer orthodoxen Medizin entwöhnen. (Falls Sie nicht der behandelnde Arzt des Patienten sind, wird dies durch Kontaktaufnahme mit dem Arzt geschehen müssen, der die gegenwärtige Medikation des Patienten verschrieben hat.)

Frage: Wie lange wird es dauern, bis es wirkt?

Antwort: Das ist schwer zu sagen. Ich kenne Menschen, die innerhalb von Stunden reagiert haben und andere, bei denen es einige Wochen dauerte, bis es besser wurde. Wenn es in einem Monat keine Besserung gibt, können wir sagen, dass das Mittel wohl nicht gewirkt hat, und werden versuchen ein besseres zu finden.

Frage: Es hat eine Besserung gegeben, aber wie lange wird es dauern, bis es mir ganz gut geht?

Antwort: Schwer zu sagen. Die Geschwindigkeit Ihrer Besserung ist gleichbedeutend mit der Geschwindigkeit, mit der ihr Körper sich gesund macht. Das homöopathische Mittel bringt nur den Heilungsprozess in Gang.

Placebo

Das ist eines der kontroversesten Themen in der Homöopathie. Wir interessieren uns hier nur dafür, inwieweit die Verschreibung von Placebos unsere Gespräche mit Patienten beeinflusst.

Es ist schrecklich schwer für Patienten, zu akzeptieren, dass eine einzige Gabe eines Medikaments sie heilen kann. Diejenigen, die sich mit Homöopathie beschäftigt haben, haben kein Problem mit einer Einzelgabe, aber den meisten Patienten kommt es lächerlich vor. Erklärungen helfen nicht wirklich und wenn Sie darauf bestehen, den meisten Ihrer Patienten eine Einzelgabe zu verabreichen, können Sie sich auf eine Menge Telefonanrufe gefasst machen.

Seit den ersten Anfängen setzen Homöopathen Placebos ein. Jedes Mal, wenn ein Patient ein Placebo einnimmt, wird er an die homöopathische Konsultation erinnert und an die Tatsache, dass er ein homöopathisches Mittel nimmt. Das ist für sich therapeutisch und ein guter Grund, um nach einer homöopathischen Potenz ein Placebo zu verschreiben.

Das Problem mit der Verschreibung eines Placebos ist, dass es ein starkes Element von Unauthentizität in die Homöopathen-Patienten-Beziehung treten lässt. Jedes Mal, wenn der Patient vom Placebo als von „dem Mittel" spricht, werden Sie sich ein klein wenig schuldig fühlen. Wir können es nicht verleugnen, dass wir manipulieren, wenn wir ein Placebo verschreiben. Es besteht auch die Gefahr, dass „es rauskommt". Es passiert häufiger als Sie denken – und es kann höchst peinlich sein. Mehr als ein Mal hat mich ein Patient direkt gefragt, ob ich ihm ein Placebo verschrieben habe. Ich musste es zugeben und fühlte mich immer unbehaglich dabei.

Placebos können klinisch nützlich für den Homöopathen und therapeutisch für den Patienten sein. Ich gebe Patienten zuweilen eine Serie von nummerierten Pulvern, mit dem wirksamen Mittel in Pulver sechs oder sieben, wobei der ganze Rest Placebo ist. Falls der Patient auf das Pulver Nummer eins oder fünf reagiert, habe ich etwas über den Fall gelernt. Wenn die Reaktion nach dem wirksamen Pulver kommt, nehme ich das als Hinweis, dass das Mittel etwas bewirkt.

Unglücklicherweise fallen Placebos im „Authentizitätstest" kläglich durch. Gelegentlich verschreibe ich das Mittel in einer hohen Potenz, gefolgt von demselben Mittel in Q1. Das ist auch nicht ideal, aber zumindest fühle ich mich in den Gesprächen, die ich mit diesen Patienten führe, nicht unaufrichtig.

Was soll ich sagen? Es scheint keine klar umschrieben Lösung zu diesem Problem zu geben. Es ist wahrscheinlich das beste für Sie, das zu tun, womit Sie sich wohl fühlen.

Follow-up-Konsultationen

Das Hauptthema dieser Gespräche wird die Reaktion des Patienten auf die Behandlung sein. Sie müssen für diese Konsultationen einen flexiblen Ansatz haben, weil eine Vielzahl von Reaktionen auf das Mittel möglich ist. Die Weise, wie ein Patient auf das Mittel reagieren kann und was homöopathisch getan werden sollte, wurde von Kent gut beschrieben und von Vithoulkas graphisch illustriert. Es lohnt sich, jede dieser Reaktionen durchzugehen und zu prüfen, wie man mit Patienten in einer jeden Situationen spricht.

Es ist nicht nur die Reaktion des Organismus auf das Mittel, die wichtig ist, sondern was jeder Einzelne bei dieser Reaktion empfindet. Einige Patienten sind äußerst dankbar für eine 20-prozentige Besserung nach einem Monat, während andere eine 60-prozentige Besserung als „noch nicht völlig gebessert" beschreiben. Ich bitte die Patienten, die eine Besserung berichten, immer, sie in Prozent anzugeben.

> „Wenn Sie Ihren Gesundheitszustand, als Sie zuerst zu mir kamen, mit 0% ansetzen und 100% als die völlige Beseitigung Ihrer gesundheitlichen Probleme betrachten, wo würden Sie sich heute einordnen?"

Sie können dann ihre Besserung auf einem Diagramm darstellen, das Sie mit ihnen gemeinsam benutzen und dazu verwenden können, jede folgende Verschreibung zu erklären (siehe den Abschnitt über „Formblätter zur Mitschrift" in Kapitel 17).

Unglücklicherweise gibt es, wie in allen Sparten der Medizin, Fälle, die nicht auf die Behandlung reagieren. Die Gespräche, die wir mit diesen Patienten führen, werden im letzten Kapitel besprochen.

20 Supervision bei Postgraduierten

Alle klassischen Homöopathen sind Studenten der Homöopathie. Verschiedene Ausbildungskurse in der ganzen Welt erteilen ihren Schülern Abschlussgrade und Diplome, aber das kennzeichnet nur den Abschluss des ersten Lernstadiums. Der erste Kurs in Homöopathie, den man mitmacht, ist oft faszinierend, anregend und inspirierend. Die homöopathischen Bücher sind voll von Fällen, bei denen akkurates Verschreiben zu wundervollen Heilungen führte. Warum sollten wir in unseren eigenen Praxen nicht dasselbe erwarten?

Wenn Sie anfangen, klassisch homöopathisch zu praktizieren und die persönliche Verantwortung für Ihre Patienten zu übernehmen, wird bald klar, dass die Homöopathie nicht so leicht ist, wie sie in den Büchern zu sein scheint. Die Ergebnisse in der Praxis sind für den Anfänger oft unberechenbar. Ein paar missratene Fälle in Folge können ziemlich deprimieren und uns sogar daran zweifeln lassen, ob die Homöopathie wirklich funktioniert oder ob wir sie gut genug beherrschen, um Patienten zu behandeln. Es wird schmerzhaft klar, dass das Studium der Homöopathie ein fortlaufender Prozess ist, ohne dass ein Ende in Sicht wäre. Nach ein paar Jahren in der Praxis beginnt man zu erkennen, dass es für den langen Lernprozess, sich durch Tausende von klinischen Fällen zu arbeiten, keinen Ersatz gibt. Eine meiner ersten Lehrerinnen in Homöopathie, Dr. Marianne Harling, sagte weise, dass „es unsere Patienten sind, die uns Homöopathie lehren". Es dauerte fast zehn Jahre, bis dieser Ratschlag in mich eingedrungen war, aber schließlich verstand ich die Botschaft.

Auf dem Weg wird es Höhen und Tiefen geben. Gerade wenn Sie denken, Sie landen als Praktiker im Nirgendwo, wird die Homöopathie Ihnen ein begeisterndes Ergebnis liefern, um Ihr Interesse aufrechtzuhalten. Ich erinnere mich an einen Fall, den ich als Assistenzarzt sah, von einem jungen Mann, der in einem verwirrten und gewalttätigen Zustand aufgenommen wurde. Da er hohes Fieber hatte, entschieden wir uns zu einer Lumbalpunktion, die ich erfolgreich durchführte – mit vier Hilfskräften im weißen Kittel, die den Patienten festhielten! Die Ergebnisse, die wir innerhalb einer Stunde erhielten, bewiesen eine Pneumokokken-Meningitis. Ich legte ihm eine Infusion und gab ihm hohe Dosen Penicillin. Er genas schließlich völlig von einer Erkrankung, die fast immer tödlich verläuft, wenn sie nicht behandelt wird. Das war ein Fall mit einer einfachen Diagnose und einer Behandlung, die zu einer lebensrettenden Intervention wurde. Jeder Arzt, der diesen Fall sehen würde, hätte ihn auf dieselbe Weise behandelt oder wäre in große Schwierigkeiten geraten, falls er es nicht getan hätte. Manchmal sehne ich mich nach der Einfachheit und Eleganz der klinischen Medizin in ihrer besten Form. Manchmal – aber nicht oft.

Ich zitiere diesen Fall um zu zeigen, dass das Erstellen einer orthodoxen medizinischen Diagnose oft viel leichter ist als das Erstellen einer homöopathischen Diagnose. Die meisten jungen Ärzte sind in der Lage, bei der überwiegenden Zahl ihrer Patienten eine Diagnose zu stellen. In komplizierteren Fällen können Spezialisten der unterschiedlichen Fachgebiete hinzugezogen werden, aber diese Fälle sind eine kleine Minderheit. Die Diagnose ist das eine, eine wirksame Behandlung etwas ganz anderes. Von einem orthodoxen Arzt kann man nicht erwarten, für einen Patienten mehr zu tun, als ihm die gegenwärtig akzeptierte Behandlung für seine Erkrankung anzubieten. Wenn es eine Meningitis ist, gibt es oft eine Wunderheilung. Wenn es Arthritis ist: „Na, ich bin sicher, wir können etwas tun, um zumindest den Schmerz zu lindern." All das macht die konventionelle Medizin viel einfacher, wenn nicht befriedigender als die klassische Homöopathie. Ein Arzt kann darauf hoffen, einen hohen Standard an Diagnostik aufrechtzuerhalten und jahrzehntelang die anerkannte Art von Behandlung anzuwenden.

Bei der klassischen Homöopathie sind Diagnose und Behandlung dasselbe. Wenn wir das Mittel unseres Patienten finden können, werden wir vom Ergebnis selten enttäuscht sein. „Wenn..." Unglücklicherweise ist das einfacher gesagt als getan. Es wird viele Fälle geben, bei denen wir das Mittel aus einer Vielzahl von Gründen nicht finden werden. Im Unterschied zu den orthodoxen Ärzten können wir nicht einfach die Hilfe eines „Spezialisten" anrufen. Wir können einige unserer gescheiterten Fälle zu einem erfahreneren Homöopathen schicken, aber meistens werden wir uns alleine durchschlagen müssen. Oder muss das alleine sein?

Homöopathische Schulen haben die Notwendigkeit einer Art von Postgraduierten-Supervision allgemein erkannt. Das kann die Form annehmen, einen individuellen Supervisor zu haben, oder sich einem Arbeitskreis „Fallkonferenz" anzuschließen. Es gibt zwei wesentliche Komponenten homöopathischer Supervision

- Supervision der Fallanalyse
- Supervision der Konsultation

Supervision der Fallanalyse

Das ist die Form, welche die homöopathische Supervision traditionell angenommen hat. Homöopathen präsentieren ihre schwierigen oder ungelösten Fälle einem erfahreneren Praktiker oder einer Gruppe Gleichwertiger, die hoffentlich einige erfahrenere Homöopathen umfasst. Aus praktischen Gründen ist der Patient gewöhnlich nicht anwesend, obwohl das, falls möglich, sehr nützlich ist. Man kann auch einige Konsultationen auf Video zeigen. Jedes Mitglied der Gruppe erhält eine Kopie der Notizen zum Fall oder der Fall wird mit Hilfe eines Overheadprojektors oder Computers dargestellt.

Der Homöopath, der den Fall vorstellt, geleitet seine Kollegen durch seine Eindrücke des Falles. Er kann sagen: „Höhenangst, drei Mal unterstrichen", was in den Notizen als „+++" erscheinen kann. Er lässt dann die Gruppe an seinen allgemeinen Eindrücken des Patienten, seiner Symptomwahl und seiner Fallanalyse teilhaben. Heutzutage umfasst das oft eine Computerrepertorisation. Er sagt der Gruppe dann, welches Mittel er gewählt hat, warum er es gewählt hat und was daraufhin passiert ist. Die Mitglieder der Gruppe werden dann gebeten Fragen zu stellen und Vorschläge zu anderen Möglichkeiten der Analyse der vorgetragenen Informationen zu machen, um ein anderes Mittel zu verschreiben.

Ein Mitglied der Gruppe wird möglicherweise zu einer inspirierenden homöopathischen Diagnose kommen, die zu einer wirksamen Verschreibung führt. Das kann passieren, wenn der Fall gut aufgenommen wurde, der Homöopath jedoch daran gescheitert ist, das Mittel zu finden, das zu den vom Patienten erhaltenen Informationen passt. Viele Fälle haben aber nicht reagiert, weil der Homöopath es nicht geschafft hat, beim Vorgang der Fallaufnahme die essentiellen Informationen aus seinem Patienten herauszubekommen. In all diesen Fällen wird sich die Supervision der Fallanalyse als eine fruchtlose Übung erweisen.

Supervision der Konsultation

Möglicherweise liegt der häufigste Grund für eine unpassende Verschreibung darin, dass essentielle homöopathische Daten vom Homöopathen während der Konsultation nicht gehört und registriert wurden. Die Supervision dessen, was während der Konsultation herauskam, kann zu einem neuen Weg in der Betrachtung des ganzen Falles führen und dabei einen neuen Satz an Gemütssymptomen ergeben, der in die Fallanalyse einzubeziehen ist.

In der orthodoxen medizinischen Praxis ist die Supervision von Konsultationen ein seltenes Phänomen. Der Psychoanalytiker Michael Balint wendete die Prinzipien der Psychoanalyse auf den Kontext der allgemeinmedizinischen Praxis an. 1957 schrieb er ein Buch mit dem Titel *Der Arzt, sein Patient und die Krankheit* (Balint, 2001), das in der Ausbildung von Allgemeinmedizinern zu einem Klassiker wurde. Es war Balint, der als erster über die Bedeutung all dessen sprach, was der Patient sagt, wenn er dabei ist, das Zimmer zu verlassen – wie wenn ihm nachträglichen etwas eingefallen wäre. Zum Beispiel: „Ach, nebenbei, mein sexuelles Verlangen war in letzter Zeit nicht sehr groß." Das, so wissen wir heute, ist wahrscheinlich der Hauptgrund, warum er den Arzt aufsuchte.

Balint förderte Gruppen von Allgemeinmedizinern, in denen der psychische Prozess, der bei den Ärzten während der Konsultation ablief, offen diskutiert wurde. Da Balint Freudianer war, stehen die Konzepte von Übertragung und Gegenübertragung in der Diskussion im Mittelpunkt. Diese „Balint-Gruppen" gibt es bis zum heutigen Tag, werden aber unglücklicherweise nur von einer kleinen Minderheit von Ärzten besucht.

Gegenstand dieser Art Supervision ist es, die Beziehung zwischen Patient und Arzt zu verbessern, was immer, wenn nicht zu besseren Verschreibungen, zu einer besseren ärztlichen Tätigkeit im Allgemeinen führt. Eine bessere Beziehung zwischen Homöopath und Patient bedeutet in der Homöopathie, dass der Homöopath eine viel größere Chance hat, die Art von Informationen zu erhalten, die er braucht, um eine wirksame Verschreibung zu machen. Von daher scheint es vernünftig, zu behaupten, dass eine Supervision der Konsultation in der Homöopathie notwendiger ist als in der orthodoxen Medizin.

Während konventionelle Ärzte nicht dazu neigen, die Notwendigkeit zur Supervision ihrer Konsultationen einzusehen, kann das bei Psychotherapeuten nicht gesagt werden. Supervision des psychotherapeutischen Prozesses ist seit langem Bedingung in diesem Berufsstand. Weit davon entfernt, eine bloße Option zu sein, wird Supervision in dem Maße als Verpflichtung und notwendiger Teil der fortwährenden beruflichen Entwicklung betrachtet, dass Psychotherapeuten ohne sie keine Versicherung abschließen können. Wir fangen allmählich an zu erkennen, dass das bei klassischen Homöopathen auch der Fall sein sollte.

Supervision der homöopathischen Konsultation ist ein recht neues Konzept und ich habe nur wenige Jahre Erfahrung als Supervisant und noch weniger als Supervisor. Was ich bisher gesehen habe, war anregend und lässt mich glauben, dass die psychologische Supervision der homöopathischen Konsultation eine zeitgemäße Vorgehensweise sein könnte, die den meisten Kursen in klassischer Homöopathie fehlt. Es ist ein Thema, das mehr als ein einziges Buchkapitel wert ist. Und doch, ein Buch über die homöopathische Konsultation wäre ohne eine Diskussion über Supervision unvollständig.

Es gibt ein paar Kurse für Psychotherapeuten, um sich zu professionellen Supervisoren auszubilden. Bei der homöopathischen Ausbildung, an der ich mitarbeite, beschäftigen wir jetzt einen professionellen Ausbilder von Supervisoren, um mit uns als einer Gruppe homöopathischer Tutoren zu arbeiten. Der Zweck dabei ist, sowohl unsere eigenen schwierigen Fälle supervidiert zu bekommen als auch ein Supervisionsmodell zu entwickeln, das speziell auf die Bedürfnisse des klassischen Homöopathen zugeschnitten ist. Die ideale Person, um Homöopathen zu supervidieren, wäre ein Profi, der in Psychotherapie, in der Supervision von Psychotherapeuten und in klassischer Homöopathie ausgebildet ist. Ich kenne solch einen Menschen noch nicht, aber es kann nicht mehr lange dauern, bis ich ihn treffe. In der Zwischenzeit kann ich sagen, dass die Supervision meiner eigenen Fälle durch einen psychotherapeutischen Supervisor nicht nur klinisch sehr nützlich, sondern auch persönlich befreiend war und Spaß machte.

Es war die Supervision, die mich schließlich lehrte, dass es geradezu unmöglich ist, in Bezug auf meine Gefühle gegenüber Patienten „vorurteilsfrei" zu sein. Ich habe im Sprechzimmer eine genauso große Chance, das zu leisten, wie in der Welt insgesamt. Wir alle haben unterschiedliche Persönlichkeiten, die das Ergebnis unserer angeborenen Konstitution und wichtiger psychischer Erfahrungen sind, die wir seit der Geburt und vielleicht schon in der Gebärmutter gemacht haben.

Je früher wir wichtige emotionale Erfahrungen machen, um so stärker formen sie unsere Persönlichkeit. Solange wir Säuglinge sind, können wir starke Emotionen nicht ausdrücken, daher werden diese Emotionen internalisiert und nicht verbalisiert und haben einen lang anhaltenden Effekt auf die Art Mensch, die wir werden. Wenn unbewusste Kräfte wie diese im Spiel sind, wird „vorurteilsfrei" ein unmögliches Ideal.

Wenn wir nicht ohne Vorurteil sein können, ist das nächstbeste, das wir tun können, zu versuchen, uns unserer Vorurteile bewusst zu werden („Erkenne dich selbst") und sie zu Hilfe zu nehmen, um unsere Patienten zu verstehen. Psychologische Supervision unserer Konsultationen ist eine unschätzbare Unterstützung bei dieser Verstehensreise.

Gegenübertragung, die zweite

In Kapitel 7 habe ich erwähnt, wie Dr. Charles Kennedy mir beibrachte, wie ich meine eigenen Emotionen im Sprechzimmer als diagnostisches Hilfsmittel verwenden könnte. Falls ich beim Gespräch mit einem Kind Zorn empfand, war es wahrscheinlicher, dass das Kind Chamomilla brauchte und nicht Pulsatilla. Patienten, die Lachesis benötigten, hinterließen in mir ein Gefühl des Überfahrenwerdens und der Ärgerlichkeit. Nux-vomica-Patienten machten mich selbst ein bisschen aggressiv und Phosphorus-Patienten riefen starke Empfindungen von Wärme und Mitgefühl hervor. Was ich aus der Supervision gelernt habe, ist, dass das alles gute Beispiele von Gegenübertragung sind.

Als wir in Kapitel 8 Freud besprachen, untersuchten wir kurz die Konzepte von Übertragung und Gegenübertragung und ihre Bedeutung für die homöopathische Konsultation. Ich möchte diese Begriffe detaillierter betrachten, da sie beim Prozess der Supervision sehr wichtig sind.

In *A Critical Dictionary of Psychoanalysis* definiert Charles Rycroft Übertragung wie folgt:

1. Der Vorgang, bei dem ein Patient Gefühle, Gedanken etc., die von früheren Personen in seinem Leben stammen, auf seinen Analytiker verschiebt.
2. Der Gemütszustand, der durch Punkt 1 im Patienten hervorgerufen wird.
3. Ungenau: die emotionale Haltung des Patienten gegenüber seinem Analytiker. (Rycroft, 1995)

In einem Gespräch, das ich mit einer erfahrenen Supervisorin von Psychotherapeuten, Tessa Bilder, hatte, konnte diese die Definition noch erweitern. Sie wies darauf hin, dass der Vorgang der Übertragung über seine Haltung und sein Verhalten gegenüber dem Analytiker hinaus auch das beinhaltet, was der Patient über den Analytiker und die therapeutische Beziehung annimmt.

Es ist wichtig zu verstehen, dass dieser Vorgang der Übertragung nichts ist, was nur der Psychoanalyse zu Eigen ist, und dass er unvermeidlicherweise in allen homöopathischen Konsultationen vorkommen wird. Für das Wort *Analytiker* können wir in der obigen Definition *Arzt*, *Therapeut* oder *Homöopath* einsetzen. Der Unterschied ist, dass, der Vorgang der Übertragung in der allgemeinmedizinischen Praxis und in der Homöopathie weithin unbewusst bleibt, während er in der Psychoanalyse ein äußerst wichtiger Bestandteil des therapeutischen Prozesses ist. Indem wir uns des Vorganges der Übertragung bewusst werden, können wir eine Menge über den psychischen Zustand und die psychische Entwicklung des Patienten erfahren. Augenscheinlich ist das für den klassischen Homöopathen von Bedeutung.

Lassen Sie uns nun Rycrofts Definition der Gegenübertragung betrachten.

1. Die Übertragung des Analytikers auf seinen Patienten. In diesem, richtigen Sinne verstanden, ist Gegenübertragung ein störendes, verzerrendes Element in der Behandlung.

2. Weiter gefasst: die emotionale Haltung des Analytikers gegenüber seinem Patienten, einschließlich seiner Reaktion auf besondere Dinge im Verhalten des Patienten. Nach einigen Quellen kann der Analytiker diese letztere Art der Gegenübertragung als klinischen Hinweis verwenden, d.h. er kann annehmen, dass seine eigene emotionale Antwort auf einer richtigen Interpretation der wahren Absichten oder des wirklichen Sinngehalts des Patienten beruhen. (Rycroft, 1995)

Und das ist der Grund, warum ich Sie auf eine kleine Reise durch das Land des Psychogelabers mitgenommen habe. Auch der klassische Homöopath kann „annehmen, dass seine eigene emotionale Antwort auf einer richtigen Interpretation der wahren Absichten oder des wirklichen Sinngehalts des Patienten beruht". Sie kann ihm auch helfen, die Essenz des homöopathischen Mittels, das der Patient braucht, direkt zu erkennen. Möglicherweise ist die bewusste Wahrnehmung des Vorganges der Gegenübertragung in der klassischen Homöopathie genau so wertvoll wie in der Psychoanalyse. Ein einsichtvoller „Geistesblitz" als Ergebnis Ihrer Bewusstheit des Vorganges der Gegenübertragung kann Sie dazu bringen, an ein bestimmtes Mittel für Ihren Patienten zu denken. Natürlich werden Sie dann schauen müssen, ob das Mittel zum Rest des Falles passt. Meine Erfahrung ist, dass dies oft so ist. Ihre emotionale Reaktion auf Ihren Patienten ist ein wertvolles diagnostisches Hilfsmittel, und Ihre Fallaufnahme supervidieren zu lassen ist eine der Methoden um zu lernen dieses Mittel wirksamer einzusetzen.

Der Prozess der Supervision

Die Supervision des homöopathischen Gesprächs ist ein neues Gebiet, auf welchem es bislang noch keine Autoritäten gibt. Das kommt daher, dass professionelle Supervisoren in der Psychotherapie kaum etwas über die Gemütssymptome einer großen Reihe homöopathischer Mittel wissen werden. Trotzdem haben meine Kollegen und ich durch die Gruppensupervision eine Menge gelernt.

Die Supervisionssitzungen – gewöhnlich ein ganzer Tag – haben mir geholfen, mich und meine Patienten besser kennen zu lernen. Darüber hinaus habe ich mich darauf gefreut, „schwierige Patienten“ wieder zu treffen, nachdem ich einen Einblick gewonnen hatte, warum ich sie anfangs als „schwierig“ empfand. Ich glaube daher, dass der anhaltende Prozess der Supervision meine Fähigkeiten als klassischer Homöopath verbessert.

Lassen Sie uns einige der Möglichkeiten betrachten, wie Supervision dem klassischen Homöopathen helfen kann.

- Der Homöopath kann sich seiner persönlichen Themen bewusst werden, die durch die Konsultation mit seinem Klienten hervorgerufen wurden.
  Wenn Sie einen Elternteil haben, der Sie schlug, oder wenn Sie als Kind Grausamkeit erfahren haben, können Sie ein heftiges Gefühl von Furcht, Zorn oder Verachtung gegenüber einem Patienten empfinden, der ein Mittel wie Anacardium braucht. Indem Sie diese Art Gefühl in sich identifizieren (die Gegenübertragung benennen), können Sie erkennen, dass das erforderliche Mittel Anacardium ist, besonders, wenn Sie sich daran erinnern, dass Sie bei einem oder zwei ähnlichen Patienten, die gut auf Anacardium reagiert haben, genauso empfanden. Das hilft Ihnen nicht nur, die Diagnose zu stellen, sondern auch sich selbst besser kennen zu lernen.
- Der Homöopath erkennt, dass der Patient ihn in eine bestimmte Rolle gedrängt hat.
  Das kann die Mutter- oder Vaterrolle sein. Wenn Sie das erkennen, können Sie mit Ihrem Patienten über seine Mutter oder seinen Vater sprechen und damit dem homöopathischen Gespräch eine gute Gelegenheit verschaffen, einen Gang zuzulegen.
- Der Homöopath fühlt, was sein Patient fühlt.
  Sie haben einen Patienten, der Sie ständig wütend macht, obwohl er bei den Konsultationen scheinbar immer höflich und freundlich ist. Die Supervision Ihrer Beziehung zu diesem Patienten kann zeigen, dass Ihr Patient tief drinnen wirklich sehr wütend ist, es aber in der Konsultation nicht offen zeigt. Er projiziert dieses Gefühl unbewusst auf Sie und macht Sie wütend, anstatt es selbst zu werden. Es ist nützlich, das zu wissen, weil Sie diesen unterdrückten Zorn in Ihrer nächsten Konsultation mit dem Patienten aufdecken können. Es kann gut sein, dass dieses Gespräch Ihnen hilft, das Mittel des Patienten zu finden. (Siehe den Abschnitt über projektive Identifikation später in diesem Kapitel.)
- Der Homöopath hat erkennen lassen, dass er sich unbewusst vor der Übertragung durch den Klienten schützt.
  Sie spüren, dass sie einen bestimmten Patienten nicht sehen wollen, weil

Sie sich ausgelaugt fühlen, wenn er Sie aufgesucht hat. Müdigkeit oder Langeweile beim Homöopathen kann auch ein Indikator dafür sein, dass Sie innerlich wütend sind. Die Supervision kann Ihnen zeigen, dass Ihr Patient sich zu Ihnen hingezogen fühlt oder Sie als Mutter- oder Vaterfigur betrachtet. Wenn Sie verstehen, dass Sie sich unbewusst vor den unausgesprochenen Gefühlen Ihres Patienten schützen, fühlen Sie sich viel weniger ausgelaugt durch ihn und viel eher dazu in der Lage, ihm homöopathisch zu helfen.

Nun mögen Sie darüber nachdenken, wie die Supervision Ihnen hilft, diese Einsichten zu bekommen. Ein Supervisor kann eine Reihe von Techniken verwenden, um Ihnen zu helfen, einen Einblick in Ihre Beziehung zu Ihren Patienten zu bekommen. Hier sind einige Beispiele, die ich entweder persönlich erfahren oder von denen ich bei meinen Gesprächen mit zwei erfahrenen Supervisoren gehört habe. Ich sehe keinen Grund, warum postgraduierte Homöopathen sich nicht gegenseitig supervidieren sollten, indem sie diese Übungen einsetzen.

1. Der Homöopath (Supervisant) wird aufgefordert, sich in der Haltung seines Patienten hinzusetzen. Er soll dann versuchen, wahrzunehmen, was sein Patient fühlt. Dann werden ihm einfache Fragen gestellt, wie zum Beispiel: „Was brauchst du?“ oder „Was denkst du, was dein Patient braucht?“ oder „Was macht dieser Schmerz mit dir?“ Sie werden überrascht sein, was Sie über Ihren Patienten herausbekommen.
2. Der Homöopath wird gefragt, an wen ihn sein Patient erinnert. Falls der Patient Sie an jemanden erinnert, den Sie kennen, kann das sehr aufschlussreich sein, weil Ihr Wissen von dieser Person Ihnen helfen kann, an mögliche Mittel für Ihren Patienten zu denken.
3. Der Homöopath kann einfach gefragt werden: „Wie reagierst du auf den Patienten?“ Sie haben vielleicht nicht viel über die Qualität Ihrer Beziehung zu Ihrem Patienten nachgedacht. Diese einfache Frage kann den Vorgang der Gegenübertragung offenbaren und Ihnen somit helfen, zu verstehen, was unbewusst im Gemüt Ihres Patienten vorgeht.
4. Der Supervisor beschreibt seine eigenen Gefühle in Bezug auf den Homöopathen, seinen Patienten und deren Beziehung. Er mag Dinge sagen, wie: „Warum bin ich traurig?“ (oder wütend oder gelangweilt) oder „Warum habe ich kein Mitgefühl mit diesem (sehr kranken) Menschen?“ Der Supervisor kann manchmal Gefühle wahrnehmen, die der Patient *durch* den Homöopathen bekommt – ohne dass der Homöopath das Gefühl überhaupt empfindet. Das klingt etwas fantastisch, bis Sie es vor Ihren Augen passieren sehen und den Homöopathen die Vermutungen des Supervisors bestätigen hören!

Das psychologische Konzept der projektiven Identifikation hilft, diese Prozesse zu verstehen, und ich möchte dieses Kapitel beenden, indem ich es kurz diskutiere und ein Beispiel jüngeren Datums aus einer von mir selbst geleiteten Supervisionsgruppe anführe.

Projektive Identifikation

Wie bei der Projektion geht jemand mit einem emotionalen Konflikt oder inneren oder äußeren Stressoren so um, dass er seine eigenen, unannehmbaren Gefühle, Impulse oder Gedanken fälschlicherweise einem anderen zuschreibt. Anders als bei der einfachen Projektion, verleugnet er das, was projiziert wird, nicht völlig. Vielmehr ist sich dieser Mensch seiner eigenen Affekte oder Impulse bewusst, hält sie jedoch zu Unrecht für berechtigte Reaktionen auf die andere Person. *Nicht selten ruft dieser Mensch genau die Gefühle in anderen hervor, von denen er zuerst fälschlicherweise annahm, dass sie da waren – was die Klärung schwierig macht, wer wem was zuerst angetan hat.* (American Psychiatric Association, 1994)

Der Satz, den ich kursiv gesetzt habe, ist in der Homöopathie von besonderer Bedeutung. Der Homöopath kann starke Gefühle empfinden, die weder vor der Konsultation da waren, noch vom Patienten ausgesprochen wurden.

Ein gutes Beispiel dafür ereignete sich in einer Supervision für postgraduierte Homöopathen, die ich erst vor kurzem leitete.

Die anwesenden homöopathischen Ärzte hatten einige (Papier-) Fälle zur Supervision mitgebracht, aber ich entschied mich dagegen, jemanden um eine Fallpräsentation zu bitten. Stattdessen fragte ich, ob kürzlich jemand einen Moment im Sprechzimmer erlebt hatte, der emotional hochgradig aufgeladen war. Eine Ärztin erinnerte sich sofort an solch einen Moment und ließ die Gruppe daran teilhaben. Interessanterweise hatte sie nicht vorgehabt, diesen Fall zur homöopathischen Supervision mitzubringen. Als sie jedoch begann, den Fall zu beschreiben, wurde deutlich, dass ihr das Erlebnis (der projektiven Identifikation) noch sehr im Gedächtnis war.

Ein Jugendlicher war von seiner Mutter zu ihr gebracht worden. Er hatte enorme Schulprobleme, war von der Schule geflogen, hatte keine anderen Freunde außer ein paar Mitschülern, denen es Spaß machte, ihn dazu zu bringen, Steine auf Autos zu werfen und andere kriminelle Taten zu begehen. Die Details des ganzen Falles sind hier nicht so wichtig wie die Emotionen, welche die homöopathische Ärztin während der Konsultation erlebte. Sie gebrauchte Worte wie „Zorn“, „rasend“ und „blass“ um zu beschreiben, was sie gegenüber ihrem Patienten empfand. Die starke Wut, die sie verspürt hatte, war für die neun oder zehn Ärzte in der Supervisionsgruppe nur allzu offensichtlich.

Ich fragte sie: „Hätten Sie ihm am liebsten ins Gesicht geschlagen?" Niemand in der Gruppe konnte an der Echtheit des Tones ihrer Stimme zweifeln, als sie antwortete: „Ja!"

„Und benahm er sich wütend?", fragte ich. Sie antwortete, dass er überhaupt keine äußerlichen Zeichen von Wut aufgewiesen habe. Er saß einfach neben seiner Mutter, mit einer Körpersprache, die Langeweile anzeigte, hatte wenig Interesse an den Vorgängen und beantwortete Fragen einsilbig oder kurz, immer mit unverhüllter Sorglosigkeit und einer Andeutung von Verachtung.

Dieses Verhalten reichte aber aus, um bei der Ärztin Wut auszulösen, die während der Konsultation natürlich völlig unterdrückt werden musste. Wo kam ihre Wut also her? Sie sagte, sie hatte zu Beginn ihrer Sprechstunde keinen Zorn in sich gespürt und erinnerte sich, recht guter Stimmung gewesen zu sein, bis dieser Junge und seine Mutter auftraten.

Der Zorn, den sie empfand, gehörte eindeutig zu ihrem jugendlichen Patienten. Er war durch das passiv-aggressive Verhalten ihres Patienten auf sie projiziert worden und dann hatte sie ihn als Zorn gegen ihn wahrgenommen.

An dieser Stelle fragte ich sie, ob der Junge irgendetwas hatte, weswegen er zornig sein könnte. Es kam heraus, dass er viele Traumata erlitten hatte, einschließlich dem Tod eines Säuglings. Die Gruppe dachte an diesem Punkt natürlich an Staphisagria – aber ich liebe es, meine Schüler das Repertorium aufschlagen zu lassen. Ich schlug ihnen vor, in der Rubrik „Zorn", im Gemütskapitel ihrer Repertorien nachzusehen und die Unterrubriken durchzuschauen, um zu sehen, ob sie eine finden konnten, die zu dem passte, was im Sprechzimmer geschehen war.

Innerhalb von 30 Sekunden hatte eine Ärztin eine passende Rubrik im Gemütskapitel ihrer Ausgabe des *Synthesis: Repertorium Homeopathicum Syntheticum 1993* gefunden.

> Zorn, ärgern, schikanieren, möchte andere: **Chin**$_{kr1}$ mez$_{kh,kr1}$ (Schroyens, 1993)

In der nächsten Minute zitierte ein anderer Arzt eine Beschreibung des China-Teenagers aus Roger Morrisons *Handbuch der homöopathischen Leitsymptome und Bestätigungssymptome*:

> Empfindliche, launische, sarkastische, idealistische Teenager. (Morrison, o.J.)

Plötzlich war China officinalis als eine klare Möglichkeit in diesem Fall in Erscheinung getreten. Wir hatten insgesamt etwa 20 Minuten für den Supervisionsvorgang gebraucht. Natürlich wäre eine China-Verschreibung an diesem Punkt voreilig. Die Ärztin würde noch einmal mit dem Patienten sprechen müssen und sehen, ob China oder Staphisagria oder ein anderes Mittel besser auf den Fall passte. Es wird interessant sein zu hören, was in diesem Fall passiert, und ich werde auf der mit diesem Buch assoziierten Internetseite darüber berichten. Das homöopathische Ergebnis geht über alles, aber es wird auch interessant sein zu hören, ob die Macht des Patienten, seine homöopathische Ärztin zu verärgern, durch ihre Exploration des Prozesses der projektiven Identifikation in der Supervisionsgruppe verringert wurde.

21 Die Verabschiedung

Alle Gespräche haben einen Anfang, einen Mittelteil und einen Schluss, und dasselbe trifft auf die homöopathischen Gespräche zu. Eine gute Konsultation kann durch einen unsachgemäß behandelten Abschluss leicht ruiniert werden. Andererseits kann eine weniger ergiebige Konsultation im Endspiel oft gerettet werden.

Es ist wichtig, zu erkennen, dass es nur das Ende der ersten Stufe Ihrer Beziehung ist, wenn Sie sich von einem Patienten nach der ersten Konsultation verabschieden. Sie können an diesem Punkt ein nützliches Mittel verschrieben haben oder nicht. Es gibt keine Möglichkeit das zu wissen, aber es ist ein guter Zeitpunkt um sich an Hahnemann zu erinnern (es ist immer eine gute Idee sich an Hahnemann zu erinnern):

> ... sucht der Arzt in mehren Unterredungen, das Krankheits-Bild des Leidenden so vollständig als möglich zu entwerfen, ...
>
> *(Organon § 209)*

Ihre Aufmerksamkeit wurde schon auf den Ausdruck „mehre Unterredungen" gelenkt, ich betrachte es jedoch nicht als Nachteil, es hier zu wiederholen. Hahnemann wusste, dass er oft mehr als ein Gespräch mit einem Patienten brauchte, um ein Verständnis von ihm und seiner Krankheit zu erlangen. Das Ende der ersten Konsultation ist ein wichtiger Zeitpunkt, aber es ist nicht der Augenblick, um den Erfolg Ihrer Beziehung zu Ihrem Patienten zu beurteilen. Es ist vielmehr der Moment, um die Kontinuität des homöopathischen Prozesses sicherzustellen.

In Kontakt bleiben

Ich gebe meinen Patienten immer eine Karte mit meiner Telefon-, Fax- und Handynummer. Im Großen und Ganzen missbrauchen meine Patienten das nicht, obwohl mir ein Patient etwa eine Woche vor jedem Termin bis zu zehn detaillierte, getippte Seiten Aufzeichnungen im Tagebuchstil zufaxt. Ich hielt das anfangs für ein Symptom von Arsenicum album, aber es war Aurum metallicum, das sich als nützliches Mittel für ihn erwies.

Ich finde das Handy sehr nützlich. Die meiste Zeit ist es ausgeschaltet und dient als tragbarer Anrufbeantworter. Ich kann dann die Nachrichten meiner Patienten in ihren eigenen Worten abhören. Ich nehme Gespräche an, wenn ich nicht bei einer Konsultation bin, da ich weiß, dass Patienten sehr ängstlich und ein paar beruhigende Worte am Telefon für sie sehr hilfreich sein können. Ich neige nicht dazu, länger als ein paar Minuten zu sprechen, da ich kein Interesse daran habe, Konsultationen am Telefon durchzuführen. Diese sind sehr unbefriedigend – homöopathisch und finanziell. Wenn jedoch ein Patient in ein anderes Land zieht, ist es manchmal möglich, den Fall telefonisch zu führen. Dem ist oft so, wenn Sie ein Mittel verschrieben haben, das gewirkt hat. Ich rate Ihnen sehr, die erste Konsultation nie über Telefon durchzuführen. Wie man mir im Medizinstudium beigebracht hat – ein Bild ist tausend Worte wert.

Ich rate Ihnen nicht, Ihre Patienten dazu zu ermuntern, Ihnen E-Mails zu schreiben, weil das dazu führen kann, dass Sie regelmäßige Berichte über den Gesundheitszustand Ihrer Patienten erhalten. Das ist nicht die Methode um homöopathische Informationen zu bekommen, weil der Ton der Stimme, der Gesichtsausdruck und die entsprechende Betonung fehlen. Ich habe gesehen, dass es Internetseiten gibt, wo es möglich ist, einen Homöopathen über das Internet zu „konsultieren". Es schaudert mich bei dem Gedanken, was Hahnemann davon gehalten hätte. Ich selbst würde mich lieber von einem Roboter operieren lassen, der von einem Chirurgen Tausende von Meilen entfernt gesteuert wird, als meinen Fall via E-Mail aufnehmen zu lassen.

Jedes Fax, jede E-Mail oder Postkarte, die mir ein Patient schickt, wird stets zu den Akten gelegt.

Gescheiterte Fälle

Jeder Homöopath hat Fälle, die auf keine seiner Verschreibungen reagieren. Es kann schwer sein, die Gespräche gut zu handhaben, die wir mit den Patienten führen, die auf die letzte Verschreibung immer das Urteil „keine Besserung" abgeben. Wie bei allen Konsultationen ist Authentizität der Schlüssel. Es ist das beste, in Bezug auf Ihre Gedankengänge absolut ehrlich zu sein. Ich sage oft Sachen wie: „Ja, ich stimme Ihnen zu, dass Ihre Reaktion bisher enttäuschend war. Ich würde Ihnen gerne vorschlagen, dass ich Ihren Fall mit einigen meiner Kollegen durchspreche. Hätten Sie etwas dagegen, dass ich das tue? Ich werde Ihren richtigen Namen natürlich nicht nennen."

Falls der Patient dem zustimmt (und bislang haben es alle getan), nehme ich den Fall mit in meine Supervisionsgruppe.

Falls ein Patient sagt oder andeutet, dass er den Gedanken hat, nicht mehr zu mir zu kommen, kann ich sagen: „Ja, ich sehe ein, dass Sie darüber enttäuscht sein müssen, dass es Ihnen nicht besser geht. Trotzdem bin ich optimistisch, dass die Homöopathie in der Lage sein wird, Ihnen zu helfen." Oder manchmal: „Und Sie können sicher sein, dass ich Sie es wissen lasse, wenn ich diesen Optimismus verliere, wenn ich das Gefühl habe, mir sind die guten homöopathischen Ideen ausgegangen; denn ich bin nicht daran interessiert, mit dem Kopf gegen die Wand zu rennen. Wenn es so weit ist, werde ich Ihnen raten, jemand anderen aufzusuchen, der Ihren Fall neu betrachten kann.

„Jemand anderes" kann ein anderer Homöopath oder ein Behandler in einer anderen Methode ganzheitlicher Medizin sein, wie zum Beispiel Akupunktur. Es mag weh tun, die Homöopathie aufzustecken, aber die Wahrheit ist, dass das Mittel des Patienten in einer Konsultation vielleicht nie entdeckt werden kann. Einem Praktiker in traditioneller chinesischer Medizin kann eine Untersuchung von Puls und Zunge eine klar umrissene Diagnose liefern, gefolgt von einem erfolgreichen Behandlungsverlauf. Natürlich trifft auch das Gegenteil zu. Ein Patient, der auf mehrere Akupunkturbehandlungen nicht reagiert hat, kann ein klarer Lycopodium-Fall sein. Wenn ihn der Akupunkteur doch nur zum Homöopathen schicken würde! Wir müssen alle daran denken, dass „der Patient an erster Stelle steht" und das heißt vor unserer Eitelkeit und unserem Stolz auf unsere Arbeit als Homöopathen.

„Geheilte" Fälle

Hier ist nicht der Ort um zu diskutieren, was „geheilt" bedeutet, aber wir alle sehen Fälle, bei denen der Patient alle ursprünglichen, sich darbietenden Symptome nicht mehr hat. Wenn ein Patient das berichtet, bitte ich ihn wiederzukommen, falls irgendein Symptom wieder auftritt, auf jedem Fall aber in sechs Monaten, auch wenn seine Krankheit nicht zurückgekommen ist. Wenn es ihm dann immer noch gut geht, empfehle ich ihm, dass ein Gespräch und eine Kontrolle einmal im Jahr nützlich sein können, da sie mir erlauben mit ihm in Kontakt zu bleiben. Wenn er krank wird, muss ich nicht ins Archiv gehen um zehn Jahre alte Akten herauszufischen.

Seltsamerweise nehmen nur etwa ein Prozent meiner Patienten diesen Rat an. Die Menschen neigen nicht dazu, Homöopathen zu konsultieren, wenn sie sich wohl fühlen. Sie geben eine Menge Geld für konventionell-medizinische Kontrollen und alle Arten von orthodoxen Vorsorgeuntersuchungen aus, aber ein jährlicher Besuch beim Homöopathen, der sie geheilt hat, scheint nicht der Mühe wert. Meine Lehrerin, Dr. Marianne Harling, gab mir folgenden Rat: „Du weißt, dass ein Patient geheilt ist, wenn er vergessen hat, dass es die Homöopathie war, die ihn geheilt hat. Und wenn er dich vergisst, seinen Homöopathen, ist das eine vollkommene Heilung."

Ich liebe es, Menschen zu sehen und zu sprechen, die auf Homöopathie gut reagiert haben. Wir alle tun das. Manchmal ist es schwer, sich zu verabschieden, besonders von den Patienten, bei denen Sie das Privileg hatten, zu sehen, wie sie als Mensch erstarken und ihr volles Potential im Leben zu erkennen beginnen. Es ist natürlich, ein Interesse daran zu haben, was in ihrem Leben geschieht, wenn ihre Krankheit sie nicht länger quält. Wir müssen aber akzeptieren, dass die Patienten uns das nicht schuldig sind und dass wir und die Homöopathie von manchen Patienten als eine Stufe auf dem Weg betrachtet werden. Beziehungen zwischen Patienten und Homöopathen können sehr kurzfristig sein, wie zum Beispiel in der Behandlung einer akuten Erkrankung, oder ein Leben lang andauern. Es ist am besten, gar nichts zu erwarten und die jeweilige Konsultation einfach zu genießen. Wie William Blake in seinem Gedicht „Ewigkeit" schrieb (Blake, 1954):

> Wer eine Freude an sich bindet,
> Der zerstört beschwingtes Leben,
> Doch wer im Flug sie küsst und findet,
> Lebt vom ew'gen Licht umgeben.

Die homöopathische Beratung hat, wie das Leben selbst, ihre Höhen und Tiefen. Wenn wir immer entspannter, toleranter und als Menschen und Homöopathen annehmender werden, neigen unsere Konsultationen dazu, freudvoller zu werden. Es ist tröstlich, zu wissen, dass die meisten klassischen Homöopathen bis in ihre Achtziger und darüber hinaus behandeln. Das muss mehr damit zu tun haben, wie sehr ihnen ihre Arbeit Freude macht, als mit der Notwendigkeit, einen Lebensunterhalt zu verdienen!

Es ist die Zeit gekommen mich von Ihnen zu verabschieden. Wenn Sie anfangen Ihre Konsultationen ein klein wenig mehr zu genießen, dann hat sich dieses Gespräch – der Monolog, der es war – gelohnt. Meine Hoffnung ist, dass Sie und Ihre Homöopathenkollegen viel mehr Gespräche über die homöopathischen Gespräche führen werden.

Appendix

Der Eid des Hippokrates

„Ich schwöre und rufe Apollon, den Arzt, und Asklepios und Hygieia und Panakeia und alle Götter und Göttinnen zu Zeugen an, dass ich diesen Eid und diesen Vertrag nach meiner Fähigkeit und nach meiner Einsicht erfüllen werde.

Ich werde den, der mich diese Kunst gelehrt hat, gleich meinen Eltern achten, ihn an meinem Unterricht teilnehmen lassen, ihm, wenn er in Not gerät, von dem Meinigen abgeben, seine Nachkommen gleich meinen Brüdern halten und sie diese Kunst lehren, wenn sie sie zu lernen verlangen, ohne Entgelt und Vertrag. Und ich werde an Vorschriften, Vorlesungen und allen übrigen Unterweisung meine Söhne und die meines Lehrers und die vertraglich verpflichteten und nach der ärztlichen Sitte vereidigten Schüler teilnehmen lassen, sonst aber niemanden.

Ärztliche Verordnungen werde ich treffen zum Nutzen der Kranken nach meiner Fähigkeit und meinem Urteil, hüten aber werde ich mich davor, sie zum Schaden und in unrechter Weise anzuwenden.

Auch werde ich niemandem ein tödliches Mittel geben, auch nicht wenn ich darum gebeten werde, und ich werde auch niemanden dabei beraten; auch werde ich keiner Frau ein Abtreibungsmittel geben. Rein und fromm werde ich mein Leben und meine Kunst bewahren.

Ich werde nicht schneiden, sogar Steinleidende nicht, sondern werde das den Männern überlassen, die dieses Handwerk ausüben.

In alle Häuser, in die ich komme, werde ich zum Nutzen der Kranken hineingehen, frei von jedem bewussten Unrecht und jeder Übeltat, besonders von jedem geschlechtlichen Missbrauch an Frauen und Männern, Freien und Sklaven.

Was ich bei der Behandlung oder auch außerhalb meiner Praxis im Umgang mit Menschen sehe und höre, das man nicht weiterreden darf, werde ich verschweigen und als Geheimnis bewahren.

Wenn ich diesen Eid erfülle und nicht breche, so sei mir beschieden, in meinem Leben und in meiner Kunst voranzukommen, indem ich Ansehen bei allen Menschen für alle Zeit gewinne; wenn ich ihn aber übertrete und breche, so geschehe mir das Gegenteil.“

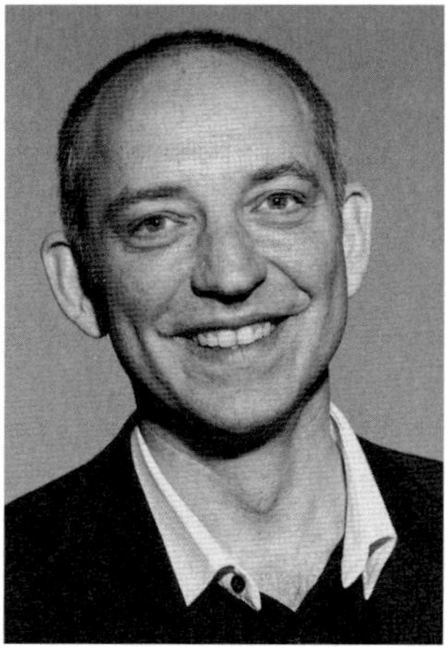

Foto: Adam Lawrence

Über den Autor

Nach Abschluss seines Medizinstudiums in Südafrika spezialisierte sich Dr. Brian Kaplan am Royal London Homeopathic Hospital auf Homöopathie und machte dort 1983 seinen Abschluss zum MFHom. Am stärksten wurde er von Dr. Eric Ledermann (Homöopath, Psychiater und Medizinphilosoph) und dem international bekannten Lehrer für klassische Homöopathie, George Vithoulkas, beeinflusst.

Seit über 20 Jahren arbeitet Brian Kaplan in einer privaten Praxis in London. Er ist Gründungsmitglied der „Oxford Group", einer homöopathischen Ausbildungsgruppe für Ärzte, sowie regelmäßiger Dozent am Royal London Homeopathic Hospital. Darüber hinaus hat er in Südafrika, in Deutschland, in der Schweiz, in Israel und in den USA unterrichtet. 1987 war er, zusammen mit Marianne Harling, Mitherausgeber der von der Kritik gelobten „Studies of Homeopathic Remedies" von D. M. Gibson (erschienen bei Beaconsfield).

Seine Leidenschaft in der Homöopathie galt schon immer dem Konsultationsprozess, und im Jahr 2001 veröffentlichte er „The Homeopathic Conversation: The art of taking the case" (erschienen bei Natural Medicine Press), die englische Originalausgabe von „Die Kunst der Fallaufnahme – das homöopathische Gespräch", die sehr positiv aufgenommen wurde. Im Jahr 2003 wurde er zum „Fellow" der homöopathischen Fakultät ernannt. Brian Kaplan ist als begeisterter und charismatischer Lehrer bekannt und veröffentlicht wöchentlich einen Artikel auf seiner Internetseite (www.drkaplan.co.uk).

Literatur

Allen HC: *Leitsymptome wichtiger Mittel der homöopathischen Materia medica.* Übersetzt, bearbeitet, mit Nachträgen versehen und ergänzt von Dr. Manfred Freiherr von Ungern-Sternberg und Dr. Andreas Grimm. 2. Aufl. Göttingen: Ulrich Burgdorf Verlag; 1990.

Allen TF: *The Encyclopedia of Pure Materia Medica.* 12 Vols. New Delhi: B. Jain Publishers; Reprint Edition; 1997.

American Psychiatric Association: *Diagnostic and Statistical Manual of Mental Disorders IV.* Washington DC; 1994.

Baldwin M: *Interview with Carl Rogers on the Use of Self in Therapy.* In: Baldwin M, Satir V (eds.): *The Use of Self in Therapy.* New York: The Haworth Press; 1987.

Bailey PM: *Psychologische Homöopathie.* Droemersche Verlagsanstalt Th. Knaur Nachf.; 2000.

Balint M: *Der Arzt, sein Patient und die Krankheit.* Stuttgart: Klett-Cotta; 2001.

Ball P: *Zehntausend Träume – Traumsymbole und ihre Bedeutung von A-Z.* Goldmann; 2002.

Blake W: *Selected Poetry.* Stevenson WH (ed.). London: Penguin Books; 1954. (Deutsche Übersetzung in: Blake W: *Zwischen Feuer und Feuer.* Poetische Werke. Übersetzt und herausgegeben von Thomas Eichhorn. München: Deutscher Taschenbuch Verlag; 1996.)

Blackie M: *Lebendige Homöopathie. Gesammelte Erfahrungen als vitale Arzneimittellehre.* München: Sonntag; 1990.

Bodman F: *Insights into Homoeopathy.* Davies A, Pinsent R (eds.). Beaconsfield: Beaconsfield Publishers Ltd.; 1990.

Boericke W: *Handbuch der homöopathischen Materia medica.* Aus dem Amerikanischen übertragen und bearbeitet von Daniel Johannes Beha, Reinhard Hickmann und Karl-Friedrich Scheible. Heidelberg: Karl F. Haug Verlag; 1992.

Brown A: *Are You Looking at Me, Jimmy?* Wallington: Methuen; 1994.

Buber M: *Ich und Du.* 11. Aufl. Heidelberg: Lambert Schneider; 1983.

Burns R: *Poems of Robert Burns.* Parker G (ed.). Midget Classics; o. J. (Deutsche Übersetzung in: Burns R: *Liebe und Freiheit. Lieder und Gedichte.* Hrsg. von Rudi Camerer. Heidelberg: Lambert Schneider; 1988.)

Calnan J: *Talking with Patients – a Guide to Good Practice.* London: William Heinemann Medical Books; 1983.

Campbell A: *The Two Faces of Homeopathy.* London: Robert Hale Ltd.; 1984.

Clarke JH: *Clinical Repertory to the Dictionary of Materia Medica.* London: Eastern Press Ltd.; 1979.

Clarke JH: *Der Neue Clarke – eine Enzyklopädie für den homöopathischen Praktiker.* Übersetzt von Thomas v. Grudzinski und Peter Vint. 10 Bde. Bielefeld: Silvia Stefanovic Verlag für homöopathische Literatur; 1990.

Clarke JH: *Die homöopathische Verschreibung – the Prescriber.* Übersetzt von Erika Geiger und Ursula Sophie Stroebe. München: Müller & Steinicke; 2002.

Coulter CR: *Portraits homöopathischer Arzneimittel. Zur Psychosomatik ausgewählter Konstitutionstypen.* Aus dem Amerikanischen übersetzt von Ulrike Kessler. Heidelberg: Karl F. Haug Verlag; Bd. 1: 3., überarb. Aufl. 1992; Bd. 2: 1992.; Bd. 3: Stuttgart: Karl F. Haug Verlag; 2002.

Detinis L: *Mental Symptoms in Homoeopathy.* Beaconsfield: Beaconsfield Publishers Ltd.; 1990.

DeWitt C, Baldwin J: *Some Philosophical and Psychological Contributions to the Use of Self in Therapy.* In: Baldwin M, Satir V (eds.): *The Use of Self in Therapy.* New York: The Haworth Press; 1987.

Farrelly F, Brandsma JM: *Provokative Therapie.* Heidelberg: Springer; 2001.

Freud S: *Abriss der Psychoanalyse – einführende Darstellungen.* Frankfurt: Fischer TB; 1994.

Freud S: *Die Traumdeutung.* Frankfurt: Fischer TB; 1991.

Gaier H: *Thorsons Encyclopaedic Dictionary of Homoeopathy.* London: Thorsons; 1991.

Gemmel D: *Everyday Homoeopathy.* Beaconsfield: Beaconsfield Publishers Ltd.; 1987.

Gibson DM: *Studies of Homoeopathic Remedies.* Beaconsfield: Beaconsfield Publishers Ltd.; 1987.

Gordon-Ross AC: *Homoeopathy. An Introductory Guide.* Wellingborough: Thorsons Publishers Ltd.; 1976.

Grandgeorge D: *The Spirit of Homeopathic Medicines: Essential Insights to 300 Remedies.* Berkeley: North Atlantic Books; 1998.

Haehl R: *Samuel Hahnemann. Sein Leben und Schaffen.* 2 Bände. Dreieich: T & W Verlag; 1988.

Hahnemann S: *Die chronischen Krankheiten – ihre eigentümliche Natur und homöopathische Heilung.* Unveränderter Nachdruck der Ausgabe letzter Hand. Heidelberg: Karl F. Haug Verlag; 5. Nachdruck, 1991.

Hahnemann S: *Gesammelte kleine Schriften.* Herausgegeben von Josef M. Schmidt und Daniel Kaiser. Heidelberg: Karl F. Haug Verlag; 2001.

Hahnemann S: *Reine Arzneimittellehre.* Unveränderter Nachdruck der Ausgabe letzter Hand. Heidelberg: Karl F. Haug Verlag; 5. Nachdruck, 1991.

Hahnemann S: *Organon der Heilkunst.* Fünfte und verbesserte Auflage. Heidelberg: Karl F. Haug Verlag; 1987[1].

Hahnemann S: *Organon der Heilkunst.* Nach der handschriftlichen Neubearbeitung Hahnemanns für die 6. Auflage herausgegeben und mit Vorwort versehen von Richard Haehl. Heidelberg: Karl F. Haug Verlag; 1987[2].

Harling M: *Homoeopathy a la mode.* Homoeopathy. Jan./Feb. 1980.

Hawkins P, Shohet R: *Supervision in the Helping Professions.* Buckingham: Open University Press; 1999.

Hering C: *The Guiding Symptoms of Our Materia Medica*; Vol. 1-10. New Delhi: B. Jain Publishers; Reprint Edition; 1993.

Herscu P: *Die homöopathische Behandlung der Kinder.* Aus dem Amerikanischen übersetzt von Melanie Dankert, Kai Kröger, Sybille Nötzel, Veronika Theis. Groß Wittensee: Kai Kröger Verlag für homöopathische Literatur; 1993.

Hippokrates: Eid des Hippokrates. Institut für Ethik und Recht in der Medizin der Universität Wien (www.univie.ac.at/ethik-und-recht-in-der-medizin/Dokumente/hippokrates.htm)

Houghton-Hawksley HS, Eaton ABS (eds.): *Wild Wave.* London: John Murray; 1986.

Hughes: *A Cyclopedia of Drug Pathogenesy.* London: E. Gould and Son; 1886.

Kent JT: *Homöopathische Arzneimittelbilder – Vorlesungen zur homöopathischen Materia medica.* Übersetzt von Rainer Willbrand. 3 Bände. Heidelberg: Karl F. Haug Verlag; 1998 (Bd. 1), 1999 (Bd. 2), 2001 (Bd.3).

Kent's Repertorium der homöopathischen Arzneimittel. Neu übersetzt und herausgegeben von Dr. Georg von Keller und Dr. Künzli von Fimelsberg; Bd. 1-3. 9. Aufl. Heidelberg: Karl F. Haug Verlag; 1986.

Kent JT: *Zur Theorie der Homöopathie – Vorlesungen über Hahnemanns Organon.* Übersetzt von Jost Künzli von Fimmelsberg. 4. Aufl. Heidelberg: Karl. F. Haug Verlag; 2001.
Kent JT: *What the Doctor Needs to Know in Order to Make a Successful Prescription* (1900). New Delhi: B. Jain Publishers; 1980.
Krishnamurti J: *Schöpferische Freiheit.* 6. Aufl. Bad Homburg: Humata/Schwabe GmbH; o.J.
Leboyer F: *Geburt ohne Gewalt.* München: Kösel; 1998.
Ledermann EK: *Existential Neurosis.* London: Butterworth & Co.; 1972.
Ledermann EK: *Medicine for the Whole Person.* Shaftesbury: Element Books; 1997.
Ledermann EK: *Medicine for the Whole Person. A Critique of Scientific Medicine.* Rockport: Element Books; 1987.
Ledermann EK: *Mental Health and Human Conscience: The True and False Self.* Amersham: Avebury; 1984.
Ledermann EK: *Philosophy and Medicine, 2nd edition.* Aldershot: Gower; 1986.
Lloyd GER (ed): *Hippocratic Writings.* Harmondsworth: Penguin; 1950.
Lockie A: *Homöopathie Handbuch für die ganze Familie.* München: Zabert Sandmann; 1996
Lockie A: *Homöopathie.* München: BLV Verlagsgesellschaft mbH; 2000
Luft B, Wischmann M: *Organon-Synopse. Die sechs Auflagen von 1810-1842 im Überblick.* Heidelberg: Karl F. Haug Verlag; 2001.
Martin P: *The Sickening Mind.* London: Flamingo; 1998.
Meares M: *A Way of Doctoring.* Melbourne: 1985.
Mendelf D: *Proper Doctoring.* Berlin: Springer Verlag; 1984.
Morrison R: *Handbuch der homöopathischen Leitsymptome und Bestätigungssymptome.* Übersetzt von Veronika Theis. Groß Wittensee: Kai Kröger Verlag; o.J.
Neighbour R: *The Inner Consultation.* Lancaster: MTP Press; 1989 und Petroc Press UK; 1990.
O'Connor J, Seymour J: *Neurolinguistisches Programmieren. Gelungene Kommunikation und persönliche Entfaltung.* VAK Verlags GmbH; o.J.
Rogers CR: *The Clinical Treatment of the Problem Child.* Boston: Houghton Mifflin; 1939.
Rogers CR: *Die nicht-direktive Beratung – Counseling and Psychotherapy.* Frankfurt: Fischer TB; 1994.
Rogers CR: *On Encounter Groups.* Harmondsworth: Penguin; 1973.
Rowan J: *The Transpersonal.* London: Routledge; 1993.
Rycroft C: *A Critical Dictionary of Psychoanalysis.* London: Penguin; 1995.
Sanders K: *Nine Lives. The Emotional Experiences in General Practice.* Oxford: The Roland Harris Educational Trust; 1991.
Schroyens F (Hrsg.): *Synthesis: Repertorium Homeopathicum Syntheticum 1993.* Brüssel: Homeopathic Book Publishers and Archibel S. A.; 1993.
Shakespeare W: *Der Sturm.* Herausgegeben von Dietrich Klose. Ditzingen: Reclam Universal-Bibliothek; 1979[1].
Shakespeare W: *König Lear.* Ditzingen: Reclam Universal-Bibliothek; 1979[2].
Shem S: *House of God.* München: Knaur TB.; 1998.
Singer C: *A Short History of Medicine.* Oxford: Oxford University Press; 1928.
Sohn FWPH: *Musik in der Homöopathie.* New York: Barthel und Barthel; 1996.
Stone H, Winkleman S: *Embracing Ourselves.* Marina del Rey: Devorrs & Co.; 1985.
Stone H: *Embracing Your Inner Critic.* London: Harper Collins; 1993.
Thorne B: *Carl Rogers.* London: Sage; 1992.

Vithoulkas G: *Materia Medica Viva.* 15 Bände, davon 8 erschienen. Göttingen: Ulrich Burgdorf Verlag; 1995.

Vithoulkas G: *Die wissenschaftliche Homöopathie. Theorie und Praxis naturgesetzlichen Heilens.* Deutsche Bearbeitung Dr. Gotthard Behnisch. 2. Aufl. Göttingen: Burgdorf Verlag; 1987.

Whitmont EC: *Psyche und Substanz. Essays zur Homöopathie im Lichte der Psychologie C.G. Jungs.* Göttingen: Ulrich Burgdorf Verlag; 1996.

Winston J: *The Faces of Homœopathy.* Wellington: Great Auk Publishing; 1999.

Wynne-Simmons A: *The Children's Toy Box: A Search for the Constitutional Remedy in Children.* London: British Homoeopathic Association; 1993.

Zaren A: *Materia medica.* Bd. 2: Kernelemente der Materia medica der Gemütssymptome. Göttingen: Ulrich Burgdorf Verlag; 1994.